精神療法

増刊第9号

こころの臨床現場からの発信

"いま"をとらえ，精神療法の可能性を探る

平島奈津子

「精神療法」編集部〔編〕

2022
Japanese
Journal of
Psychotherapy

Ψ
金剛出版

第1部　臨床現場からの声

I　精神療法の視点から"いま"をとらえる

II　精神療法の可能性を探る

Contents

第2部　こころの臨床とメディア

第3部　座談会

2022
Japanese
Journal of
Psychotherapy

精神療法 増刊第9号

はじめに

平島奈津子
（国際医療福祉大学三田病院精神科／赤坂心理・医療福祉マネジメント学部心理学科）

「こころの臨床に携わる治療者には，いまの世の中がどんなふうに見えているのだろう？」
──そんな疑問から，今回の企画は始まりました。

がいして，こころの臨床に携わる治療者は，ひとの秘密を受けとめることが多い仕事がら，自身の思いや考えを発信することに慎重になりがちです。しかし，治療者であるからこそ「見えている」ことがあり，治療者ならではの「伝える言葉」を持ってもいます。

この特集に寄稿してくださった著者は，日頃，こころの臨床や，その予防に携わっている方々です。論文のテーマ（タイトル）は，著者ご自身に決めていただきました。それは，編者が思い及ばない現場の息遣いや本音を知りたいがためでした。その目論見は成功したように思います。

本特集は，二部構成で掲載された論文，プラス誌上座談会の形式でお届けします。

第一部は「臨床現場からの声」と題し，さらに「精神療法の視点から，"いま"をとらえる」と，「精神療法の可能性を探る」と題した二章に分かれています。どの論文にも，こころの臨床現場と世の中の"いま"について，そして精神療法の価値や可能性について考えるヒントがあります。

第二部は「こころの臨床とメディア」と題し，日頃，新聞・雑誌・テレビ，SNSやネット情報配信などのメディアで情報を発信したり，メディアとの関係について研究思索を行ったりしている方々に寄稿していただきました。ありふれた表現で恐縮ですが，「目からうろこが落ちる」読書体験，請け合いです。

誌上座談会は，こころの臨床の異なる領域で奮闘する三人の治療者に集っていただきましたが，初対面とは思えないフレンドリーで，率直な語り合いが実現しました。

読者の方々にとって，本誌での，さまざまな領域のこころの臨床に携わる人たちの声に耳を澄ます体験が，より広い視野で私たちのこころの在りようと世界との関連について考えるきっかけになることを願っています。

第1部

臨床現場からの声

I

精神療法の視点から"いま"をとらえる

臨床で抱えていくもの

▶ 変容の臨界点での感覚から

Keiko Iwamiya

岩宮　恵子*

I　記憶のなかの「何か」の「感じ」

「人の悩みを聴いてばかりだとストレスが溜まりませんか。それはどうやって発散したらいいんですか」と聞かれることがある。

確かに，重い課題を抱えておられるクライエントと向かい合っていると，精神的にも身体的にも非常にきつい想いをすることがある。そして抜き差しならない状況のなかで，専門家として関与する責任の重さに押しつぶされそうになることもある。

一方で，長いトンネルの先に光が見えたときなどには，普段の生活ではめったに感じることのない浄化とでもいうような感覚を味わうことがある。だから無闇にストレスがたまることばかりではないのだが，そうではないことのほうが断然多い。

日常で背負うストレスは，何とかうまく逃すように心がけているが，クライエントと会うことで抱えたストレスは，到底，発散などすることはできない。そのときの感情や感覚，そして会話の内容や考えたことなどとともにどこか心の深いところに大事な記憶としてアーカイブしておくことでしか，日常生活や他の仕事に影響を与えないようにする術はないように思う。

＊島根大学人間科学部
　〒 690-8504　松江市西川津町 1060

そして臨床を文章にするためには，その記憶のアーカイブのなかで見つけた「何か」の「感じ」を言葉にして持って戻ってこなくてはならない。この「何か」の「感じ」はあくまでも主観的な「感じ」であって，それを人に説明することがとても難しい。私の場合は，事例の流れという物語に託すのがこの「何か」の「感じ」を一番，表現しやすい。しかし，一般の人の目にも触れる可能性のある場所に実際の事例を詳細に書くわけにはいかない。そのため本人が特定されないように表面的な事実には変更を加えたうえで，クライエントの了解を得て治療の転機となった夢や描画や箱庭の内容などを紹介している。

そういう紹介が可能になるのは，当然のことながらクライエント本人にとって治療が納得のいく経過をとったものに限られる。しかし実際は，長い経過があっても症状が改善に向かわなかったり，生きていくことがギリギリの綱渡りであったり，取り返しがつかない出来事に傷が癒えない人たちとの面接が続いている。そのためそのような重いテーマを生きているクライエントについては，事例の流れとして書くことが難しい。そして，年々，そのようなクライエントが増えてきている。

そこで，今回はこのようなクライエントとの面接での「何か」の「感じ」を事例そのものでは

ないものに託して表現してみたい。いずれも，面接場面でのクライエントのことがありありと立ち上がってくるような印象があったものである。

Ⅱ 「何もしない」という在り方

「レンタルなんもしない人」という「何もしない」人のことをご存じだろうか。自分自身をレンタルするけれど，交通費以外は料金が発生しない代わりに，簡単なやりとり以外は何もせず，ただ，側にいるだけという試みである。

この「なんもしない人」は高学歴であるが，会社勤めがどうしても続かず，何もしないことならできるだろうと，Twitter 発信で始めたところ大変な話題になった。

勉強しているのを見ていてほしい，カラオケを歌うのを聞いてほしい，一人で入りにくい店に一緒に入ってほしい，話をただ聞いてほしいというような依頼に応えている。やがて当時35歳の彼が実は結婚していて子どももいることが発覚したところ，「家族がいるのに何をしている」とのバッシングが殺到し，結果，現在は一件あたり一万円の謝金を設定している。そして彼は，ほんとうに何もしない。荷物も持たないし，何か意見を求められても，何も言わない。ただ，そこに「居る」だけなのである。

彼は依頼内容とその結果を Tweet して公開しているが，彼を通じて語られる依頼者の様子からは，普段，活発に SNS で交わされているような感情や感覚の共有とはひと味違うものを，リアルな場でリアルな人と一対一で静かに行うことを求めている人が数多く存在していることが伝わってくる。しかも身近に友人や家族がいる人でも，その人たちには気を遣わねばならないし，その後の関係に影響があるからとためらって，なんもしない彼をわざわざレンタルする若い人も多い。

そんななかで，とても印象的な依頼があった。

それはいろいろなことに疲れ果てた挙げ句，飛び降り自殺を図り，命が助かったものの大怪我をして入院している人からの依頼だった。そ

の人の依頼は，飛び降りた場所の確認に同行してほしいというものだった。

外出許可をとった依頼者とともにその場所に行ったところ，「姿は見えるけれど話はできない所にいてほしい」と言われたので，彼は少し遠くに離れた。そうしたところ，「自分の本当の依頼内容は『一人になりたい』だったのかもしれません。一人では一人になれないので。（中略）一人にさせてくれる自分のための他人がいることはとても贅沢だと思いました」というメッセージがその場にいる彼に送られてきたのだという。（レンタルなんもしない人のTwitterより引用）

飛び降りなくてはならないほどに追い詰められていた人が，死を選んだ現場に再び行こうと思うというのは，どういうことなのだろうか。生から死への境界を越えようとしたその場でその人が確認しようとしたのは，生きる方向へ舵を切るかどうか，もう一度，自分で確認しようと思ったのかもしれない。そしてその場所で「一人では一人になれない」という他者を求める地点にたどり着くためには，ただそこに「居る」だけの「なんもしない人」の存在が必要だったのだ。

河合隼雄先生は，さまざまな著作で繰り返し，自分の臨床は「何もしない」「無為」であることに全力を傾注することに特徴があると述べておられる。河合先生は「何もしない」ことで，変化が起こるための器を提供し，クライエントのなかに生まれてくるものや，その結果として起こることに対して，どれだけオープンになれるのかということにすべてを賭けておられたと言えるだろう。

もちろん，河合先生が目指しておられた臨床と，「レンタルなんもしない人」の「何もしない」ことを同列に考えることはできない。しかし「いかに現実的に役立つか」「どれだけ即効性があるか」という，効率と経済性ばかりが強く求められるなかで，「何もしない」という在り方もあるのだということが静かに広がってき

ているのは注目に値する。

「レンタルなんもしない人」は，困っている人に働きかけて，そこに何らかの意味を持たせようなどとは，まったく思っていないように見える。ただ，面白そうだから，ただ，そこに居合わせることになったから，そこにできることをしているだけで，そこにウェットさはないし，押しつけがましさもない。

このようなスタンスを，職業的な「治療者」の立場で貫いていくことは難しいというか，無理だ。どうしても，関わったからには役立ちたいという意識が入ってくる。でもそれはクライエントが本来，生きようとしている方向を邪魔することになる場合もある。クライエントの現実適応が良くなったことにシンプルに喜んでいたら，それはクライエントが治療者の期待に応えていただけということもある。それはそれでいい場合もあるだろうが，人の期待に応えるという在り方は，クライエントが「一人になれている」状態とは言えない。

「レンタルなんもしない人」の飛び降りをした依頼者のように，クライエントのなかには，一人になりたくて，面接室にやってきている人もいるのを感じる。「一人になりたい」，つまり自分の存在を静かに深く感じたいという願いが叶うためには，何も邪魔をせず，自分の存在をこころに留めながら一人にさせてくれる他者の存在がどうしても必要なのだ。

河合先生の「何もしない」「無為」に全力をあげるという治療は，クライエントに対しての深い敬意があってこそ成り立つものだろう。クライエントの無意識を含めたすべてを信じてそこに一緒に居ることができたとき，クライエントはきっと「一人になる」ことができる。そこから，きっとクライエントにとってほんとうに必要な「何か」が生まれてくるのだろう。

Ⅲ　生の意味が変わるとき

拡大自殺と言われる無差別殺傷事件が起こったときのことだった。「気持ちがわかる」「自分もできればやりたい」などという加害者に同調した言葉がネットでまき散らされていた。そのような騒ぎの裏で「自分がその被害者になればよかった（なりたかった）」と，ひっそりと本気で思っている人たちがいる。

自分では死ぬための一歩が踏み出せないから，そういう機会があればいいのにと思っているのではないか。被害者として扱われるほうが周囲に迷惑をかけないし，気の毒と思ってもらえると考えているのではないか。生きたいと思っている人が殺されるのは気の毒なので，死にたくてたまらない自分が殺されるほうがずっといいから身代わりになりたいと考えているのではないか。このようにその言葉の背景を想像するのが一般的なのかもしれない。そしてなかには，ほんとうにそういう発想で被害者になりたいと口にする人もいるのかもしれない。

しかし，そのような理解では到底，追いつかないことを考えている人とも面接場面では出会う。強い破壊衝動に突き動かされた無差別殺人の被害者になれたらよかったのにという気持ちは，どういうところから生まれているのだろう。

村田沙耶香の『ギンイロノウタ』（2014）に収められている「ひかりのあしおと」と表題の「ギンイロノウタ」を読んだとき，このような無差別殺人が心を暗く揺さぶるときのクライエントの感覚の核心に近づけた気がした。

「ひかりのあしおと」の主人公の誉も「ギンイロノウタ」の有里も，この世になじみにくい資質をもって生まれてきている。有里は産声をあげたときから，「自分が生まれてきたことで周囲にかける迷惑について言い訳したくなる」ほどに，この世との接点が不安定でか細い。でも誉と有里の不幸は，そういう資質にあるのではない。この子たちのありようについて想像力をめぐらしながら，この世と自分とをうまくつないでくれるような大人に，親を含めて誰とも巡りあえなかったことが不幸なのだ。そのため自分なりの方法で（それがどんなに人から見ると不気味に思えるものであったとしても），こ

の世との関係を不器用につないでいくしか方法がなかったのである。そして小学生の頃から「なんか，気持ち悪い」と周囲から言われ続け，心の傷が深くなっていく。

　誉は，お互いが別々の「個」であると感じる隙もないような距離のない性関係であればいくらでも持てる。誉にとっての男性との性行為は，生きるために乳児が母乳を必要とするようなものだった。泣いて求めればすぐに母乳が与えられるように，シンプルな快と一体感を感じることだけが大切なのである。だからそこに少しでも個人的感情が出てきたりすると，誉は即，嫌悪感と拒否感に支配されてしまう。自他の区別のない一体感と快だけが欲しいのに，自分をひとりの「個」として扱われるとどうしていいのかわからなくなるのだ。やがて誉は，今まで体験したことのないような素朴な温かさを感じさせてくれる男性である蛍と出会う。その蛍との一体感への希求衝動が極限まで高まったとき，彼女は暴力的な事件を起こしてしまう。

　誉が，素朴な温かさという人間的な魅力もある蛍との一体感を求めることができるようになったというのは，「個」として相手を認めたうえでのことだ。これは彼女にとって大きな変化だった。しかし，そのようなポジティブな変化が起こるときは，今までのバランスが崩れるときでもあるので，行動化の危険も同時に高まる。このようなことも，臨床の実感と重なる。

　一方，「ギンイロノウタ」の有里の初恋の相手は人間でも動物でもなく，文房具屋で買った銀のステッキ（指し棒）だった。彼女にとってそれはアニメの魔法使いのステッキで，それを振ることでイメージの世界に入っていくことが至福のときだった。有里は中学生の頃から広告の写真の男性の目の部分をくり抜いて押し入れの天井に無数に張り，その無機質な目の集合体に見つめられながら自慰にふけっていた。押し入れという母体のなかのような場所で，無数の目に見守られながら身体のなかから啓かれるような非日常的な感覚を得ることを頼りに生きて

いたのである。しかし，クラスメイトに面白半分にそのステッキを汚されたことをきっかけに有里は憎しみの化け物となっていく。やがて自分のすべてを賭けて臨んだ初めての男性との性的な関係がうまくいかなかった後で，有里は押し入れのなかの無数の目を全部はがして捨てる。

　切り抜きの目をすべてはがして捨てるというのはどういうことだろうか。一見，異様な状態から抜け出して現実的な段階へと進んだようにも思えるが，そうではない。表面に出ている奇異な行動や症状は，自分のなかにある制御できない何かに対しての必死の工夫として出現しているものだ。その工夫をいきなり必要としなくなったからといって，良くなったのだという楽観は重いテーマを抱えている人に対してはできない。そのギリギリの工夫が意味を為さなくなって，より大変なことが起こるのではないかと非常に不安になることがある。

　この「ギンイロノウタ」でも，切り抜きの目をすべて捨てたことでその無数の目は有里の内面に取り込まれたようだ。それによって，彼女の気持ちは次元の違う世界への扉——銀色の扉——を見つけるためにうごめき始める。それは，彼女の心のバランスが本格的に崩れた瞬間でもあったように思う。

　有里はノートに，殺人とその後の死体の解体についての描写を克明に書き付け始める。それは有里にとっては，どうしても死体のなかから「銀色の扉」を見つけなければならないという切実な欲求を執拗に追及して書いていたものだった。しかし押さえようのない衝動に突き動かされているその有里の姿は猟奇的であり，冷静な目で見ると狂っているとしか思えない。有里は「誰もが理解不能の化け物だと私を罵るだろう。そのことを誇らしく思った。（中略）私はもう人間ではないのだ」と，「狂」のなかに身を投じていく。

　有里はノートに書いていたからまだいいが，Twitterなどでこのような内容を発信してしまう人もいる。自分では鍵付きの場所に書いてい

るから大丈夫だと思っていても，その内容が外に漏れてしまうこともあり，そうなると周囲を巻き込む大騒ぎになる。

「ひかりのあしおと」の誉の，蛍との一体感の希求が極限に達したときの様子も「狂」である。そのとき，誉を幼いころから追いかけてきた（と彼女が感じ続けていた）恐ろしい「光の人影」に対しての恐怖はまったくなくなっていた。日常的な恐怖は「狂」を押しとどめる。誉自身がずっとこの「光の人影」への恐怖は何か大事なものだと感じていたように，恐怖は誉を「狂」に向かわせないためのストッパーとして働いていたのだろう。面接場面でも怖いものがある間のほうが，このようなエネルギーの過剰な状況にならず，現実的なことができているクライエントもいる。

Ⅳ　変化のためのエネルギーとしての「狂」の力

ここで言う「狂」は，気が狂うという意味ではない。

白川静（2007）によると「狂」という字は単に平常心を失うというのではなく，異常な力がその内にあるということを表しているのだという。つまり「狂」は日常的なものをすべて越えてしまう力を持っているのだ。だからこそ，その力が強すぎると，決定的に日常性が否定されて取り返しのつかない悲劇にもなる。

しかし，日常性のなかに身を置く限りそこにあるものは少しも改革されない。その人の日常自体が病んでいるとき，それを壊して改革へ向かわせるのが「狂」の力なのである。だがその内にある極限まで高まった異常な力は，ほんとうに改革に向ける流れをつくることができるのだろうか。ただ破滅してしまうだけなのではないだろうか。それはギリギリのせめぎ合いで，どちらに転ぶかわからない。大きな犠牲だけがそこに残されるのではないかという張り詰めた緊張感は，まさに臨床での臨界点のときの感覚そのものだ。

無差別殺人事件の被害者になる自分を夢想しているクライエントは，「衝動的」で「無差別」に日常を破壊する「狂」の気配に動かされているのかもしれない。病んだ日常をどうにもできない焦りが，その「狂」のなかに自分の身を投じたいという感覚につながっているように思う。それは他者に殺されることをただ求める自殺願望とはまったく違う。衝動的な無差別殺人によっていきなり殺されてしまう被害者というイメージを借りて，何か圧倒的で絶対的で非日常的な体験によってすべてが変わることを求めているのだと思う。恨みを買ったためとか，金品を奪われるために殺されるといったような日常的な因果で説明できるようなものでは，全然，ダメなのだ。それでは日常性のなかに回収されてしまう。

誉が蛍との間の究極の一体感を求めたのも，そして有里がふつうの殺人犯とは違う「特別な殺人者としての自分」を強迫的に追求していたのも「狂」に向かうムーヴメントだったのではないだろうか。

クライエントが「狂」の気配のなかに身を置いているときは大変な危機でもあるが，病んだ日常を違う次元でとらえ直していこうとする力を得ている部分もある。この臨界点を越えていくためには，クライエントが自分自身と向かい合えるように，きちんと「一人になる」ことを支えるしかない。現実的には何もしないけれど，全力を挙げてそこにちゃんと居ることができたとき，きっとクライエントにとって治療場面は変容のための器になる。

Ⅴ　手放してはいけないもの

先ほど紹介した「レンタルなんもしない人」が，コロナ禍になってからの依頼の特徴として，このようなことを Tweet していた。

「最近は DM（注：ダイレクトメール）で完結する依頼が沢山来る。「DM だけで大丈夫です」って感じで来ることが多いんですが，自分でも意外なことに，たとえ手間は少なくても

DM で済まされるほうが心理的負担は大きい。相手には特になんの持ち出しもなくただこちらだけが消費された感覚が残るときもある。」

　これは，こういう言葉を自分宛に送ってくださいと DM で依頼されたことを，ただ返す案件を指しているようだ。この，手間が少ないけれど心理的負担があるという感覚は，なんとなくわかる。これは人とちゃんと関わることができないと，自分の存在が消費されたような感覚が残るということだろう。これは一刻も早く手放したほうがいいストレスだ。

　一方で先ほど述べた臨床の臨界点で踏ん張っているときの心理的負担のストレスは，これとは真反対のものである。どこかで大きな犠牲が払われるのではないかという重苦しい気配に圧倒されながらも，人が生きていくこと，変化することに関わるということはこういうことなのだという実感が正面から迫ってくる。これは，どうやっても解消できるようなストレスではないし，手放してはいけない。心の奥にアーカイブして，ぐっと抱えていくしかないものなのだと思う。効果のありようを示すことができなくても，これも現代の臨床なのだと感じている。

文　献
村田沙耶香（2014）ギンイロノウタ．新潮文庫.
白川静（2007）新訂字訓．平凡社.

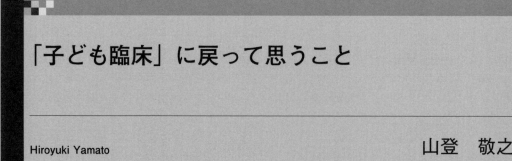

「子ども臨床」に戻って思うこと

Hiroyuki Yamato

山登　敬之*

I　子どもの臨床に戻って

　新しいクリニックで働くようになって 1 年ちょっとが過ぎた。診察室に訪れるのは子どもとその家族ばかり。私にとっては，ほぼ四半世紀ぶりの子ども臨床の現場である。

　昭和の終わりから平成にかけての約 10 年間，私は国立小児病院（2002 年閉院）の精神科に勤務し，外来と病棟で仕事をしていた。退職後，街の診療所に雇われたが，勤めて 8 年目の夏にそこが閉院することになったので，そのまま継承して自分のクリニックを開いた。2 度目の東京五輪の開催が決まったニュースを聞いた頃から，アテネの年に開業したから東京の年に閉められたらキリがいいな，などとぼんやり思っていたら，本当にその通りになった。ただし，COVID-19 の流行のせいで，五輪の方は 1 年先に延びた。

　閉院にあたっては，患者さんたちの転院先を探し 400 枚を超える数の情報提供書を書いたが，その時点で 20 歳未満の人は全体の 2 割もいなかったと思う。現在の職場である当院では，初診の対象年齢が 3 歳から 15 歳としてあるので，ほぼ 10 割が子どもだ。例外的に親のカルテを作った家もあるので，子ども 100 パーセントというわけではない。

＊明治大学子どものこころクリニック
　〒 101-8301　千代田区神田駿河台 1-1

　開院は 2021 年 1 月なかば。1 カ月ののべ受診者数が 200 人を越えた 4 月から 11 月まで 8 カ月間のおおまかな数字を年齢別に見ると，3 〜 6 歳が約 1 割，7 〜 12 歳が約 5 割，13 〜 15 歳が約 4 割だった。

　電子カルテの保険請求用の診断名には「児童期発達適応障害」なる便利な病名があって，不登校や発達の特性が目立つケースにはこれを使っている。これに自閉症スペクトラム障害（ASD），注意欠如・多動性障害（ADHD），学習障害（LD）などの神経発達障害群を合わせると，この二つで約 7 割を占める。

　印象としては，不登校が主訴で連れて来られた子どもにしても，どこかしら発達に凸凹があって教室に入れなくなった者が多い。つまり，当院を受診する全体の 7 割が，発達を心配されている子どもということになる。想定内のことではあったが，あらためて時代の移り変わりを感じている。

II　不登校は「浮きこぼれ」型，「HSC」型が主流に？

　「浮きこぼれ」という言葉は，NHK の番組「ハートネット TV」で知った。「強い好奇心や高い能力のために，かえって学校になじめない子どもたち」が「クラスで浮き，学校教育から取りこぼされている」というのである。

番組に登場した小学6年生の男子は，学年の初めから登校していなかったが，自学自習で高校数学を勉強していた。中学校課程は修了したらしい。「すでにわかっている内容を繰り返し勉強させられる学校の授業は苦痛でした」とナレーションが入る。

これによく似た子どもたちが当院にも通院している。知能は高いが学校生活に馴染めず不登校になった子どもたち。彼らは決められた時間にみんなで同じことをする一斉授業が耐えられない。だが，同級生たちはそれを苦痛に感じていないようだ。自分はみんなと違うのか？　なんでみんなと同じにできない？　と考え出せば，ますます居心地が悪くなる。それが高じて，高学年に差しかかったあたりで不登校が始まる。

このタイプとはまた別に，教室の環境に耐えられず，浮く前からこぼれてしまう子どももいる。聴覚が過敏なため騒がしい教室に耐えられない，対人関係に敏感で乱暴な生徒の存在や担任教師の厳しい物言いに恐れをなす，口腔感覚が過敏なため偏食が強く給食が食べられない。そんな子どもらが，低学年のうちに不適応を起こして学校に行けなくなる。

こうして並べてみると，どちらもASDの診断基準に引っかかってきそうである。かたや集団を好まず自分に関心のあることにだけ熱中し，かたや特定の感覚刺激に対する過敏さから学校で起こることに強い不安を抱く彼ら。前者はアスペルガー症候群を，後者はいわゆる Highly Sensitive Child（HSC）を思い起こさせる。

ちなみに，近年よく見聞きするようになったこのHSCという名称は，1990年代半ばに米国の心理学者エレイン・N. アーロンが提唱した。要は上記のような「人いちばい敏感な子」のことだが，われわれ精神科医からすると，ASDの特性を切り出したように見える。

このようないわば発達障害型不登校の台頭により，かつて不登校シーンで主役であった神経症型不登校は，いまやその座を降りた感がある。神経症型というのは，たとえば，心気症状を顕

著に見せたかと思うと，強い不安を家族に暴力の形でぶつけ，あげく自閉の殻に閉じこもるといった激しい防衛症状を現す「高木のモデル」のようなケースのことである。

この古典的な不登校は，もちろん今でもいなくはないが，数としては少なくなった。もっとも，それは発達相談のニーズが圧倒的に増えたのと，こちらもそれに合わせて子どもを診るようになったせいもあるだろう。

Ⅲ　不登校ケースの家族支援

私が医学部を卒業した1980年代前半頃は，不登校は病気か否か，治療の対象か否かといった議論がまだ盛んだった。「不登校」という言葉は，子どもが学校に通っていない状態を指すだけだから，病気の子もいればそうでない子もいる。病気なら治療の対象になるのは当然だが，そうでないなら放っておけばよいかというと，そうとも言い切れない。医療のサービス，治療的支援が必要なケースはいくらもあったわけである。

不登校の相談を受けるにあたって，以前より気が楽になったのは，最近の親が学校にさほど執着しないことである。なにがなんでも子どもを通学させようとは考えない。先のNHKの番組に出てきた少年は，「僕が『もう死にたい，助けて』ってなってから，お母さんもさすがに行くのをやめさせてくれた」と語っており，母親の方も「そうなるまで気付けなかったんです。（中略）息子みたいなタイプの子は教室に居場所がないんです」と答えている。

経緯を詳しく知らないのでなんとも言えないが，子どものSOSに母親はしっかり応えたのだと思う。学校がそんなにつらいなら家にいさせてやろうと物わかりも良い。最近は，早々に学校を見限った親から，ホームエデュケーションに切り替えたという話を聞くこともある。

昭和の頃なら，こうはいかなかった。子どもは泣こうがわめこうが学校に引きずられて行かれたり，教師が家まで連れに来たりしたものだ。だから，子どもも体を張って必死で抵抗しなけ

ればならなかった。それだけに，わからずやの親の相手も大変だったが，それは私がまだ未熟な若造だったせいもある。今は，なにしろ患者の親の親ぐらいの歳になったので，説得力が違う。

　まず，お母さん（お父さん）から楽になりましょう。朝からお子さんと，起きる起きない，家を出る出ないで衝突するのはストレスでしょう。毎朝，学校に欠席の連絡をしないといけない？　明日からやめましょう。行けるようになったら電話する，と言っておけばよいでしょう。学校側から何か言われたら，主治医に直接電話してくれってお伝えください。私からお願いします。とにかく，お子さんが笑顔になるのが先，家族が仲良く暮らせるのが大事。まず，そこからです。学校のことは，その後で考えたって間に合うんですから。

　と，初診のときに，だいたいこのような話をしておけば，無駄な登校刺激はやめてもらえる。しかし，当然ながら，その後のケアもしっかり行わなければならない。子どもは学校に行かなくなれば，勉強は投げ出してゲームやネットに耽るようになるわ，生活が不規則になるわで，親の心配は尽きない。それを正すにしても，親子でちゃんと話し合いができないといけないのだから，親に余裕が生まれないと先に進めない。そういう話を繰り返ししていくことになる。

　それと並行して，親と一緒に学校対策を練る必要がある。はじめに，親と担任教諭の関係は良好か，担任をはじめ学校側が子どもの不登校をどう考え，どう扱おうとしているかなどを親の話から推測する。親が担任を信用しているならそれでよいし，学校側も頓珍漢なことをしていなければ，わざわざ医者が出て行くこともない。実際，学校側から電話が入ることは少ないから，たいていは親を通してこちらの意向は通じているのだと思う。

IV　家庭内暴力も校内暴力も
　　駄々っ子の癇癪？

　「高木のモデル」に見るように，かつて不登校には家庭内暴力が付きものであった。もちろん，今も家で暴れる子どもはいるのだが，こちらもやはり昔とは様相を異にしている。

　自分がこんなになったのは親のせいだと両親を激しく責め，暴力を振るう，家財を壊す，家族を暴力で支配し母親を奴隷のごとく扱うといったケースには，ほとんど出会わなくなった。顔面に青あざを作って診察室を訪れる親はもういない。話を聞いても，子どもは泣きわめいたり壁に穴を開けたりしている程度，年齢を問わず駄々っ子レベルの乱暴が多い。

　その代わりによく聞くのは，年下のきょうだいや自分をターゲットにした暴力行為のエピソードだ。2 歳や 3 歳の弟や妹が自分の邪魔をするからと，「死ね！」だの「殺す！」だのと言って手をあげる。あるいは，「ボクなんか死ねばいい」と自分の頭を壁に打ちつける。こちらはこちらで，胸が痛む話である。

　子どもが暴れるのは家の中だけではない。学校でも暴れる。ひと頃，中学生や高校生の校内暴力に学校は手を焼いたが，あれは非行がかった少年たちが主役だった。その暴力には多少なりとも権威に対する反抗という意味が読み取れた。思春期年齢にふさわしい暴力であった。

　しかし，いま学校に非行少年はいない。学校ばかりか街にも見ない。彼らはどこに消えてしまったのか。その問題はひとまず措くとして，昨今，学校の教員らが苦慮しているのは，衝動性や興奮にもとづく生徒の乱暴な行動にどう対処したらいいかという問題である。

　非行少年が消えても，癇癪持ちや手の早い子どもはどこにでもいる。なかには，ADHD やASD と診断されている生徒もいるだろう。というより，今では彼らが暴力事例の中心である。ADHD の子は我慢が利かないし，ASD の子は不測の事態に直面したり不快な記憶がフラッシュバックしたりした際にパニックを起こし暴れ出す。

　これを制止せんと，教師が力で押さえ込もうとすれば火に油である。生徒に知覚過敏でもあ

れば，騒ぎはもっと大きくなる。小学校の低学年ぐらいならまだしも，高学年や中学生の体格の良い男子生徒ともなると，男性教員が2，3人がかりでかかっても押さえきれない。ついには警察に通報がいき，警官を乗せたパトカーが学校にやってくる事態にまで発展する。

これはなにも誇張して書いているわけではなく，実際の小中学校で起きた出来事である。しかも，一件や二件，一人や二人ではすまないのだから，あきれた話だ。いや，自分の患者がそういう目に遭っているのだから，あきれているばかりでは済まされない。

Ⅴ　暴れる子どもたちに何ができるか

私が憂慮するのは，学校における発達障害のあつかいである。とくに，上にあげたような暴れる子どもたちが心配だ。ADHD にしても ASD にしても，その「障害」を教員たちはどのように理解しているのか。発達障害の基礎的な知識だけでなく，個々の生徒に対する受け止め方，指導方法は適切なのか。大いに気になるところである。

暴れ出した生徒の対処一つをとっても，誤ったやり方でかえって騒ぎを大きくしている例が少なくない。パニックを起こしている子どもを押さえつけるのは NG，恐怖を与えるのは NG，大勢の前で恥をかかせるのも NG である。子どもの体に触れず，本人と周囲の生徒が怪我をしないよう危険を排除しながら，静かに声をかけ本人が落ち着くのを待つべきである。

暴れる子どもにも，本人なりの言い分があるだろう。それが発達障害があるとなると，いわゆる「特性」のせいにされ，生徒自身の話はろくに聞いてもらえない。とはいえ，聞けば話してくれるかといえばそうでもないので，相手によって聞き方を考えねばならない。たとえ，子どもがうまく話せなくても，聞く姿勢を見せておくことは重要である。

また，昔は喧嘩は両成敗が原則であったが，最近では，なんであれ先に手を出した方が悪いとされる。おまけに，暴力を振るったらかばってあげられない，などと念を押される。こう出られては，またやるかもしれない，やらない自信はない，やったらどうしよう……と子どもは不安を募らせてしまう。いっぽうで，叱られてばかりでひねくれてしまい，どうせオレなんか……と拗ねている子どももいる。そうなると，ますます聞く耳を持たなくなる。子どもは不安が募れば学校に行くのが恐くなるし，ひねくれればかえって行動は荒れてくる。

こういうことは，なにも ADHD だの ASD だのといった専門知識がなくても，子どもの相手に慣れている者ならわかるのではないか。学校にも個々の生徒に柔軟に対応できる教員はいるし，そういう教員との出会いで救われる生徒もいるはずだ。

教育家のなかには，ADHD を持つ生徒の支援の基本は「学級づくり」と「わかる授業づくり」だと主張する人もいて，クラス全体が落ち着いて学べる学級づくりが望ましい学習環境をもたらし，生徒の授業に臨む態度も意欲的になると説く。これこそが ADHD の子どもに必要な環境調整というものだろう。

いっぽう，精神科のガイドラインには，ADHD の治療においてはまずじゅうぶんな時間をかけて環境調整を行うことと書いてある。少なくともその手続きを踏んでから，それでも子どもの行動に改善が見込まれない場合に薬物療法を選択することと，多少ニュアンスは違うかもしれないが，そんなふうに書いてある。

だが，われわれ精神科医にできることといえば，保護者を通じて行う生活指導や家族関係の調整など家庭内の環境調整がもっぱらのところであって，学校におけるそれはせいぜい担任教諭と連絡を取り合い情報を共有したり医療側から助言を行ったりするぐらいのことではないか。

それでも，なかには学校を含む教育機関や福祉機関とカンファレンスの機会をつくるなど熱心な連携を行っている同業者もいるし，学校精神保健の分野で同じような努力を重ねてきた先

達もいる。だが，残念ながら，一般に普及しているとは言い難い。下世話な話，保険点数にならない仕事に時間を割く医者はそんなにはいないだろう。

VI　「合理的配慮」と現場の事情

　2016 年から「障害を理由とする差別の解消の推進に関する法律」が施行されている。これによって，障害者に合理的配慮を提供することが社会的義務として明示された。これには要件が三つほどあるそうで，特定の状況で生じている困難については機能障害を踏まえた配慮が必要なこと，事務事業の本質を変更しない適当な配慮であること，事業者に過重な負担を課さないことなどとなっている。

　発達障害について考えるとき，ASD，ADHD，LD などを抱える生徒に対し学校が行うべき合理的配慮とは，特定の状況すなわち教室で生じている困難について，個々の生徒の特性を踏まえてする好ましい配慮ということになるだろう。生徒の能力に応じて学習内容を工夫したり，補助的ツールの使用を許可したりといったことだが，基本には上で触れたような「学級づくり」と「わかる授業づくり」などの環境調整があって欲しい。

　とはいえ教員の立場になってみると，たとえば，授業にまったく関心を示さず立ち歩いたり他の生徒にちょっかいを出したりする ADHD の子ども相手にはどうしたらよいのか。生徒を椅子に座らせ学習に向かわせるには，なにか特別な教材でも用意しなければならない。だが，そもそも教室の椅子に座っているのがイヤな子どもに，それができるだろうか。簡単なことではない。

　実際のところ，打つ手のない担任は生徒にタブレットを渡し好きな動画でも見ておとなしくしていてもらうのが精一杯，親もクラスに迷惑をかけずに済むならそれもいたしかたないとこれをしぶしぶ認めたものの，教室でそんなあつかいを受けているわが子が可哀想やら情けない

やら……。そんな話も耳にした。

　しかし，合理的配慮が教育の本質を損なうことなく，現場の教員に過重な負担を課さずに行われなければならないとなると，これは一人担任教師の技量に任されていい問題ではない。学習指導の工夫や教室の環境調整は本来学校の仕事だから現場にお願いするとしても，精神科医も主治医としてアイデアを提供し家族と学校の関係を調整するなど協力できることはある。

　ただ，これも上に述べたように，一方的な情報提供や助言に留まるようなら，事態の改善はあまり期待できないだろう。もっと互いに顔の見えるやりとりを交わし，互いの仕事や職場を理解したうえで意見交換できる機会が作れるとよいと思う。これにも医療側の事情がいろいろあって，簡単に，しかも継続して行っていくことは難しかろうが，先達を見習ってやれることはやらないといけない。

VII　「発達障害」はこのままでいいのか

　「不登校」が「学校恐怖症」や「登校拒否症」といった神経症圏内の病気としてあつかわれた時代があった。今では，学校と反りの合わない子どもが長期にわたって欠席し，そのことで本人や家族が葛藤を抱えている状態を「不登校」と称している。

　発達障害も，もともと「病気」ではないのだから，いずれは「不登校」と同じような経緯をたどらないものか，そうなればいいのにと私は夢想する。もちろん，発達障害は神経症と精神医学的にはカテゴリーが異なり，脳神経系の発達に障害があるとされているわけだが，当事者研究の領域などからは，マジョリティに都合良くできた社会に適応できないからといってマイノリティ側の脳神経系のでき上がり方に障害の責任を被せるのはフェアではないという意見も出ている。

　子どもの臨床に戻ってみて現行の発達障害の考え方がダメだと感じるのは，この診断基準が個人のできないところ，周囲と違うところを数

え上げることで成立している点である。ダメというのは，対人援助職としてこの仕事を考えるときに，考え方や人の見方の邪魔になるという意味である。とくに子どもを相手にする場合，これが頭にあると目の前の子どもに肯定的な視線が向かなくなる。

　発達障害があると自己評価が下がるとは良く言われるところで，実際にそういうケースに出会うことも多いのだが，子どもが一人で勝手に自己評価を下げるはずがない。ほかの子と同じようにできなければダメ，まわりの子と違っていてはダメと周囲が見るからそうなるのだろう。子どもは一人ひとりみな違うし，そもそも違っていて良いのである。

　最近は，巷で多様性の尊重が盛んに叫ばれるようになったが，個々人のありかたを尊重しようとすれば，考え方もおのずと変わってくるだろう。昨今，「ニューロダイバシティ」に注目が集まっていると聞く。脳や神経由来の違いから互いを理解しようという運動だそうだが，これが発達障害の医学モデルを乗り越える動きを見せれば，世の中も学校も少しは変わってくるかもしれない。

Ⅷ　「子ども臨床」からの発信

　つらつらと思いつくことを書いたが，私は浦島太郎のようにこの現場に戻ってきたのではない。自分のクリニックでは数は少ないものの子どもの患者も診ていたし，就学時健診や療育相談，教育相談センターの症例検討会，適応指導教室の相談員研修などに嘱託医として出向いていた。だから，ここに書いたことは，なにも新しい発見というわけでもない。

　しかし，やはりここまで……という思いもある。教育現場と接点を持っていたはずなのに，知らないことやわからないことが多いのに気づかされた。講演に呼ばれれば壇上に立たされるし，校長室に招かれればお茶が出てくる。そんな立場に甘んじていたから見えるものも見えなかったのだろう。

　ここ数年，私はオープンダイアローグにかぶれていて，ことあるたびに対話の必要性と重要性を感じ，その方法に思いをめぐらせている。「子ども臨床」とは，児童精神科や小児科のみならず，臨床心理，教育，福祉，司法など子どもに関わる領域に携わる者たちが働く現場のことを指す。そこで出会うわれわれが対話するとき，さまざまな声がポリフォニックに響き合い，新しい価値が生まれるだろう。そんな祈りを込めて，自分の職場はもちろん，さまざまな現場に足がかりを作り，対話の場所を開いていきたいと考えている。

文　　献

阿部芳久（2021）通常学級におけるADHD児が集中できる授業　集中できない授業―ADHD児支援の基礎・基本．ジアース教育新社．

綾屋紗月編著（2018）ソーシャル・マジョリティ研究―コミュニケーション学の共同創造．金子書房．

エレイン・N・アーロン著，明橋大二訳（2021）ひといちばい敏感な子―「個性」を生かして幸せな未来をつくるために親ができること．青春出版社．

桑原斉・池谷和（2019）発達障害と合理的配慮．そだちの科学，32；66-71．

村中直人（2020）ニューロダイバーシティの教科書―多様性尊重社会へのキーワード．金子書房．

大瀧和男（2021）子どもの薬物治療と多領域連携．精神科治療学，36（10）；41-45．

齊藤万比古編集（2016）注意欠如・多動症―ADHD―の診断・治療ガイドライン第4版．じほう．

清水將之（2018）私説児童精神医学史―子どもの未来に希望はあるか．金剛出版．

高木隆郎（1983）登校拒否の心理と病理．（内山喜久雄編）登校拒否．pp.11-58，金剛出版．

滝川一廣（2017）子どものための精神医学．医学書院．

宇野洋太（2016）発達障害と学校精神保健．精神科治療学，31（4）；457-464．

山登敬之（2019）わからなくても，こころはある―発達障害・不登校・思春期のミカタ．日本評論社．

創造を導く制約の再構築

▶ 精神分析的心理療法の観点から

Hirono Endo

遠藤　裕乃*

　精神分析療法が産声を上げたのは 19 世紀末のウィーンである。その誕生の背景には産業革命が引き起こした社会構造の変革があった。資本家が台頭し社会の主導権を握ると，ヨーロッパ世界の支柱であった宮廷と宗教の権威は相対的に弱体化した。宮廷を頂点とする身分制度の絶対性は揺るがされ，一般市民が利潤追求の競争に入り，今日よりも明日の生活の豊かさを等しく夢見るようになった。工業技術の発展を背景とした功利主義は，人々の精神生活を支配し，生きる苦悩の受け皿となっていた宗教の権威を奪った。当然の帰結として，宗教上の教えにより隠蔽されていた精神病理と性衝動が個人の問題として顕在化した。性と病理を含む生を個人がいかに自分のものとして引き受け，意味づけ，解釈し，生きていくかが時代のテーマとなったのである（遠藤，2009）。ここに精神分析療法が生まれる歴史的必然があった。

　前置きが固くなった。本稿では精神分析的心理療法を専門とする立場から，私たちが生きる社会の変化が，心の問題にどのような影響を与えているのかについて考え，2020 年代における精神分析的心理療法の可能性について私論を述べる。

　精神分析的心理療法のスタンダードな教科書

＊兵庫教育大学
〒 673-1494　加東市下久米 942-1

には防衛機制のリストがある。そこでは抑圧，合理化，反動形成などは神経症的防衛として，分裂，否認，投影同一化などは原始的防衛機として分類されている。そして神経症的防衛機制は健常者にも見られるが，原始的防衛機制は人格障害圏から精神病圏に特徴的であるとされている。

　この防衛機制の分類は 1980 年代までは妥当だったと思う。しかしスマートフォンの爆発的な普及によって，13 歳〜 49 歳の年齢層においてソーシャルネットワーキングサービス（SNS）の利用者割合が 80% を超えた 2020 年代では（総務省，2021），健常とされる人々に分裂や否認が起きやすくなっているのではないだろうか。

　人々は，リアルな人間関係と並行して SNS 上の人間関係を生きるようになった。SNS は時空間を選ばないコミュニケーションであり，匿名による表現を可能とし，リアルな関係から切り離した自己像を作り出す。一つの心のなかに同居していた矛盾した感情つまり心的葛藤を分裂させ，オンラインとオフラインそれぞれに保存することができるようになった。オンラインでの活動中はリアルな関係上の感情を否認し，リアルな関係に向き合うときはオンライン上の感情を切り離す。SNS 上ではアグレッシブで要求がましいメッセージを送ってきた人が，対面で会うと借りてきた猫のように大人しく，驚

かされることがある。SNSの普及が分裂と否認の機制を活性化しているとすると，それらはもはや病的防衛ではなくオンライン社会の標準装備になっていくのかもしれない。

　思春期女子特有の発達課題の一つに，同性グループ内の三角関係に対処できるようになることがある。あちらを立てればこちらが立たずの状況におかれたとき，本音と建前を使い分けて乗り切るのは日本人的対人関係の基本スキルである。このとき重要なのは，本音を否認したり建前を偽りとして拒否したりするのではなく，本音も建前も同時に意識できていて，かつ，今はどちらを表に出すのが適切か状況判断し，コントロールすることである。建前に含まれる嘘偽りが許せなかったり本音と建前の矛盾に嫌悪感を覚えたりしながらも，グループ体験の楽しさを享受できるようになることが思春期の目標である。

　ところが思春期のコミュニケーションの媒体にSNSが入り込んだことで，心の発達プロセスが変わってきた。SNSによってグループに対する本音も建前も，関係性における苦しみと喜びもバラバラに存在することができてしまう。すると相対する情緒や振る舞いを心という一つの容れ物に抱える力，自己矛盾に気づきそれに耐える力，良い面も悪い面も等しく自分のものとして統合する力が脆弱になる。昨今，青年期のアイデンティティの確立が遅れているといわれているが，さまざまな情緒，欲望，思考を一個の人間として統合する力が弱まっていることが深刻な背景要因になっているのではないかと私は考える。

　SNSによるコミュニケーションは，即時的かつコストがかからない。こうした特徴も子どもたちの精神発達プロセスに決定的な影響を与えていると思う。40年前と比べてみよう。1980年代まで紙媒体の文通は友達や恋人との大切な通信手段であった（もちろん電話もあったが家族と共有なので手紙の方がプライバシーを守ることができた）。便箋とペンを選び，文章を綴り，ときに何度も書き直し，切手を貼り，ポストに投函する。相手からの返信には早くとも数日はかかった。SNSと比べると格段に手間がかかり通信速度は遅い。しかし，手紙を交換する行為には，心を使う仕事がつまっていた。手で文章を書き，目で読み返すことは，自分の感情や思考を主体的に整理することであった。返信を待つ時間は，相手を想い，相手との関係性を見つめる時間であった。アナログな手紙は，自己省察し表現する力，相手の気持ちを想像する力，あいまいな状況に耐える力を育てた。

　対するSNSは，いつでもどこでも思いついたこと感じたことを送信できる。相手から即座に返信があることを「秒で返ってきた」などというらしい。書いているのではなく話している感覚である。必要なのはスマートフォンの充電だけでコストもかからない。非常に便利である。便利であるがゆえに心が仕事をする機会は減ってしまった。テキストメッセージを書くといっても，スマートフォンが予測変換機能によって候補のワードを提示してくれるので実は選んでいるだけという場合が多い。スタンプや絵文字もドンドン出てくる。機械が用意してくれる色とりどりの情報を受身的に選択する作業がコミュニケーション手段の主流になると，時間と身体を使い，相手への想いや自分の感情，思考を見つめて，まとまった形に込めるという心の作業が縮小化する。子どもたちの問題行動が増えた，主体性が低下した，すぐにキレる，という声を聞いて久しい。即時的かつコストフリーのデジタル世界にあっては当然の結果と思われる。不快な情緒や葛藤の容れ物としての心のスペースが育っていないのである。

　そこにコロナ禍である。2020年から始まったコロナ禍は，オンラインに生きる時間を増大させた。オンラインカウンセリングのメリット，デメリットについても議論が続いている。同業の友人は言った。「オンラインカウンセリングでは，セラピストとクライエントの別れが互いの映像の消失になる。別れた後に目にするのは

パソコンの画面だけ。あれは決定的にまずいと思う。クライエントは急激に一人になり，セラピストの存在が信じられなくなる」。身体性の欠如した関係性で心の仕事がどこまでできるのか。心理療法を生業とする者として自問自答している間にも，身体性の欠如は日常化してしまった。

　そして思うのである。時間的，空間的，身体的制約は，心の仕事をし，心の器を育てるための恵みであったということに。精神分析的心理療法にひきつけて考えれば，治療構造に内包される制約の意義がいっそう増していると感じている。

　制約の意味を広辞苑でひくと，①条件を課して自由に活動させないこと。②物事の成立に必要な規定または条件，とある。精神分析的心理療法における治療構造は②の「必要な条件」に該当する。しかし，オンラインによって時間的空間的条件が消滅しつつある昨今，一般の人々に治療構造の必要性について説明すると，①の「自由に活動できない」側面ばかりが意識されるのではないかと思う。決まった時刻に決まった場所に足を運び，決まった時間だけ一人のセラピストに会い続ける。面接の終了時には決まった料金を支払う。こうしたセッティングに，束縛感を覚えて継続的な面接に入ることに躊躇するクライエントが20年前と比較して増えていると感じる。

　25年前に指導を受けたスーパーヴァイザーの言葉を思い出す。「治療構造はクライエントの命の次に大事である」。私がよかれと思ってクライエントの家族と会ったり，クライエント本人と家族の同席面接を組んだり，面接頻度を変更したりしたことを戒められた言葉だ。スーパーヴィジョン後，面接構造をめぐってクライエントと話し合った。面接終了時に強烈な喪失感を感じること。セラピストに家族をコントロールしてもらいたい願望があること。セラピスト側にはクライエントの気持ちを家族に対して代弁したい欲求があったこと。治療構造を安易

に変更してしまった背景に何があったのかを言葉で明確化するプロセスを経て，クライエントはしだいに落ち着き，面接開始時の週1回50分の個人面接のセッティングで再契約した。このとき私は，面接構造という制約があるからこそ，クライエント，セラピスト双方の心痛，欲求，願望を浮かび上がらせることができたことを実感した。そして今，振り返ってみると，そのクライエントは，再設定された制約，決まった曜日，決まった時間に一人で来談するという制約をよく守ってくれたと思う。

　2020年代の今，時間的，空間的，身体的制約が急速に消失しつつあるなかで，面接上の制約を主体的に守れる人は減っていくだろう。面接室内でスマートフォンを取り出し，「家族に面接内容を聞かせたいので」と録音をしようとしたり，セラピストの写真を撮ろうとするクライエントが増えている。セラピストはまず，面接室内でのスマートフォン使用について施設のルールを説明するところから始めなければならなくなった。クライエントに心の仕事をしてもらうためにセラピーの場に制約をしつらえて維持する，そのことに現代のセラピストは多くのエネルギーを割くことになるだろう。

　ところで心理職の資格制度に目を転ずると，国家資格・公認心理師の誕生によって，精神分析的心理療法が設定する制約の治療的な意義が低められたと私は感じている。公認心理師は後発の国家資格であり，既存の組織内で先発の職種と連携することに重きが置かれている。以前から心理職は「隙間産業」とよく言われてきたが，公認心理師資格においては「隙間産業」の側面が他職種連携のなかに吸収・拡大され，その相対的な結果として，心理職が独立して提供してきた心理療法の守備範囲は縮小されたように思う。なかでも，精神分析的心理療法が独自に設定する制約は，他職種連携の対極にあるものと見られやすくなった。「守秘義務を盾に面接室にこもっている」「臨機応変な対応ができない」といった風当たりを受けやすい状況に置

かれている。こうした批判や疑問に対して，精神分析的心理療法家は説明責任を果たし，面接に伴う制約の治療的意義について教育的に説き，理解を求めなければならない。面接導入前に，面接室周辺でセラピストが行なわなければならない仕事はますます増えるだろう。

時間的，空間的，身体的制約の消失は，子どものメンタルヘルスにも深刻な影響を与えている。2020年度の全国の小・中学校における不登校児童生徒数は196,127名にのぼった。不登校児童生徒数は8年連続で増加し，過去最多となっている（文部科学省，2022）。増加する不登校の相談で電子ゲームや動画サイトへの依存と無縁のケースは珍しくなっている。コロナ禍におけるステイホームによって学校という制約が失われ，ゲーム機器やスマートフォンの使用時間に歯止めがかからなくなった。電子機器に仕組まれた仮想の世界に受身的に反応し続ける子どもは，プレイセラピーの場で，身体活動をともなう個性記述的なファンタジーを展開できなくなっているように思う。プレイルームにゲーム機を持ち込もうとし，動画の解説やアニメのキャラクターのイラストを描くことに熱中する。「ゲームや動画やキャラクターにその子どもの心的世界が投影されているのだから，まずは子どもの興味関心に寄り添って関係性を築いていこう」という方向性はあり得るだろう。20年前の子どものセラピーならば，導入期はゲームやアニメが話題になるが，しだいに身体的なプレイやスクイグル法など，セラピストとの here and now の交流が展開するケースが多かった。しかし昨今は，ゲームやアニメの世界に引きこもったまま，セラピストとの生きた交流が進展しないケースが増加している。オンラインが作り出す仮想世界に区切りをつける制約をどうやって設定するか。オンライン社会においてプレイセラピーが直面している大きな課題である。

子どもの仕事はファンタジーのなかで主体的に遊ぶことである。たとえば絵本の読み聞かせの時間，子どもはファンタジーのなかで大いに仕事をしている。耳で聞くストーリーと目で見る絵を融合し，登場人物とともに冒険し，美味しいご馳走を食べ，草木や動物と友達になる。ごっこ遊びもそうである。おうちごっこや学校ごっこで子どもは真剣に「お母さん」「お父さん」「先生」になりきっている。想像力と身体感覚を統合して遊びを成立させている。これはすなわち創造的な営みである。

そして主体的な遊びには必ず終わりがある。「これでおしまい」と絵本が閉じられればファンタジーの世界から現実に戻ってくる。本物のお母さんに「ごはんよ」と呼ばれれば「はーい」と返事をしてままごと道具を手放す。ファンタジーと日常生活は区別され，その区別は大人の手に委ねられていた。

しかしオンライン上に準備された仮想世界は子どもの主体的な遊びを奪い，大人はオンラインと日常生活の線引きに苦慮している。ファンタジーを創造する主体であった子どもが，オンラインの生産する既成のファンタジーの一消費者になってしまったことに強い危機感を覚える。

この局面を打開するには，子どもの主体的な想像力と創造力を育てる器としての制約を再生する必要があると考える。オンラインゲームと動画視聴の依存になっていた緘黙の小学生女児A子は，ゲーム機を持って来談した。私は「何を持ってきたのかな？」とゲーム機に関心を示しつつ，「ここではこのお部屋にあるもので遊ぼうね。お家から持ってきたものはお部屋の隅においておいてね」と伝えた。A子はゲーム機を手放したが，固まった表情で座り込み，動かなくなった。私は「ここでゲームをしたかったのかな？」「そのゲームをずっと持っていたいんだね」とA子の内面を想像し，言葉で伝えながら，面接室内にあるおもちゃをいくつか取り出した。A子は固まったままだった。私は強烈な無力感に襲われた。A子の弟には重い障害があり両親は弟のケアに忙しく，彼女は「手のかからない子」として扱われて育った。

「手のかからない」の中身は，大人しくゲームをしていることであった。私は，「おうちではずっとゲームをしているのよね」「ゲームがなくなったらどうしたらいいかわからなくなってしまうよね」とつぶやいた。A 子の反応はなかった（ように見えた）。終わりのない苦行のようなセッションを決まった曜日，決まった時間に重ねていった。すると 2 カ月が過ぎるころ，A 子の固まった表情がわずかにゆるみ，口の動きで「こんにちは」とあいさつが生まれた。私も「こんにちは」とささやき返した。A 子は面接室のおもちゃに視線を向けるようになった。やがて遊びを通して，彼女が家のなかで体験している心痛をセラピストに伝えるようになったのである。

決まった場所で決まった時間会い続ける。決まった道具を共有する。制約を守ることではじめて心が動き出すことを教えてくれたケースである。

現代における精神分析的心理療法の生存意義は創造を導く制約の再構築にあると，今，強く感じている。

文　献

遠藤裕乃（2009）誠実さの試金石—リッヒェンベッヒャー氏の「ザビーナ・シュピールライン研究」から何を読み取るか．（ザビーネ・リッヒェンベッヒャー著，田中ひかる訳）ザビーナ・シュピールラインの悲劇—フロイトとユング，スターリンとヒトラーのはざまで．pp.347-387，岩波書店．

文部科学省（2021）児童生徒の問題行動・不登校等生徒指導上の諸課題に関する調査結果の概要．(https://www.mext.go.jp/content/20201015-mext_jidou02-100002753_01.pdf［2022 年 2 月 11 日閲覧］)

総務省（2021）年齢階層別ソーシャルネットワーキングサービスの利用状況．(https://www.soumu.go.jp/johotsusintokei/whitepaper/ja/r03/html/nd242120.html［2022 年 2 月 11 日閲覧］)

児童養護施設から社会と個人を眺めてみた

Hitoshi Otsuka

大塚　斉*

　筆者が児童養護施設に勤めて，20年近くになる。ある遅番の夜，そろそろデスク回りを片付けて帰ろうかとしていると，電話が鳴った。「Aの母です。Aは大丈夫？　肩に跡ない？　教会の帰りに……ああ，わからない」。たどたどしい日本語で，外国籍のお母さんからであった。明らかに混乱している様子が伺える。〈大丈夫ですよ，元気に過ごしていますよ〉と伝え，電話を切った後，すっきりしないものが心に残る。"私たちはこのお母さんに適切な支援を提供できているだろうか"と。

　児童養護施設は社会のどこに負荷がかかっているのかを映し出す鏡のようだ。児童養護施設に勤めていると，外国にルーツを持つ子，知的障害の家族，母子家庭で育った子や生活保護家庭で育った子どもによく出会う。おそらく，いずれも一般人口より高率であろう。これらの要因は，貧困と繋がりやすく，貧困によって保護者は余裕がなくなり，マルトリートメントに陥るという悪循環が起きやすい。実際にデータを見てみよう。厚生労働省（以下，厚労省）が5年おきに調査している「全国児童養護施設入所児童等調査」を参照し，同調査で把握されていない項目については，当施設データ（ある一時点での当施設における在籍割合）で補うこととする。

＊社会福祉法人武蔵野会武蔵野児童学園
　〒193-0826　八王子市元八王子町2-1326

　現在の日本は，在留外国人の数が280万人を超え，人口の約2%が外国籍である。これは統計をとり始めた1959年以降最も多くなっている。当施設にいる外国籍の子どもは，同程度の2%であるが，子ども本人は日本国籍だが，どちらかの親が外国籍など，いわゆる外国にルーツを持つ子は，18.4%に上る。日本に外国人が増えてきた背景には，1990年に入管法が改正され，元々沖縄などからブラジルに移住した日本人の子孫である日系ブラジル人や日系ペルー人を定住者として受け入れたことや1993年に外国人研修・技能実習制度が開始されたことなどがある。元々住んでいた中国人，韓国人，朝鮮人に加えて，ブラジル，ベトナム，フィリピンなどから日本に移り住み，一時的な出稼ぎ労働者ではなく，世代を超えて定住していく家族も増えてきている。2008年のリーマンショック以降，世界的な経済危機下において，日本の長く続く不景気によりリストラとなった外国人労働者たちは，言葉の問題もあり，再就職が難しく，苦しい生活を強いられることとなった。冒頭の母親とその子どもも，そんな大きな社会の流れに翻弄された親子なのだろう。

　今の日本は外国人にとって住みやすい国だろうか。安全な生活や安定した社会機能としては，そうだろう。しかし，言葉の面では，日本は母国語以外の第二言語話者が少ない国で，日本語

が話せなければ，日常生活を送るのも仕事をするのも大変不便で，その意味では住みづらい国だろう。あの母親もおそらく性被害体験によるPTSD症状を抱えている。しかし，通院したとて，たどたどしい日本語の説明では，統合失調症と診断されるなど，適切な医療を受けられない可能性もある。通訳同行支援もあるが，調整の必要もあり，使い勝手が良いわけでもない。コロナ禍でオンラインビデオツールが広まったことにより，オンライン医療通訳サービスが導入されつつある。今後のさらなる広がりに期待するとして，現段階では，母国語で診察を受けられる医療機関は，都内であってもごくわずかである。さらに言えば，精神科治療では症状を説明できれば良いというわけでもない。精神（心理）療法には，言葉を介して，深く理解され，心が繋がるという面が大きな意味を持っている。そうした効果は，やはり母国語である方が良いだろう。母国語で話し，深くわかってもらうという体験があれば，いくらか心の安定を取り戻せるのではと期待してしまう。援助機関であるわれわれが言語多様性を準備できておらず，申し訳なく，歯がゆく感じてしまうのだ。

　言語面だけではない。子育ては，社会の価値観，習慣，文化等の影響をかなり受けており，国によってさまざまである。ラテン系の子どもは，比較的性体験が早いが，日本の文化の中では性非行として扱われたり，東南アジア系の集団養育の感覚から子どもを知人に預けて，親が母国に帰国してしまい，ネグレクトのように扱われたり，儒教の教えが強い国の子育てが，現代の日本の文脈で考えると随分と子どもの意向を聞かない親に見えたりしてしまう。厚労省（2020）の「精神医療機関における外国人受入の現状と課題把握に関する調査」においても，ブラジル人在留者の子どもが，日本において過剰に神経発達症と診断され，特別支援級に不当に在籍しているのではないかとブラジル国会でも議論されている点について取り上げ，調査を行っている。逆に，日本では当たり前の光景である子ど

もが一人で通学していることやお留守番は，諸外国ではネグレクトと捉えられる。人気番組「はじめてのおつかい」など，驚かれてしまうだろう。また日本の離婚後の単独親権制度やハーグ条約に基づく紛争場面では，日本人の感覚は諸外国の感覚とのズレが生じやすくなっている。どちらが正しいと言っているのではない。文化差を当たり前のように考慮することに，日本はまだ不慣れなのだ。人口減少に伴い，外国人労働者の受け入れを進める日本は，今後ますますこの問題を考えていかなければならないだろう。

　こんな夜もあった。週末を家で過ごして戻ってきたお母さんと子どもを迎え，子どもをお部屋に戻した後に，お母さんからお話を聞いていた。この家族には，家に中学生の姉がいるのだが，その姉が不登校気味になっているのだと言う。お母さんは「子どもが帰ってくる時間には家にいようと思って，早朝からの清掃の仕事をしているので，朝はおにぎりやパンを用意して『ごはん食べて学校行ってね』と姉に伝え，私は先に家を出る」そうだ。しかしそこはまだ子どもだ，また寝入ってしまったり，何となく一人で気ままに過ごして，学校に行かない日が増えてきたと言うのだ。子育てを手伝ってくれる親族等は近くにいないかお聞きすると「家から早く出たいと思って，親に反対されたが，妊娠して結婚した。離婚することになった時にも『だから反対したでしょ。自分で決めて離婚するんだからそれなりの覚悟を持ってやりなさい』と言われたので，頼りづらい。〈子どもが帰ってくる時間に家にいてあげようと言うのは？〉「私自身，親が離婚していて，学校から帰ってくると，一人で母の帰りを待っていた。それがとてもさみしかったから，離婚する時にそれだけはしないようにと思ったんです」と話された。母親なりに一人でやろうとした結果，姉の不登校や子どもの施設入所が起きていた。〈お母さんなりに精一杯なされてきたのですね〉「でも『朝，家にいてあげることはできないですか？』とか言われるんですよ。これ以上どう

すれば良いのかって。この状況から抜け出せると思えない」と力なく、言った。

　確かに、母子家庭のこの状況で、母親個人の力だけで状況が好転する道がなかなか見えてこない。こんな時、また考えてしまうのだ。"私たちはこのお母さんに適切な支援を提供できているだろうか"と。

　このお母さんはある種の典型例である。育った家族の中で居づらさを感じ、やや無謀に早期の自立を試みた10代の女性。そんな時に男らしく、頼りになりそうに見えた男性が後にDV夫となり、離婚。社会経験もないままに、実家との関係が悪くサポートが得られず、単身子育てをする状況になってしまう。細部の違いはあれ、似たような物語がたくさんある。

　児童養護施設には、どれくらいの単身親家庭がいるのだろう。一般人口では、子どものいる世帯の内、母子家庭は6.8%、父子家庭は0.8%となっている。離婚が増えているとはいえ、単身親家庭は、子どもがいる世帯の7.6%にすぎない。しかし、児童養護施設に目を向けると、入所している児童の内、48.5%が母子家庭である。父子家庭は13.6%で、合わせて単身親家庭が6割を超える（厚労省、2020）。単身親になると、どれほど養育が難しくなるかを端的に表している数字である。逆を言えば、単身親で懸命に子育てをしている家庭は、それを維持するために、ただならぬ多くの力を尽くしていると言えるだろう。

　なぜ単身親家庭になると、了どもが児童養護施設に入所するような事態に繋がるのだろうか。大きな原因の一つは、経済的な問題である。母子家庭の平均年収は181万円で、現在の日本では、離婚すると約半数の母子が相対的貧困に陥るのだ。さらに、母子家庭の57%が非正規雇用である。つまり先ほどの母親が置かれている状況のように、子どもの躓きに対応しようにも、その時間は時給の対価となっている。親自身のストレスも相当なものだろう。子育てのことで悩み、相談援助を受けようにも、その時間のために収入が減ってしまう。仕事が休めないからと相談に繋がらない人がいても無理もないのである。私は、クライアントがそうして作り出した時間に見合う援助を提供できているか自信がない。

　さらに家族の養育機能だけでなく、社会機能が低下している家族もある。さまざまな疾患などにより、働くこともままならず、生活保護を受給している家族も多い。全国の生活保護率は1.6%程度だが、当施設の家族では55.1%が生活保護世帯である。親自身が何らかの困難さを抱え、働くこともできずにいる中で、子育てにも力を注げない状況があるのだろう。

　こうして見てくると、子育ては、社会的状況の影響を受けやすいものだとわかる。虐待に至った親個人が責められる風潮があるが、こうした状況下の影響を考慮せずに、パーソナリティを評価するのはどうも不当な気がしてならない。私も、ストレス下ではイライラしたり、不安や疑心暗鬼が膨らむこともある。人に話したくないこともある。おそらく誰でもそうなのだろう。生活状況が安定していて、ストレスが少なく生活している時には出さなくて済んでいる顔が、ストレス下では卑しく出てきてしまう。人は誰でもそんなところがある。そうして出てきた顔を捉えて、さもその個人内に固定化したパーソナリティ傾向のようにアセスメントするのは、不当なのではないかと思う。何も目新しいことを言っているわけではない。学生の頃に習った「Bio-Psycho-Social Model」の、心と社会の相互作用がよく見えるようになっただけなのだろう。私たちはついそうしたストレスがいかに心を摩耗させているかを考慮し忘れ、ストレス状況によって露わになった部分を見て「元々あんな人だったんだね」などと評価しがちなのだ。

　しかし、個人は社会に翻弄されるだけの存在でもない。そうした状況から、むしろ逆境的状況だったからこそ身に付いたメンタリティを持って生きていく姿に触れることもある。ある高校生の男の子が思い出される。彼は家族を亡くし、児童養護施設に入所していた。優しく、年

下の面倒見も良いお兄さん的存在だった。あまりに適応が良く，「随分抱えているものがあるのではないか？」と心配した施設職員の勧めもあって，心理面接で会うことになった。

　彼が話してくれたところによると，両親は彼が幼い頃に離婚。父親の記憶は「お父さんと一緒に並んで，立ち小便をした」場面と，母に抱っこされ家を出てくる時に母の肩越しに見た父の顔を覚えているくらいだと言う。それ以降は，母と二人の生活だったが，中学生の時に母が病気となり，亡くなってしまう。その後を過ごした児童養護施設では，穏やかに，大きな問題もなく育ち，就職を決め，高校生ながらアルバイトで 100 万円近く貯め，施設を出た後の生活に備えていた。そんな彼が，高校卒業近くになった頃，珍しく怒っていることがあった。高校の先生が「もったいないなあ。君なら大学にも行けるのに」と言ってくれたことに対して「どんな思いで俺がいるのか，全然わかっていない。俺には倒れる場所がないのに」と静かに悔しそうに言った。彼自身が誰よりもそんな選択肢があったらと望んだのかもしれない。普段自分の大変さなど微塵も語らない彼がどんな思いで人生を引き受けているのかを垣間見た気がした。彼が施設から巣立っていく時，「施設を出たら，何をしたい？」と尋ねると「お母さんのお墓を作りたい。あとお母さんと過ごした町に久しぶりに行ってみたいな。近所に何かあったら電話しなって言ってくれるおじいさんがいてね，その電話番号今でも覚えているんだよ」と話してくれた。子ども時代の彼にとって，“何かあったら”と命綱のような電話番号だったのだろう。それから数年が経過しても，彼の中にはそのおじいさんの好意が残っていたのだ。

　数年後，彼から「お墓作ったよ」と連絡があった。現在は，就職した仕事を続け，結婚し，男の子の父親となっている。

　なぜ彼は安定した人生を掴み取ることができたのだろうか。彼の母親は，単身親家庭となり，先述のような社会的に不利な状況の中で，余裕

のない子育てであっただろう。その後の母の死。経済的な理由で進学を諦めなければならない状況の中，家族のサポートないままに，18 歳で一人暮らしを始めなければならないこと。これらの状況によって，彼もまた翻弄されてもおかしくなかった。しかし，彼はそうならなかった。おそらく彼はいくつかの美点を持っていたのだ。

　一つ目は，自分の人生で与えられなかったものを嘆くことをしなかった。他人と比べず，大風呂敷を広げず，自分に取りうる選択肢の中から選ぶ力があり，しかも力むことなく，自然とそうしていた。これは安定した生活ができている他の退園生たちにも共通している点である。

　二つ目は，あれこれ手を出さず，始めた仕事を淡々と続ける力があったことだろう。古く，群馬大学病院の生活臨床グループが行った統合失調症（当時：精神分裂病）の長期予後研究を思い出す（宮，1985）。「現在の生活に安住せず自分から変化と拡大を作りだそうとする」能動型の人より「自分から変化を作り出そうとしない，少しも不満を表さず，聞けば不満をもらすことはあっても自分からはいわないで，万事他人任せである」受動型の人の方が長期的には予後が良かったのである。もちろん，これらの結果は，疾患の特徴を含んでのものである。しかし，それを越えて，ある種の真実が含まれているように思えてならない。おそらく，自分自身や周辺からのサポートなどに余力があり，変化に対応していける時は，その選択によって人生が広がっていくこともあるのだろう。世の中で語られるサクセスストーリーはこのタイプのものが多い。しかし，自分の使い得る内外の資源が少ない時には，受動的に，目の前のことをコツコツ続けられる性格傾向にある方が安定しやすいのではないだろうか。そして，そのような地道な生き方の方が，わが国の文化の中では称賛を得やすいという面もポジティブに働いたかもしれない。

　三つ目は，自分のことを気にかけてくれる人を大切にできる素質が彼にはあった。ご近所に

住んでいたおじいさん，アルバイト先の人，施設の職員。彼は自分に関わった人への感謝を感じられる力があった。それによって，周囲の人がさらに力を貸してくれるような好循環が生まれていた。親は子育てを終え，子どもを社会に送り出す時，"親以外の多くの人に助けられ，可愛がってもらえるように"と願うだろう。そんな力が，彼には備わっていた。気にかけてくれる大人の存在とそこに繋がる力，レジリエンス研究の第一人者であるマステン（Ann Masten）が「ありふれた魔法（ordinary magic）」と呼んだものが彼にもあったのだ。今回，エピソードを掲載するにあたり，彼に承諾を得るために連絡を取り，久しぶりに話をする機会を得た。驚くことに，彼は今でもそのおじいさんと連絡を取り，一人暮らしをするおじいさんの生活を気にかけ，「何かあったら俺に連絡が来るようにしておいてよと頼んである」そうだ。自分が子どもの頃に向けてもらった眼差しを，今は彼がして返している。

　彼はこの原稿を読んで「自分の生き方を少し褒めてもらったようで良かった」と言葉を返してくれた。さらに〈どうして君は安定していたのだと思う？　もし似たような境遇にいる子どもたちへのヒントがあれば〉と尋ねると，彼は新たにいくつかの視点を伝えてくれた。「今までに自分でも考えたことあるんですよ。まず俺の場合は，親が亡くなっていたから，もう何かを期待できず，自分でやるしかないと切り替えやすかった。まだ親がいて期待できるはずなのにしてもらえないのと，親がもういなくて期待できないことがハッキリしているのでは違うのかな」と教えてくれた。確かにそういう面もあるだろう。しかし親が亡くなっていることをネガティブに語り生きていく人がいてもおかしくない。ここでも彼は自分の置かれた条件をネガティブに受け止めるのではなく，ポジティブにとらえているのだ。このような態度が肯定的な人生に繋がっていくのだろう。

　さらに彼は続けた。「あと，音楽があったでしょ？　熱中できて，短いスパンでの目標や気晴らしがあって。そういう娯楽があったこともとても良かった」と話してくれた。心細さや不安が膨らむ日もあっただろう。そうした時に，熱中できるものがあり，一緒にやる仲間がいて，目標があることで，不安をいくばくか和らげたのかもしれない。大変な時期に思いつめず，気晴らしをしながら時間稼ぎをしているうちに，本人が成長したり，運よく出会った人によって良い影響を受けて，安定していく。子どもたちの育ちを長年見ていると，そんな例がいくつか思い出される。逆境的環境にいる子どもたちが教えてくれる生き方のコツなのだろう。

　彼が示してくれた通り，個人は社会に翻弄されるばかりではない。しかし同時に，誰もが彼のように生きられるわけでもない。苦しい社会状況にいる人に，彼のように生きることを求めるのも，アンフェアだ。逆境的環境とは，悪くなる条件が多く揃っていることを言うのだろう。冒頭にあげた外国籍の母親も，母子家庭の母親もうまくいかなくても無理のない事由がある。私が望むのは，社会的な悪条件が少しでも減らせるような社会と，彼のような生き方が，今現在苦しい状況にいる子どもやその身近にいる人たちを少しでも励ますことを願うだけである。

文　献

厚生労働省（2020）令和元年度障害者総合福祉推進事業　精神医療機関における外国人患者受入の現状と課題把握に関する調査．000672477.pdf（mhlw.go.jp［2022年2月24日閲覧］）

厚生労働省子ども家庭局（2020）児童養護施設入所児童等調査の概要（平成30年2月1日現在）．000595122.pdf（mhlw.go.jp［2022年2月24日閲覧]）

松島京（2019）社会学からの政策研究へのアプローチ―児童福祉施設における外国人の子どもの支援に関する調査研究から．医療福祉政策研究，2（1）；27-36．

宮真人（1985）精神分裂病の長期経過と予後―生活臨床の立場から．北関東医学，35（3）；197-204．

精神療法 増刊第 9 号 2022

社会適応という自己不適応

▶ 分断を乗り越えるためのトラウマインフォームドケア

Sachiko Nosaka

野坂　祐子*

I　はじめに——適応とは何か

　非行をした子どもたちが暮らす児童自立支援施設でグループワークをしている。入所児童は，寮生活を送るなかで心身の健康や安定を取り戻しながら，施設内の分校に通い，学習や日課に取り組む。非行の背景には，多くの場合，家庭での虐待やネグレクトがあり，学校や地域でのさまざまな暴力や搾取の被害体験もある。

　幼少期に十分な世話を受けられなかった子どもは，学校での集団生活や勉強になじめず，苛立ちや虚しさをかかえながら，居場所を求めて街に出ていくことがある。他者を傷つけたり，社会規範を破ったりする行為は非行とみなされ，補導や指導の対象になるわけだが，子ども自身が傷つけられてきた体験へのケアや逆境的な生活環境の改善を図るための介入は限られているのが現状である。

　そんな子どもたちへのグループワークを外部の心理士に委託する施設には，退所後の再非行を防ぎ，自他を大切にする人生を歩んでほしいという願いがある。高等学校に進学しても，生活の乱れや非行・犯罪，妊娠や出産等によって中退する子どもが多く，産んだ子どもをうまく育てられないという世代間連鎖への懸念もある。

　施設のニーズや子どもの課題をすりあわせて，施設によって内容は異なるものの，3 カ月程度，6 〜 12 回（隔週あるいは毎週）の心理教育を中心としたプログラムを行っている。認知行動療法をベースにしつつ，サークル（円座）の対話形式で進めるグループワークは，総じて和やかな雰囲気で進み，ふだんの日課と異なる活動として楽しみにしている子どももいると聞く。

　非行にまつわる認知を探す課題は，どの施設でも扱いやすい。「絶対バレない」「ちょっとだけなら」「みんなやってる」などの無責任な行動につながる思考は，多かれ少なかれ誰にもあるものだし，同じ経験をした仲間同士の率直な自己開示に勇気づけられるようだ。一方，自分の感情に気づく課題は，たいてい不評を買う。「考えないようにしているのに，なんで！？」という反発が大きい。女子は「嫌な気持ちを思い出したくない」と怒り出し，男子は「……わかりません」と黙ってうつむく。抵抗を含むさまざまな反応を扱わなければ，プログラムは散々な結果で終わる。それが難しくも面白いところだ。

　そんな臨床をしつつ，本務である大学の講義中に気づいたことがある。学生は，めったに教員に「反発」しないし，指示に対して「怒り出し」たりもしない。ある院生向けの講義でのこと，こんな発言があった。進学後，間もない時期に受けた他の科目で「自分が嫌だった体験を

＊大阪大学大学院人間科学研究科
　〒 565-0871　吹田市山田丘 1-2

話し合う」というグループワークがあり，それは「ひどい課題ではないか」と。この意見に，同じ科目を受けていた院生たちも次々と賛同した。不本意な体験について，数カ月を経てようやく口にできることはある。学生が傷ついたのも確かだろう。その課題の目的はわからないが，状況から見て適切なものでなかったようだ。

興味深いのは，課題に違和感を覚えた院生全員がそのとき「でも，ここで不満を言うべきではない」と考え，「当たり障りのない話題」を選択してやり過ごしたということだ。「自分より嫌な思いをする人がいるかもしれないとも考えたが，意見を述べて授業を中断したら全体に迷惑をかけてしまう」と述べた院生もいた。事実，授業は円滑に終了した。院生の態度は，年齢相応の社会性の表れともいえる。しかし。

不安定な家庭で生まれ育ち，学校をドロップアウトして，非行を繰り返したことで施設に入所した子どもたちと，それぞれ紆余曲折があるとはいえ大学院に進学して高度な学問に触れる院生を比べれば，非行少年のほうが脆弱な存在とみなされよう。実際，生活の安定や収入といった社会的な面において，学歴が有利に働くのは確かである。だが，院生たちが身につけてきた知識や生き方，「高度な学問」を学ぶ姿勢は，施設職員が少年たちに願う「自他を大切にする人生」を実現させているのだろうか。

自分が傷つけられそうになったとき，必死で「反発」することや，納得のいかない指示に「怒り出」すことは，人として何よりも人切で健康的な反応なのではないか。自分の違和感や不満を抑え込み，相手が求める行動を察知し，「全体に迷惑をかけない」生き方を選ぶことが社会的成功とされるなら，社会的適応とは自己不適応を生きることにほかならない。心理臨床において，適応とは何だろうか。

II　トラウマがつくる生き方のクセ

1．反撃と防御による闘い

嫌なことをさせられそうなときに警戒し，身を守ろうとするのは，自分の安全を守るうえで妥当な反応であるものの，状況によっては適切ではない。指示に対して，キレたり，ふてくされたりする非行少年の態度は，周囲から見れば暴力的であるし，無責任な行動でもある。社会的に望ましいものでないばかりか，本人も誤解されやすく，結果的に自分自身も損をする。

虐待やネグレクト，いじめや搾取を受けてきた子どもたちは，複数かつ重層的なトラウマをかかえている。個人の傷つき体験だけでなく，家族もまたさまざまな逆境を生きており，世代を超えて脈々と続くトラウマが根底にある。集団や地域全体が苦難の歴史を背負うような集合的トラウマも影響している。いわばトラウマまみれの状況にある人々は，いつでも危険に満ちた世界と闘っているようなものだ。しかし，過覚醒によって落ち着けず，教室を飛び出す子どもに向けられる視線は冷たい。不安や恐れで身をすくませて，課題をこなせない子どもへの評価は厳しい。寂しさや虚しさから人肌や薬物を求める子どもは「そんな人／物質に近づいてはいけない」と諭され，ますます孤立させられる。非行に至る子どもたちはトラウマを体験しただけではなく，自分が「問題児」として扱われるなかで，大人への不信や社会に対する疑念を強めていく。

グループワークで子どもたちが時折見せる投げやりで自暴自棄に見える態度も，「今度は絶対大丈夫」とはしゃいで見せる様子も，〈今ここ〉にいる自分自身に向き合う苦痛からの回避であろう。何も感じないように，考えないようにして逆境を生き抜いてきた子どもたちは，〈今ここ〉を生きることが難しい。解離や自傷行為，パニックやフラッシュバックなど，さまざまなトラウマ症状はどれも〈今ここ〉をエスケープするための対処法である。〈今ここ〉は，つねに過去の体験とつながっている。ふいによみがえるトラウマ記憶を追いやることに必死で，いつも手元が留守になる。そして，自分にとって安全なよい選択ができなくなる。

トラウマ体験の中核は，恐怖（terror）と裏

切り（betrayal）であり，安全と安心が失われる。つねに警戒してイライラする過覚醒の状態から，一転，無防備でぼんやりした低覚醒の状態に陥るなど，トラウマのある子どもの情緒や認識は非常に不安定である。何を見ても怖いし，誰に会っても信用できないため，世界や他者とのつながりが断絶する。そればかりか，解離やフラッシュバックといった自分でコントロールできない症状や，否認や麻痺症状で自己認識が損なわれることによって，自分自身ともつながれなくなっていく。〈今ここ〉に留まることの困難さは，自己との分断によるものといえる。

こうしたトラウマ症状は，慢性的な不調というだけでなく，生き方のクセのようなものになっていく。周囲から身を守るための「反撃」が，外からは攻撃と捉えられ，「防御」のために逃げ込んだ他者の懐のなかで，再び被害に遭う。自他を傷つけるような対人パターンが形成され，トラウマティックな関係性が再演されることによって，ますますトラウマを受けやすい生き方になっていくのである。

虐待やネグレクトを受けてきた子どもたちの非行行動は，道徳や規範からの逸脱や大人社会への挑戦というより，危険に対する反撃や防御というトラウマ反応から理解できるものが多い。一昔前のいわゆるヤンチャな非行少年のように，社会の不正義に対して反抗するような自我もなければ，集団でつるみ，組織の一員として仲間との仁義を重んじるほどの社会性もない。そのため，非行少年への支援は，社会のルールを示すことで限界を設定し，思春期の自律を促すために超自我へ働きかけるものから，子どもの基本的ニーズである安全や安心を満たし，自我を育てるものへと変えていかなければならない。

しかし，支援関係のなかでトラウマティックな関係性が再演されるため，子どもへの関わりは容易ではない。

2．追従と沈黙による奮闘

一方，社会的には成功あるいは適応している

とみなされる大学院生の態度にも，生き方のクセが表れている。彼らは，非行少年のようにあからさまに規則を破ったり，迷惑行為に及んだりもしない。〈今ここ〉で求められていることを敏感に察し，その場にふさわしい態度をとることができる。正しい答えを探そうとする姿勢は，家庭や学校で望まれているものなので，周囲からよい評価を得ることも多い。

子ども時代に，身近な環境のなかで自分が認められる体験をすることは，彼らの自信を高め，それがまた好成績につながるという循環をもたらす。周囲からの肯定的なまなざしは，社会が非行少年に向ける視線とは異なるものだ。優等生と評される彼らは，社会的排除を受けることは稀である。ところが，学童期までの自信は，しばしば思春期に揺るがされる。現実の自己を客観視できるようになることで，未熟な万能感から「ちっぽけだが唯一無二の価値ある自分」というアイデンティティを模索するこの時期は，どの子どもも一時的に自信を失うものだが，自分自身の考えや感情に向き合うことで自我を確立させていく。ところが，自分よりも他者の顔色や評価を参照してきた子どもは，自分の考えや感情がわからない。

院生に限らず，生命の危機となるような虐待や身体的ネグレクトは受けていなくても，「あなたのために」と親の思いを押しつけられ，親の願いを実現させるための人生を歩む人は少なくない。彼らは，食事や世話を与えられないのではない。むしろお金も手間も関心も潤沢に注がれており，外からは愛情深く教育熱心な家庭に見えるが，肝心の子どもの思いはいつも無視されている。これは情緒的ネグレクトと呼ばれるものだが，親自身はもとより子どもや周囲もそれがトラウマとなりうることには気づきにくい。身体的ネグレクトのように子どもを痩せ細らせることはないが，子どもは真綿で首を絞められるような息苦しさ（生き苦しさ）を感じる。親の支配から抜け出すことは難しく，ときに自己を犠牲にしてまで子どもに人生を捧げる親に

対して不満や怒りをいだくことへの罪悪感から，子どもはますます親に従わざるを得なくなる。

　子どものニーズよりも大人のニーズが優先されている状況と捉えれば，これは家庭のなかだけでなく，学校や社会全体でも起きていることではないか。つねに正解を求め，集団の調和を優先する価値を教える社会では，子どもは従順さと沈黙によって生き延びるしかない。大人に守られなければならない幼い子どもの従順さは，身の安全のために必要なものだが，本来は，その安全な環境のなかで，子どもの考えや感情が育まれるべきである。情緒的ネグレクトは，子どもの心理的安全を欠くもので，恐怖や自信のなさから他者に追従する行動パターンを生じさせる。こうした生き方のクセは，社会適応的とみなされる反面，危険や不正を認識した場面でも沈黙し，自分が傷つけられるばかりか自己を失っていくという自己不適応につながる危険性をはらんでいる。

Ⅲ　トラウマインフォームドケアから見える社会

1．トラウマインフォームドケアとは

　反撃であれ，追従であれ，本人が安全と感じられず，相手とも対等ではない関係性は，「やる－やられる」「支配する－される」という虐待的なものである。こうしたトラウマティックな関係性が繰り返されることは再演と呼ばれる。

　再演は，本人にとっては危険から身を守るための反応であり，同じパターンを繰り返すことによって，わずかでも自己コントロールを得ようとする無意識の行動化と捉えられる。しかし，トラウマティックな関係性に陥ることで，「また怒られる」「また被害に遭う」というトラウマ体験を重ねてしまう。また，周囲には攻撃的もしくは言いなりに見えるので，本人の問題だと思われやすい。

　「本人の問題」をトラウマの影響の可能性から理解していくアプローチをトラウマインフォームドケア（Trauma Informed Care：以下，

TIC；SAMHSA, 2014；野坂，2019）という。TIC は，トラウマの専門的なセラピーや治療とは異なり，「何が起きているのか」を理解する視点である。トラウマとなる出来事は言葉にするのが難しく，本人も考えたり語ったりすることを回避する。理不尽な現実が受け入れられず，なかったことにしたり，たいしたことではないと否認することも多い。また，過覚醒による落ち着きのなさ，警戒心による暴力的な態度や引きこもり，解離や健忘による言動の不一致，トラウマティックな関係性の再演による対人トラブルなどは，いずれも問題行動や本人のパーソナリティ特性だと認識されやすい。あるいは，自責感から過剰適応となる場合は，「問題がない」と誤解されがちである。

　すでに述べたように，トラウマはある部分の不調というより，人の認知そのものを変化させ，トラウマの影響は生き方のクセを形づくる。そのため，症状だけに着目するのではなく，その人自身のありようを理解する視点が求められる。こうしたアプローチは，心理臨床においては大前提であり，もっとも基本的なものである。それにもかかわらず，なぜ，あえて TIC と名づけるかというと，トラウマは本人も周囲も，そして臨床家も否認しやすく，その影響が「問題行動」あるいは「問題がない」ように見えやすいという特徴による。つまり，TIC ではないアプローチは，たんにトラウマに着目しないケア（non-Trauma-Informed Care）ではなく，トラウマを否認する／拒むケア（Trauma-Denied Care）になる。臨床家がトラウマを否認することで，有用ではないケアを提供するどころか，ケアが有害なものにさえなりうる。そうした臨床家の不適切な関わりは再トラウマと呼ばれ，TIC はその予防を目的としたものである。

　トラウマ記憶を処理（プロセシング）するようなセラピーと異なり，日常生活や臨床場面でトラウマの影響に気づく TIC は，トラウマ症状に焦点をあてる医療・心理モデルとは異なり，あらゆる人の生き方のクセを理解し，健康の観

点からトラウマを捉える公衆衛生モデルである。トラウマは，恥やスティグマを伴い，恐怖や不安から忌避されやすい。トラウマに関する知識があったとしても，トラウマによって生じる行動化には否定的な評価や非難が向けられがちである。臨床家もまた「見たくない」とか「正したい」という反応を起こし，そうした態度がクライエントに再トラウマを与える。TIC によって，臨床場面における再トラウマやトラウマティックな関係性の再演に気づきやすくなる。

2．トラウマ化した社会の歪み

　TIC の観点から，冒頭に挙げた非行少年や院生の態度についてふり返ってみたい。子どもの反発や逸脱，あるいは追従と言いなりの行動パターンには，トラウマティックな環境や関係性が影響している。子どもは虐待や身体的・情緒的ネグレクトを受けただけでなく，逆境的環境に適応するために身につけた生き方のクセに対しても，大人から非難されるか無視されるという再トラウマを受けている。

　子どもにとって，安全でない場所は家庭だけではない。社会そのものが暴力的・支配的であり，子どもを追いつめるトラウマティックな環境といえるのではないか。わかりやすい身体的暴力だけでなく，情緒的ネグレクトやグルーミング（手なずけ）による性暴力など，子どもに対する見えにくい支配や操作は決して稀なものではない。そして，個々の同一性よりも集団への同質性が求められる社会は，子どもの痛みや不満に耳を傾けることがない。TIC から見えてくるのは，子どもの不調以上に社会の異常である。

　被害者に対する助言や説諭，励ましや叱責が再トラウマになるのは，単なる言葉の問題ではない。「傷ついたままではいけない」という社会の暗黙の期待が，本人の体験や存在を否定するものだからである。トラウマは恥であり，口にすべきではなく，乗り越えなければならないという価値観は，被害者にスティグマを与え，

トラウマ症状だけではない重荷を負わせる。トラウマからの回復を個人の責務と見れば，具合の悪さは本人の努力不足にほかならず，問題行動を繰り返すのは個人の甘さと捉えられる。

　懲りなければ直（治）らないとばかりに，社会的に望ましくない行動に対して罰や制限を与えようとする前提には，人の成長や変化には暴力や苦痛が不可欠だというトラウマティックな認識がある。こうした不寛容な態度の裏には，「自分もつらかったが我慢した」「誰にも助けてもらえなかったし，甘えてはいけない」と孤立したままトラウマを生き抜いた人々の体験があるのかもしれない。

　甘えられなかった子どもの甘えは許容されず，よい子でいる限りは評価されるという条件つきの愛情は，虐待的な教育といえる。個人の不調は，異常な社会への適応の結果と捉えなおすこともできるのではないか。不快や苦痛を訴えるよりも，耐えることが美徳とされ，一人でまぎらわすことが自立であるとみなされるなら，抑うつやトラウマ症状，物質や行為への依存（アディクション）は今後も増えていくだろう。

　社会が求める「前向きに生きる」姿が，過去に目を向けず，事実を回避したまま前を見ることであるならば，トラウマは否認され，負の遺産である世代間トラウマは続いていく。トラウマから目を背ける社会もまた歴史的トラウマをかかえており，傷ついた社会が〈今ここ〉でもトラウマを再演している。回復において大切なのは，前を向くことではなく，自分に向き合うことである。傷つけられた過去に責任はないが，自分の行動には責任を負うべきであり，〈今これから〉の人生を選択するのも自分自身である。

　傷つきを感じることは自己憐憫ではない。勇気ある姿勢であり，尊重されるべき態度である。同じように，地域や社会の傷つきの歴史にも向き合う必要がある。それが責任ある社会の態度につながるはずだ。

　トラウマティックな社会のなかで，臨床家もまた，クライエントが体験したことの壮絶さや

残忍さに言葉を失い，いたたまれなさや怒りを覚える。理不尽で不条理な現実を前に，なすすべがないと感じて無力感をいだくこともある。臨床場面で二次受傷を負いながら，さらに相手から激しい怒りや不信感，暴言や暴力を向けられれば，事情がわかっていても腹立たしく感じたり，際限のない要求にうんざりしたりするものである。自分自身のトラウマ体験を思い出すこともある。それによって，臨床家がトラウマをかかえた人の状態を否定的に捉え，行動制限や一方的な指示といったパターナリスティックな対応をしたり，一方で，感情移入してクライエントを抱え込んだりしてしまうのも，トラウマティックな関係性の再演であると捉えられる。

臨床家も間接的にトラウマの影響を受けており，それが臨床に影響していると気づくこともTIC の重要な要素である。トラウマティックな社会のなかで，人々は皆，傷つき，傷つけている。臨床家もまた例外ではない。

Ⅳ　おわりに——社会を健康にする視点

非行少年と大学院生，そして臨床家も含めた人々の態度や社会のありようをTIC の観点から考えてみた。一般化しすぎて個別性の認識に欠けた面はあるが，個に注目することの多い心理臨床の視点を社会に広げると，個人の病理を生み出す社会の価値観や歴史的トラウマが見えてくるように思う。

心理臨床は，面接室の安全や治療関係への信頼といったラポールから始まるものだが，トラウマによって安全と安心が失われた人にとって，ラポールはスタートであるとともにゴールでもある。〈安全〉のために攻撃する行動を理解し，相手の顔色を見て〈安心〉する人を受けとめながら，真の安全と安心を探索していくのがTIC による心理臨床と考えている。それには，臨床家にも安全な環境と安心できるつながりが欠かせない。

トラウマ体験は，人の人生を分断し，その人自身を連続性のないバラバラなものに打ち砕く。トラウマを受けた人は孤立し，人々はトラウマをかかえた人を非難する。そして，トラウマティックな社会は，排除によって人々をさらに分断させる。TIC によって「何が起きているのか」を理解する視点は，分断した自分自身を取り戻すうえで欠かせないものであり，分断された他者とつながる一歩になる。そして，社会全体で「何が起きているのか」を考えていくことで，社会の歪みや異常に気づき，変化に向けて取り組むべき方向性が共有しやすくなる。

面接室や治療関係がいくら安全でも，クライエントが生きる現実社会が安全でなければトラウマは繰り返される。社会を安全で健康なものにするという視点を持たない限り，個人の回復はありえない。大きな課題だが，臨床家自身の視点を変えることから始められるのではないか。

社会全体でトラウマの理解を深め，誰もが回復しやすい社会を作っていくこと。トラウマの〈再演〉から，トラウマからの〈再生〉へと向かうには，あらゆる人が自分の傷つきと責任に向き合うことが求められる。非難と排除と暴力にあふれた社会を，理解と包摂と対話に基づく社会に変えていくことで，トラウマによる分断を乗り越えられるのではないか。TIC は，その道を示す羅針盤になるものと感じている。

文　献

野坂祐子（2019）トラウマインフォームドケア—"問題行動"を捉えなおす援助の視点. 日本評論社.

Substance Abuse and Mental Health Services Administration（2014）SAMHSA's concept of trauma and guidance for a trauma-informed approach. HHS Publication No.（SMA）14-4884. Substance Abuse and Mental Health Services Administration.（大阪教育大学学校危機メンタルサポートセンター・兵庫県こころのケアセンター訳（2018）SAMHSA のトラウマ概念とトラウマインフォームドアプローチのための手引き.（http://www.j-hits.org/child/pdf/5samhsa.pdf［2022 年 2 月 1 日閲覧］）

悩みの多様性とその回復をめぐって

Kenji Kitanishi

北西　憲二*

I　はじめに

　筆者は入院森田療法に 10 年以上携わり，その後自由診療の外来森田療法を開始し（1996年），その専門クリニックを立ち上げた（1998年）。現在でも週 3 日ほど，面接と日記療法（手書きのノート，メールなど）を行っている。外来森田療法の経験は四半世紀で，入院治療を含めれば，およそ 40 年以上，森田療法家として精神療法を営んできた。また慈恵医大関係の森田療法家たちと共に，外来森田療法のセミナーを開講し（1998 年），ここでは講義とグループスーパービジョンを担当している。それ以外にも個人スーパービジョンもしており，この筆者の臨床経験とスーパービジョンの経験を「こころの臨床現場からの発信」として伝えることにする。

　森田療法というと，入院での絶対臥褥，そこでの行動的体験，治療者の不問など厳しい修行的な治療法を思い浮かべる専門家もいると思う。またその対象は，そのような治療に耐え得る抑制的で克己心の強いクライアントをイメージするかもしれない。

　筆者は，入院森田療法から外来森田療法に転換する試みの中で，その概念と介入技法を再点

＊森田療法研究所／北西クリニック
　〒 150-0031　渋谷区桜丘町 20-12　ル・カルティエ 202

検し（それは今でも続けているが），さまざまな対象に治療を試みてきた（北西，2012,2013）。スーパーバイジーの提示も，臨床現場で困った事例が多い。それを森田療法という枠組みで，どのように捉え直し（診立て），介入し，変化を引き起こすのか，を一緒に検討してきた。このことも筆者の経験を豊かにしてくれた。

　コロナ禍におけるメンタルヘルスの問題は喫緊の課題である。しかし筆者の印象としては，ここ数十年続いてきたメンタルヘルスの諸問題をより鮮明に浮かび上がらせたともいえる。

　本論では，1）病態の多様性と軽症化（恐怖と欲望の拡散），2）ネット社会（SNS など）の功罪，3）コミュニケーション神話，4）家族介入の必要性，5）高齢者の精神療法，6）治療的関係の工夫，などを取り上げる。

　筆者が現代人の多様な悩みに対して，一貫して注目するのは，適応不安である（高良，1976）。この用語は，高良がとらわれやすい人の性格傾向として提唱したもので，「自己の現在の状態をもって環境に順応し得ないという不安」と定義した。これは子どもから老年期まで通底する人間の悩み，課題である。クライアントの悩みを「生活世界」との関わりから理解し，柔軟な生き方を共に考えていく視点を提供する。また悩むこととは，よりよく生きたいという健康な生の力（生の欲望）を持つことである（森

田，1926／1953）。

多様化した現代のメンタルヘルスの問題を，筆者はできるだけシンプルに理解し，クライアントの援助を心がけている。恐怖は恐怖として，恐れる能力を身につけ，他方で健康な生の力や感性を磨き，それを表現できるように援助する。そしてその背後にある自己愛的，強迫的な「べき」思考に注目し，それをゆるめる介入を行う（北西，2012，2013，2021）。

II　病態の多様性と軽症化

一見すると軽症だがその状態は浮動的で，自他の境界線があいまいな思春期，青年期例をみることが多くなった。不安・抑うつ状態を呈し，そこに適応不安（高良，1976）を見て取ることができる。

現代社会の価値の多様化，豊かさ，そしてインターネットの発達が，欲望の多様化と不明確化をもたらした。それが悩み（恐怖）の多様化と軽症化，そして自己感覚のあいまいさを引き起こしたと考えられる。そしてクライアントは自分を見失い，確固たる自己（「理想の自己」）を求めている。これがとらわれを招き，「現実の自己」を受け入れがたくする。

行動に焦点を当てた介入は，クライアントの無力感を強めるだけということに次第に気づいた。それよりもクライアントの感情体験を明確化し，クライアントの感性，生きる力に焦点を当て，それをふくらまし，引き出す援助を行うようになった（北西，1995，2012，2013，2021）。

ここで留意するのは診断である。このような病態の根っこに神経症的傾向（自己愛的，強迫的傾向）を見出すことができる。一方，発達障害，軽症の内因性気分障害（多くは双極II型）のある一群も適応不安を訴え，治療を求めてくる（北西，2010）。特に発達障害と軽症な内因性気分障害は，ここ数十年のトピックの一つで，このようなクライアントは神経症的傾向がその病態にオーバーラップしていると理解できる。そこでは神経症的傾向をゆるめ，気分障害は気

分障害として，発達障害は発達障害として，その人に見合った生き方を一緒に考えることを心がけている。治療は難渋する場合も多々ある。

発達障害では，とらわれとこだわりの違いを念頭に面接を進めることにしている。とらわれでは，さまざまな心身の違和感，不安，抑うつを何とかしようと悪戦苦闘し，リアルな生活世界からむしろ遊離してしまう。そして現実感覚を容易に失う。感情体験をそのまま感じ，感性，生の力を磨くことがリアルな生活世界への着地点となる。

発達障害を情報伝達の問題と捉えると，クライアントは不確かな生活世界での適応不安，特に対人不安を持ちやすいと思われる。そしてこだわり，頑なに決めつける傾向は，クライアントがリアルな生活世界に着地点を求めているものと理解できる。発達障害では，このこだわりを一緒に見つけ，それを生活世界に結びつけて，伸ばしていく発想が必要と考えている。それと共に，生活世界での問題点に具体的に介入し，適応不安をその都度何とか乗り越えていけるように援助するようにしている。

III　ネット社会（SNSなど）の功罪
——言語の暴力性と身体感覚の重要性

インターネットのサイトには，さまざまなメンタルヘルスの情報が散乱しており，玉石混淆である。闇サイトのようなものが多数存在し，家族葛藤を持ち，思春期・青年期の不安定で孤立したクライアントがそこに引きつけられる。そこでのやり取りを通して傷つき，追いつめられることもまれではない。そこへの介入は苦慮するが，リアルな生活世界での経験の重視とそこでのネットワークの構築を心がけている。教師，学校のカウンセラー，ボランティア活動での年配者など，クライアントと年の離れた人たちと相談するように助言する。同年代の人たちとの交流は，しばしば危険で，クライアントに嫉妬，羨望，劣等感を引き起こす。

そのやり取りは，過剰な言語体験であり，あ

る種の暴力性を持つ。身体的，現実的感覚を通さない言語は，不安定な感情体験を引き出し，過激さを増す。そして生活空間でのリアルな関係，活動を見失いやすいクライアントにとって危険な状態に陥る。そのことはネット関連の事件に思春期，青年期の人たちが巻き込まれてしまうことからも容易に想像できる。

一方で，ネットの社会でのやり取りは，時空間を超えて他者とつながり，その人の可能性を引き出すこともある。ある母親が，不登校に落ち込んだ思春期前期の男の子のことで相談に訪れた。そのクライアントは，その後治療に訪れるようになったが，その回復は，インターネットの利用なくしては考えられなかった。彼は，引きこもっていた時にネットサーフィンをしていたが，音楽サイトを見つけ，そこに出入りするようになった。メンバーは，30 代以上の人たちが多かったようだが，そこに彼の作詞，作曲などを投稿した。筆者は，そのチャレンジを積極的に支持し，その音楽に興味を持ち，その感想を伝えていった。次第に最年少の彼はメンバーとして受け入れられ，リアルな世界での少人数の集まりに出かけるようになった。そしてその頃から高校に通うようになり，この音楽活動が，思春期を乗り切る支えとなった。

筆者は，五感を使った小さな活動をクライアントと一緒に見つけ，それを引き出し，照り返すことを治療で重視するようになった。絵を描く，音楽活動（楽器，歌う），写真を撮る，料理をする，散歩，筋トレなどの運動，瞑想，体のケアなどである。それらは見つけようとすれば見つかるもので，そこで感じたことを話してもらい，筆者も追体験し，それを照り返す。そのような試みは，筆者にとって real person（北西・他，2007）として自らの感性を磨き，今までと違った世界を，クライアントの経験を通して学び，筆者自身が成長するという感覚をもたらす。「感じ」を共有する作業である。

このことが，治療関係を安定させ，筆者も力が抜けた精神療法が少しずつできるようになった。

Ⅳ　コミュニケーション神話をめぐって

この四半世紀に人口に膾炙するようになったのは，コミュニケーションの重要性とマルチタスクの必要性，そして成果主義である。

このような社会状況が，いわゆる発達障害あるいはその周辺領域，対人関係の苦手な人たちの適応不安を増大させたことは確かだろう。これが発達障害者の適応障害を引き起こし，発達障害への関心を呼んだものと思われる。

それとは別に人間関係，すなわちコミュニケーション神話に縛られたクライアントをどのようにして，そこから抜け出させる援助をするのか，が筆者の治療的な課題となった。筆者は，自分を抑えて，人に合わせて，そのために行き詰まった良い子の病理にしばしば臨床場面で出会う。そこでの介入の原則が，「人より作業，活動」「コミュニケーションは棚上げ」「自分の感じを磨く」である。そしてクライアントの健康さを見出し，それを照り返し，その努力の方向が残念ながら違うと指摘した上で，生活世界での活動を一緒に検討する（北西，2012，2021）。その活動は，五感を伴うものが望ましく，そして気ままに計画を立てないことがポイントとなる。学生では，さらに学業も重要な課題となる。学業を作業と捉えれば，その関わり方から，クライアントのあり方，完全主義的傾向が浮かび上がってくる。勉強の仕方について具体的に検討することもある。

活動に踏み出し，それを広げ，深めていく過程で，人とコミュニケーションを取ることが結果としてより安定した対人関係を築くことにつながる。そこで人との距離感をつかみやすくなり，自分の素直な感性，生きる力を感じ取り，それを表現しやすくなる。良い子から個性的な子への転換の促しである。

Ⅴ　家族介入の重要性

社会的サポート機能が失われつつある現在，家族のあり方が，さまざまな意味で重要な役割

を持つ。昨今では，家族がネガティブなもの，むしろ災いをもたらすもの，苦しみをもたらすものとして語られることが多い。毒親などの言葉は，その最たるものだろう。侵襲的で，支配的，暴力的な親たちが，子どもたちのメンタルヘルスに深刻な影響を与えることは，臨床家としては既知の事実だろう。その援助は，さまざまな資源とネットワークの再構築から始まり，長期的で根気のいる作業となる。

　また成人期・中年期の女性が，配偶者のDVあるいはそれに近い言葉の暴力などで傷つけられている経験を抱えて，相談に訪れる場合もある。そのクライアントは，慢性的な不安，抑うつ状態，そして適応不安で悩んでおり，多くは精神科の治療を受けている。しかしその背後にある夫婦関係，あるいはクライアントの孤立や傷つきにさほど注意が払われず，クライアントもそのことを訴えることも少ない。そのようなクライアントは，配偶者のみならず，原家族の葛藤を抱えており，いわば二重の拘束状態に陥っている。それがクライアントの適応不安を引き起こし，強めていく。

　初回面接で，およそのことは想像がつくが，筆者は，クライアントの今までの人生の苦労をねぎらい，そこでのクライアントの健康な力（生の力）を見て取る作業から始める。そこではしばしばクライアントの問題解決の試みが，問題をこじらせ，逆にクライアントを追いつめることが多い。それは夫婦間の問題解決に向けた話し合いであったりするが，その試みがクライアントをさらに傷つけることになる。クライアントは夫婦関係の中に閉じ込められ，自縄自縛となっている。それがクライアントの適応不安をさらに強めてしまう。悪循環である。まず治療はクライアントの努力の方向を変えることからスタートする。

　まずクライアントの慢性的な不安，抑うつ，そして適応不安をこのような状況では，当然のこととして，その妥当性を共感的に，積極的に承認する。一方で，クライアントの生活世界での活動に注目し，それに取り組むことを助言する。多くの場合，それがないがしろにされているからである。

　そして夫婦関係については，問題解決のための話し合いは止めること，配偶者との距離を取ること，日常の必要なことだけあっさり，短く伝える練習をすること，などと助言する。夫婦間の悪循環（とらわれ）への介入である（北西，2012）。クライアントを面接，日記などで支えながら，クライアントの健康な力（生の力）を照り返し，それを問題解決ではなく，自分を磨く方向に向けるように介入する。

　クライアントの成長を促すような治療的介入を続けていくと，自分を抑えて，受け身的に相手に合わせてしまう傾向から，次第に抜けていく。そこからクライアントの思いを率直に相手にぶつける，あるいは支配的な言動に対して距離を取る，きっぱりと拒絶することなどができるようになる。

　原家族の葛藤は，このような経験を通して，さまざまな形でクライアントの中で折り合いがついてくる。それは原家族との関係を断絶すること，距離をとり続けること，長い時間をかけて和解にいたること，などさまざまな形があり得る。いずれも原家族への葛藤，両義的な思いを抱えながら，生きていくことになる。その解決を目指さず，その思いはクライアントが成長することで小さくなっていけばよいと筆者は思っている。それぞれの回復，それぞれの生き方，それぞれの人生である。

　思春期，青年期に挫折するクライアントの多くは，家族葛藤を強く持つ。引きこもるクライアントは引きこもるだけでなく，激しく家族とぶつかる場合もある。そしてそのようなクライアントは適応不安を持つが，受動的でそのような不安を表現しないものもある。後者の治療はしばしば困難で，両親を支えながら，とりあえず安全な環境を提供し，両親としての人生を生き抜くことを治療の目標とする。

　前者では，クライアントは治療に訪れるが，

どのような症状を持っているにせよ，そこでの
適応不安を扱うことになる。クライアントは激
しい怒り，落ち込み，不安，理解されていない，
などと日記や面接で表現する。筆者は，それを
当然の感情反応と妥当性を承認し，それ自体は
健康的なものと照り返す。それと共に，さまざ
まな感情をそのままに持ちながら，その健康な
力を生活活動に向け，それに取り組んでいくよ
うに促していく。そのプロセスで，家族葛藤は
次第に影を潜め，クライアントの関心は，生活
世界への関わり方へと向かっていく。

　子どもの不登校，あるいはクラスでなじめな
い，落ち着かないなどの問題行動で両親が相談
に来る場合がある。他の精神科を受診し，
ADHD，自閉スペクトラム症などと疑われて
本人のアセスメントが行われ，薬物療法あるい
は入院などを勧められる場合もある。

　このような場合，筆者は，次の 2 点が臨床的
に肝心だと思っている。一つは児童期，思春期
の問題行動は，環境（家族，学校など）と本人
の性格特性の組み合わせとして表現される。環
境要因を考慮せず，本人の特性あるいは症状と
して診断する危険性を考慮する必要がある。

　次に，家族間でのとらわれが生じていないか
どうか，を吟味することである（玉井・他，
1991；北西，2012）。親が子どもの言動にとら
われると，相互の距離が縮まり，子どもがその
拘束感を逃れるために，暴力的になったり，引
きこもったりする。

　まず家族がよかれと思って行っている問題解
決が問題であるという視点からの介入を行う
（Ray & Schlanger, 2009；北西，2021）。親の
子どもに集中している注意をゆるめ（とらわれ
の打破），家族の本来の安全さを提供する方法
を探りながら，家族自身の健康的な生活への取
り組みを促していく。この介入をまず行わない
と問題行動の当事者の診断と回復は難しいと考
えている。

　子どものうつ状態，強迫状態，あるいは不登
校などの問題も，この介入でしばしば沈静化。

Ⅵ　高齢者の精神療法

　筆者はここ十数年ほど，特に老年期のクライ
アントを見ることが多くなった（北西，2020）。
　老年期の精神療法（認知症を除く）で気づい
たのは，老いの多様性と個別性である。今まで
の老いという概念とは異なり，時に生々しい悩
みを持ち，不安・抑うつ的となる。

　ある 70 代の男性は，配偶者を失った後での
女友達との親密さ，性的関係をめぐって悩み，
落ち込み，相談に訪れた。若い頃に対人不安で
悩んだ人だった。筆者は，その若さと健康さを
照り返し，女友達を得たことを賞賛し，青年期
のような生き直しと相手を思いやる心を育てる
ように伝えていった。

　社会的に成功し，悠々自適の生活を送ってい
た 70 代前半の男性の話である。彼は，友人の
死と体の不調をきっかけに今まで好きだったゴ
ルフを止め，ゴルフ道具を物置にしまい込み，
引きこもりがちとなった。そして意を決し，筆
者のもとを訪れた。今までの人生を，敬意をも
って聞きながら，悲しみは，しっかり悲しむこ
とと伝えた。その上で，クライアントに一つだ
けお願いをした。それは体の不調と付き合いな
がらゴルフの練習を始めることである。クライ
アントは再びゴルフの練習を始めた。それと共
にクライアントの回復が始まり，数回の面談で
終了した。老年期の精神療法でも，その生の力
を照り返し，その発揮を促すシンプルな体験処
方・行動処方が重要である。治療者，クライア
ント自身，家族，周囲のステレオタイプな「も
う年だから」（高齢者の「べき」思考）という
反応こそ老年期の豊かな生き方を妨げる最大の
要因である（北西，2020）。

Ⅶ　治療的関係の工夫

　治療的関係に苦慮することは，精神療法では
当然のことだろう。その苦慮なくして，むしろ
治療的展開も考えられない。

　治療に行き詰まることも多々ある。そこでは

筆者自身が「かくあるべし」とクライアントを決めつけて，型にはめようとして，不自由になっていないかどうか，を検討することから始める。まず筆者が力を抜き，クライアントの問題に沿った介入を再考し，行き詰まりについて，率直に話し合うようにしている。

筆者は real person として，クライアントの個性，感性，健康さ（生の力）を見出し，照り返す作業を心がけている。それが筆者自身の感性，生きる力を磨き，率直な自己開示と成長を促す。そのことにより，クライアントと治療者との相互交流が深まり，その関係が深まると共に，世界に向かって広がっていく（北西，2022）。そして筆者は，より自由に，クライアントの問題の直面化，逆説的な介入を行えるようになった。

治療関係における相互成長モデルである。それがクライアントの人生を切り開く力となると実感している。

Ⅷ　おわりに

現代人の悩みの理解と回復への援助について述べた。現代社会では，インターネットの普及や SNS などのコミュニケーションツールが発達し，そこで言語優位の空間が作られる。そこで人は，過剰に「かくあるべし」という思考（「べき」思考）に縛られる。

人間は言語を獲得して以来，内的あるいは環境としての自然との折り合い方を探究してきた。一つは，科学的な思考であり，自然を対象化し，解明しようとする試みである。これとは違った知のあり方がある。人間は，自然の一部にしか過ぎず，人間の万能的な考えを相対化する知のあり方で，自然的思考である。それは自然と共に生き，内的自然や身体の訴えに耳を傾け，生活世界でのクライアントの身体的な感性，生きる力を育てる視点を提供する。そして肥大化した言語の暴力性を削り取り，生活世界での感性，

生きる力と結びついた直接的な経験を重視する技法となる。この視点自体が，過剰な科学的な思考やインターネット時代の心性への警告となり，またそれらに縛られやすいクライアントへの逆説的介入の基となる（北西，2012，2021）。現在において，この視点から精神療法が必要だな，と考えている。

文　献

北西憲二（1995）自己愛的傾向の強い対人恐怖の治療—森田療法における感情の扱いをめぐって．精神科治療学，10（12）；1319-1327.

北西憲二（2010）慢性うつ病への外来森田療法Ⅰ—双極Ⅱ型障害．精神療法，36（2）；229-239.

北西憲二（2012）回復の人間学—森田療法による「生きること」の転換．白揚社.

北西憲二（2013）森田療法—外来森田療法の発展とその理論的枠組みをめぐって．精神療法，39（2）；191-200.

北西憲二（2020）高齢者の精神療法—その課題と方法．精神神経学雑誌，122（7）；521-527.

北西憲二（2021）不安の逆説を知る，回復を知る．精神医学，63（5）；757-765.

北西憲二（2022）自己愛的傾向を持つ赤面恐怖（社交恐怖）の精神療法—森田の治療技法と治療者患者関係の検討．精神療法，48（2）；241-250.

北西憲二・皆川邦直・三宅由子，他（2007）精神病理学と治療論の比較．森田療法と精神分析的精神療法，pp.19-38，誠信書房.

高良武久（1976）森田療法のすすめ—ノイローゼ克服法．白揚社.

森田正馬（1926／1953）神経衰弱と強迫観念の根治法．白揚社.

Ray WA & Schlanger K（2009）On thing leads to another. In：R Fisch, WA Ray & K Schlanger（eds.）Focused Problem Resolution. Zeig, Tucker & Theisen.（小森康永監訳（2011）「次から次へ」再来．解決が問題である—MRI ブリーフセラピー・センターセレクション．pp.19-35，金剛出版）

玉井光・濱田博文・武市昌士（1991）小児例における森田理論に基づく親指導．森田療法学会誌，2；9-14.

21 世紀の人格構造をめぐって

Sadanobu Ushijima

牛島　定信*

I　はじめに

　私が精神科医になったのは 1964 年である。つまり，20 世紀後半から 21 世紀の前半の臨床実態を直に診てきたことになる。加えて，当時，成人例は 20 世紀前半を成長してきたケースも多く，20 世紀前半の臨床経験を積んだ先輩もまたたくさんいた。それだけに，筆者は，三つの四半世紀（20 世紀前半，後半，21 世紀の前半）の精神医学的臨床の生き証人であるという自負がある。本小論ではその視点から話を進めたいと思う。

II　20 世紀後半の境界水準の人格をめぐって

　筆者の研修医時代の精神医学では内因性精神病と心因性疾患である神経症が峻別され，古典的な精神病理学（K Jaspers）に沿った病態の記載を求める臨床であった。しかし，20 世紀後半になって精神分析的ないしは力動的精神医学は新しく境界水準で機能する人格なるものを描き出した。事実，著者が病棟に出てはじめて受け持ったのが精神病とも神経症ともつかない「境界例」と判断されたケースであった。時代の先端を行く病態を基に臨床指導を受けることになったのである。

＊市ヶ谷ひもろぎクリニック
　〒162-0843　新宿区市谷田町 2-31-3　ASUKARA ビル 2F

　境界例の端緒は，神経症的症状を訴えて熱心に治療に通ってくるが治療関係が形成されると烈しい行動化や一過性の精神病状態に陥って治療関係を危うくする例があるとして A Stern（1938）が境界領域神経症（Borderline Neurosis）を提唱したことにあるとされるが，筆者が研修医になったときには神経症の仮面を被った統合失調症（偽神経症型統合失調症：P Hoch & P Polatin, 1949）という考えが一般化していた。筆者が教わった境界例臨床では統合失調症の精神療法を目指す治療姿勢，治療的に洞察を求める治療よりも心理社会的支援を中心にした治療的姿勢が求められる一方で，精神分析的な個人精神療法の可能性を探る研究的姿勢が色濃くみられていたことも確かである。

　まもなくすると，境界例をめぐって，EH Erikson（1958）が青年期の発達課題を同一性形成の過程の挫折としての同一性拡散症候群という臨床像を描き出し，それこそが境界例の本質ではないかとの見解も伝わってくるようになった。欧米では，境界例はただ単なる統合失調症の範疇のモノではなく，神経症よりの病態との見方が台頭してきたのである。一つの進歩とはいえるが，それは臨床現場のケースが示す非常に情緒不安定を中心とする錯綜した臨床病態を十分に説明するものではなかった。現場の臨床家が納得するには OF Kernberg の境界性パーソナリティ

構造（Borderline Personality Organization：1968）の概念提示を待たねばならなかったのである。ここで描かれた臨床像は自我脆弱性（低い不安耐性，衝動制御能力，昇華能力）と一次思考への偏位（半端ない退行），内的対象関係の病理（部分対象的関係）を特徴とするものである。忘れてならないのは，さらに境界構造より安定したパーソナリティ問題があるとして，H Kohut（1972）が自己愛性パーソナリティ障害なる概念を提示したことである。普段は控え目な社会的態度をとっているが，治療的関係ができると治療者を理想化してそれに載るかのように誇大自己をみせ，一過性の精神病症状を伴うこともあるというものであった。ただ，自己愛性という用語は，すでに W Reich（1933）が傲岸不遜な人格として男根的自己愛性格という人格像を描いて一般に受け入れられていたために，Kohut の自己愛性パーソナリティ障害の名称をそのまま受け入れることができずしばしば議論が続いたことも承知しておく必要があろう。つまるところ DSM-Ⅲ の分類では，情緒不安定で衝動性のつよいケースを境界性，Kohut 型を回避性パーソナリティ障害，傲岸不遜な Reich 型を自己愛性パーソナリティ障害とすることで決着がついたのであった。要するに，臨床精神医学は神経症水準の安定した人格とは区別して境界水準で機能する人格として境界性，自己愛性，回避性パーソナリティ障害として臨床的に描き出したのであった。

　ところが，ここで留意すべきことはスキゾイド性格を基盤にしたこれらの三つのパーソナリティ障害と紛らわしい病態があることである。一つは，アズイフタイプのスキゾイド性格（H Deutsch：能弁で見るからに社交的に見えるが密接な情緒的交わりを拒む性格傾向）を基にしたスキゾタイパル・パーソナリティ障害，回避性パーソナリティ障害と紛らわしいスキゾイドパーソナリティ障害がそれである。加えて妄想性パーソナリティ障害もまた自己愛傾向の強いスキゾイド性格者と考えなくてはならないだろう。

　そうなると，治療実践のなかから描き出された境界性，自己愛性，回避性パーソナリティ障害はどのような性格を基盤にしたものか。筆者は，臨床的に，森田正馬が描き出したヒポコンドリー基調を土台にした性格，対人場面に過敏（相手が自分をどう見るか，自分の言動が対象を不快にしたのではないか，やってしまったことを後になって反省する）で，その背後に高い自我理想（森田の「生の欲望」）をもった性格で，九州大学では筆者が研修医時代から森田神経質として教えられたものに辿り着いた。最近では森田療法家の間でも神経質性格と呼ばれることが多くなった。この性格傾向は，Erikison が同一性拡散症候群の臨床特徴として挙げた心性に通じるし，K Horney が性格神経症とした記載した臨床像，さらには最近では HSP（過度に過敏な人格）とか愛着障害と呼ばれる人格像に通じるものである。いわば，森田神経質（神経質性格）を基盤とした境界水準で機能する人格ということになってくるのである。

　この線上で，S Freud がヒステリー性格と呼んだものを基盤にした境界水準のパーソナリティ障害があることも忘れてはならない（演技性パーソナリティ障害）。

　そうなると，E Kretchmer の描いた精神病の病前性格としての循環気質（サイクロイド性格）の境界水準で機能する人格像もあるのではないかという考え方も生じてくるだろう。筆者は，スキゾイド，スキゾタイパルほどに多くはないがサイクロタイパル・パーソナリティ障害のケースが存在することを報告したことがある。また，依存性パーソナリティ障害の一部もその可能性があることを示唆した。

　以上をまとめると，境界水準で機能する人格は基底には古典的な性格論で描き出された性格があるということである。つまり，それぞれの性格を基盤にした神経症水準で機能する人格，境界水準で機能する人格，精神病水準で機能する人格があるということになるのである（OF Kernberg）。ただ，精神病水準で機能する人格

をめぐっては，現実検討能力を失った内因性の精神病状態をモデルにした概念であるだけで，その詳細については十分に論じられないままに終わっていることを忘れないでいた方がよい。

そしてまた，20 世紀後半の精神医学が新しく作り出した境界水準の人格概念に通じる病態の増加とともに精神病が軽症化し神経症が重症化したことも心に留めておく必要があろう。

Ⅲ　20 世紀後半の境界水準の人格の精神力動

この境界水準の人格も精神力動をめぐって，二つの立場からの理論化が進んだ。一つは EH Erikson の同一性拡散症候群，つまり青年期発達の挫折という考え方，もう一つは病態の端緒を幼児期の分離個体期におく考え方（E Jacobson）である。

当時の青年期ケース（男子の登校拒否・女子の思春期やせ症：1960，退却神経症・手首自傷症候群：1970，ひきこもり・境界性パーソナリティ障害：1980）の患者が描く対象関係（両親像）を辿ると，マイファミリー，ニューファミリー，シングルマザーという家庭内で父権が時とともに急速に失墜していくさまが顕著で，むしろ母子分離の問題が大きな役割を演じるケースをたくさんみることになった。そのなかで，幼児期の母子分離の課題を残しながらも，思春期の問題を重視し，青年期を第二の分離個体化期とする考え方が一般的になっていったように思う。ことに Erikson の同一性概念をもとに展開された P Blos の発達論は臨床家がよく引用したことは周知の通りである。ここで注目すべきは，この青年期論が古典的発達論では潜伏期後半とされた小学校高学年を「前青年期」と称され，青年期発達の入り口として同性同年配の重要性を説く青年期発達論だということである。さまざまな臨床的問題（摂食障害，不登校など同性同年配の関係を発展させることができない心的状況）を処理していくと決まって母子分離の問題にぶつかりそれを処理することが治療の目標とされたのである。筆者は，治療過程で患

者が支配的な母親との関係のなかで父親もまたしっかりと家庭を守っていることを発見し，父親を理想化するようになると同性同年配の集団への道が拓けるとして「前エディプス的父親」の概念を提示したが，それは『精神分析事典』（弘文堂）にも収録された。これもまた青年期を第二の分離個体化期とした Blos の青年期論と同じ線上の概念である。いわば，20 世紀後半の境界水準の人格の治療では，母子分離を図り同性同年配集団への道を拓くことが必須の過程となっていたということである。

Ⅳ　21 世紀の若者の人格構造はどうか

ところが，筆者は，21 世紀も時の経過とともに，その人格のありようが変貌を遂げてきているように思っている。高校で不適応を起こして社会生活もまともに送れない 20 歳前後の女子が知り合った男性と同居し始めるが，時の経過とともに毎日の生活のなかで生じる不安，緊張，葛藤をめぐって情緒不安定，自傷行為をみせる，あるいはそれがさらに解離症状などの状態にまで発展しているケースなどを相手に，そうした状態の安定を得るべく薬物精神療法的な対応によって落ち着いてくると，子ども時代の逆境体験（児童虐待）を顕わに想起するようになることが多くなった。複雑性外傷後ストレス障害の様相を呈するのである。20 世紀のケースと言えば，不適応を起こして複雑な母子関係へと退行する，あるいは死にたい気持ちに陥ってリストカットをしては母親を驚かせて家庭内騒乱の状況を招いて対象支配という状況を醸し出すことが多かった。現代のケースでも同じく死にたい気持ちになって自傷行為はするが，死にたい気持ちを和らげるためにするだけであって，母親を動揺させる道具として利用することはないのである。そのために，外からは見えない場所の自傷ということも少なくなくなった。

また男性例では，大学までは何とかついていくのだが自立的活動が必要な卒論をめぐって潰れたり，大学を卒業して就職できたまではよか

ったが社会人として働くようになった途端に潰れたりするケースが多いのである。社交またはコミュニケーション能力が低く大人の社会への適応ができないのである。登校して授業を受け試験を受けては合格するというコースをこなして大学生活までは何とか通過できるが，その間に体験しておかねばならない友だち関係を始めとしたさまざまな社会的体験の積み重ねがなく，いわば社交術を身につける機会がないままに過ぎたかのような印象を与える。これらのケースも，しばらく面談を続けていると，子どもの頃の父親の暴言暴力，母親の感情の暴発（彼らは母のヒステリーと呼ぶ）を前に気持ちが萎縮してしまっていた子どもの頃の自分が今なお生きているのが判ってくるのである。かつての回避性パーソナリティ障害では就活刺激で家庭内暴力に走り家庭内騒乱を起こしていたが，最近のケースではその家庭内暴力がなく，過去の委縮してしまった子どもの自分が蘇って怯える心理に陥るのである。20世紀ケースでは，親の期待に沿って然るべき社会人になりたいのにそうなれない後ろめたさがあったのだが，最近のケースはそうした自我理想の問題は浮き彫りにならなくなっている。

さらに筆者が注目していることは，外傷として子ども時代の同胞葛藤が絡んでいることである。ある20代の女性は妹がぐずって母親を占領するので陰で妹をイジメていたと想起し，その妹をいじめる子どもの自分が今なお残っていて何かの機会に出てきてどうしようもなくなる心理に陥り苦しくなると表現する。またあるケースは脳障害があって問題ばかりの姉が両親を占領するのでいつも怒っていたが，38歳の今（既婚）になっても，何かの拍子にその時の自分が蘇ってきて気持ちが混乱してしまうという。さらにある男性（20代）は，何時も姉が母親と烈しくやり合っていたので，僕と母親との関係がまったくできず，相手の機嫌を取るような性格になってしまったとも述べている。

V　21世紀の青年期発達と対象関係の様相

ここで注目したいのは，以上の病態変化の背後で重要な役割を演じているのは青年期発達の重大な変化とそのなかで青年たちが描く家族像の変化である。

まず挙げるべきは，新潟県教育委員会が提唱した中1ギャップ（2006）がある。小6まで担任教師の支援の下にあってできていたグループが中学生になるとまとまりをなくしてイジメが増加し不登校生徒が増える現象に対する学校側の取り組みである。事実，かつての子どもたちが自身で形成するギャング集団が見られなくなった。代わって出現したのが，地域のスポーツクラブ（野球，サッカーなど），その他の趣味の会，ボランティアの会などである。ここには中心に指導者の大人がいる。ギャング集団が醸し出していた子どもの世界の感覚が稀薄になったといえる。これはすでに小学低学年でもそうした異変が認められるという現場からの報告もある。担任の先生との関係はできるが横の友だち関係が稀薄になったというのである。例えば，クラスである生徒がみんなの行事（遠足，運動会その他）の話を先生としていても他の生徒が聞いている様子がなく，数分後には別の生徒が先生と同じ行事の話を始めるという光景で，生徒間で確かめ合うという様子がないのである。

要するに，すでに小学生から横の友だち関係，子どもでまとまる心性が21世紀になって急速に稀薄になっているのである。それに対応するかのように大人が子どもをまとめるような学童保育，地域のスポーツクラブ（大人指導の集団）が社会現象として一般化するようになったと言ってよいだろう。

それと関係して忘れてならないのが兄弟関係の形成もまた難しくなっていることである。私は，小6男子のプレイセラピーを始めると小3の妹がそのセラピーに興味を持って参加すると言い出してそれを受け入れたところ，小6の不登校が途端に解消したというケースをスーパー

ビジョンで経験した後，小さな研究会で同じ内容のケースレポートを数例ほど経験したことがある。かつては潜伏期後期とされた小学校高学年の発達を青年期の入り口として重要視しPBlosをして「前青年期」と呼ばせたギャング形成の影が薄くなり，すでに小学校低学年から友だち関係，さらには兄弟関係の形成が難しくなっているということである。

　一方で，家族構造の変化もまた見逃せない。20世紀の青年期ケースの描く家族像はマイファミリー，ニューファミリー，シングルマザーと表現されるようなかつてのつよい父親像が影を潜め，母親像の強大化が顕著となり，青年たちは母親の期待に根ざす高い自我理想という価値観を人格のなかに組み込み，その価値観（母子関係）からの解放を青年期の発達課題の一端にしていたわけであるが，世紀が変わると様相が一変したということである。暴力で威圧する父親に恨みを骨髄に入れる母親，あるは逆に勝手放題のモラハラ妻に支配されたフラリーマンの父親，さらには親の夫婦喧嘩に晒され続けるなど児童虐待的な家族が急増していることは臨床だけではなく，報道その他の一般的ニュースでもあきらかである（東京新聞2021.7.15.：30年連続最多更新の児童虐待）。最近では親ガチャというコトバが大流行している。児童虐待も一般化したと言えるだろう。ここには親の暴力に怯え委縮してしまっている子どもの姿しかみえてこない。親に組み敷かれた子どもの心性が成長した青年期，成人期になっても内面では生々しく生動しているのである。ここには，親子の世代間境界が形成されて外に向かって伸び伸びと大人の世界に向かって成長していく子どもの姿はない。

　言い換えると，21世紀になって境界水準の人格の中心的課題は，両親を二階に上げて兄弟（姉妹）で親批判をなすかたちで子どもの世界（世代間境界）を形成する過程に問題を残しているということであろう。つまり，親から子ども同士で自立し，隣近所のオジちゃんやオバちゃん，あるいはお兄ちゃんお姉ちゃんに話を聴いて，自分の家（両親）とは違ったモノの考え方あるいは解決の仕方（気持ちの整理，社会的対応）があることを知るという社会化と呼ばれる潜伏期前期（小学校低学年）の課題を克服できないでいるということである。20世紀後半にみられた母親の価値観から解放された後の同性同年配のギャング集団への参加が潜伏期前半の社会化の課題へと移動してきたということである。

　以上の発達的問題を基盤に精神医学的病態もまた大きく変化していることを述べておく必要があろうか。まず挙げられるのは社会的に不器用な人間がたくさん出てきた。社交術（コミュニケーション能力，身辺の問題処理能力）が極端に落ちたのである。内面の気持ちの整理能力もまた落ちた。さらに神経症症状（強迫，心気，転換，対人緊張など）が流動的で多様に出没する，感情の処理ないしは体験が未熟化し（感情暴発など），古典的な小説などで描かれた喜怒哀楽をめぐる細やかな表現が著しく乏しくなった。それだけに病態がすっきりせずにせいぜい気分の浮き沈み程度のはっきりしないものとなった。その結果，社会的不器用さをみて発達障害（自閉スペクトラム症など）と診断され，気分の浮き沈みをみて双極性障害と診断されることが急増する事態を招いているのである。

Ⅵ　精神療法のあり方

　紙幅も尽きたので精神療法についてはここでは大まかな記述にとどめる。

　まずは，自分は未熟な人間であり，大人の人格に成熟したいものだという抑圧された願望を自覚してもらうように仕向けることである。この方向の働きかけによって，実生活や治療のなかで生じる種々の心理的困難を明確にして，人格的未熟さの視点から話し合うことができる。メンタライゼーションの技法につながると考えている。

　次いで，世代間境界の不鮮明さのために，

種々の社会的場面でごく普通に体験されるはずの感情，喜怒哀楽が実感されないままになっていることに注目したい。そのため，悔しいね，やりきれないね，寂しいね，腹立つでしょうね，嬉しいねといった感情が起きてもおかしくない場面でそうした言葉で表現してあげるように心掛けている。自己を実感するよい場面になるし，自分を観察できる「自己」を形成させるのを支援することにもなる。あるいは，ママ友関係がガチャガチャしてきたと思ったら訳もなく不機嫌になった女性の話を聴いていると，自分が傷つけてしまったという想いが根底にあったことがわかったこともある。

第三は，大人とは何かを教えることである。コンビニでアルバイトしているときに顧客にクレームをつけられて落ち込んでいる26歳の大学生に，「不愉快な思いをさせてごめんなさいね。これから気をつけますね」で済ますことが大人のやり方よと教えてやると凄く安心したというエピソードがあった。

VII　おわりに

21世紀になって青年期の発達問題が，20世紀後半のギャング形成とその背後の母子分離の問題に代わって，潜伏期前期の社会化の課題をめぐる問題に移動し，親子間の世代間境界形成の問題が大きくなっていることを指摘した。

そして，若干の精神療法のありようを論じた。

文　献

牛島定信（2012）パーソナリティ障害とは何か．講談社現代新書．

牛島定信（2021）困った問題の解決より人格の成長を目指す．精神医学，63（5）；654-660．

牛島定信（2021）生まれ持った性格の成熟を目指す．精神科，38（1）；71-78．

※随筆風の文章なので上記の文献だけにした。

「成長」の終わりと「人格」の消滅

Shunsuke Takagi

高木　俊介*

I　はじめに

精神医療の世界にかかわって，そろそろ40年になる。最初の10年をいわゆる「単科」精神科病院。次の10年を大学病院で。そして，現在の訪問・在宅診療をはじめて20年になる。この20年は，クリニックで一般の外来診療にも従事してきたので，入院中心の精神科病院から外来診療と地域医療という，精神医療全体の変化の方向とはからずも一致した臨床をしてきたことになる。

最初に勤務した精神科病院は，病院の開放化をめざして当時としては先進的な実践を行っていた病院であり，同時に保健センター嘱託医として活発だった大阪府下の精神保健福祉行政にもかかわってきた。次の大学病院は，70床の精神科病床をもち，かつ外来・病棟ともに疾患の種類を問わず受け入れていた。同時に，デイケアや福祉施設を地域で先駆的に展開するクリニックに勤務してきた。そして，この20年はACT（包括的地域生活支援）という方法を展開する訪問クリニックと訪問看護を組み合わせた支援を行っている。臨床の経験としては，ほとんどの領域でそれぞれの時代の先端的な精神

医療の臨床に，少々自慢めく言い方を許してもらうなら，第一線としてかかわってきた。

そのような経験からは，この半世紀近くの間に精神医療の世界は大きく変わったようにも思えるし，何も変わらないでいるようにも見える。変わらないところについて，言いたいことはとても多いが，それは精神医療の現実的なシステム改革を主張するところで常日頃発言しているので，ここでは触れない。その変わらない医療システムの中にいても，日々の仕事で目の前にする患者さんたちの姿は，この半世紀近くの間に大きく変わったし，それに対座する精神科医（治療者，支援者）の仕事もいやおうなく変化した。

II　統合失調症の時代とその終わり

私が精神科医になった頃は，精神科医であれば統合失調症（当時は「精神分裂病」）こそ，一生かけて治療し研究しなければならないという雰囲気があった。事実，研修医たちは先輩の医師からそのように言われていた。その統合失調症とは，実は相も変わらず，クレペリン時代からの「徐々に進行して人格の荒廃に至る」進行性の重篤な疾患であった。もちろん理念的には，ブロイラーがスキゾフレニアという疾患単位を提唱するにあたって，クレペリンが唱えた「人格崩壊に至る病」は，実はそのかなりの部

＊たかぎクリニック
〒604-0981　京都市中京区御幸町通竹屋町上る毘沙門町
557-2　ACT-K ビル 3F

分が治癒する病気であるとされていた。しかし，現実には精神病院に長期入院となっていた統合失調症の患者たちは，（今も現実はそうなのであるが），社会復帰のかなわぬ重篤な疾病なのであり，だからこそ彼らを遇する病院環境は劣悪なまま放置されてきたのである。

おそらく，統合失調症の治療者たろうとする精神科医には，目の前の悲惨な環境に置かれている患者への同情と，なんとかしてそこから救出したいというある種のヒロイックな感情があった。そして，その患者の疎外と孤立に，自らの治療者としてのアイデンティティを重ねていたと思われる。当時，精神科医を志すというのは，現代医学の道を進もうとする若い医師にとっては，そこからの逸脱と感受されていたし，実際に周囲からは奇異な目でみられ，変人扱いされることであった（逆に自らを貴族と規定することもあったが，少し醒めてみれば単に反動形成であった）。多くの精神科医は，現代医学の明るさに対する不適応を自覚し，あるいは自分の生育史にかかわるやむにやまれぬさゆえに押し出されてきた場所であった。この精神科医の「暗い情熱」が，患者のおかれた疎外状況の暗さと共鳴していたといってよい。

このような状況にあって治療とは，患者の疎外の原因となっている病理をひたすら「観照」することであり，それは壮大な哲学的思索となり，もう一方で，患者を疎外する社会への告発となった。精神病理学，あるいは出版精神医学と揶揄もされるカウンター・カルチャ的な思想と，反精神医学，あるいはその日本版としての病院の開放化をかかげた精神医療改革運動という実践との両極である。私の周囲の治療者たちは，その両の極を一身に引き受けて呻吟していた。

そこに彗星のように出現したのが，中井久夫だった。中井は，両者をやすやすと統合するかのように，統合失調症の治療をごく普通の医療の現場に着地させたのである。1982年に中井の『精神科治療の覚書』（日本評論社）という

単行本が出たが，その1年後に私が研修医であった時，精神医療改革運動を牽引しながら現場では患者の人生と生活を取り戻すためのかかわりを続けていた一人の先輩は，私に「これは僕らが書かねばならなかった本だ」とまるで慚愧でもあるかのように呻いたことを印象深く覚えている。

中井の書くことは，自分たちが野戦病院のごとき現場で，やりたくともやれなかったことが，すべて明るい光のもとに，平易な言葉と当たり前の情感で書かれていた。それは精神医療の，闇からの開放であり，当たり前の医療という明るい場への解放であった。

Ⅲ　統合失調症からうつ病の時代へ

それと同時に，統合失調症が精神科医を惹きつける魅力を放っていた時代も終わった。理由はいくつも考えられるが，おそらく人口的に疾病人口が最も多かった団塊世代が，戦後から高度成長に至る時代の騒然とした中で発病する，治療者を魅了もした疾病表現のあの激しさがなくなったこと，成熟社会の中で人々の精神的困難のありようが変化することで疾病が多様化し，精神科治療の対象が変化したことが大きいであろう。

くわえて，90年代から次第に街中の精神科外来クリニックが増え始めた。外来クリニックの隆盛には，薬物療法の一般化という背景がある。今から考えると不思議なくらいではあるが，80年代の精神医療では薬物療法はまだ主役ではなかった。統合失調症で言えば，まだ薬物療法と精神療法についてはどちらが有効か，薬物療法をどの時点で終了するかという議論が盛んになされていた。それが一変したのは，第二世代抗精神病薬とSSRIの出現である。どちらもそれが効果があったからというよりは，それらの薬物の販売に伴う製薬企業の宣伝の力に負うところが大きい。実際には，抗精神病薬が第二世代に置き換わったことで統合失調症の予後が改善したこともないし，SSRIによってうつ病

が以前よりも寛解しやすくなったという証拠も
ない。

　ともあれ，精神科治療の中心が外来での薬物
療法となることで，精神科医の仕事は診断と薬
の選定にまで切り詰められていった。それとと
もに，精神病院の閉じられた世界から，外来ク
リニックを中心とした地域の日常生活の中に，
その重心が移行した。それは，社会からの疎外
と劣悪な環境への隔離の代償のようにして，医
師と患者の間に生じる親密で濃密な時間を可能
にしていた精神科病院の牧歌的世界から，社会
から脱落する患者を社会の中に留める代償とし
て，せわしない社会的時間にあわせて修復する
というあまりにも世俗的な世界に，精神科医も
患者も移すことだったと，今ふりかえって思う。
精神科治療が社会の明るみのもとに投げ出され
たのである。

　明るみに晒された臨床現場では，エビデンス
という医学界一般を席巻した方法論が精神科で
も表面に据えられた。しかし，その背後にある
のは，精神症状の計量化と薬物効果の数値化に
よってすべてを評価するという思想であった。
エビデンス重視という流れが医学一般において
も一面否定できない正当性をもっていたために，
その背後の計量化，数値化が精神医療に馴染む
ものかどうかの検討はないがしろにされたまま，
その流れによって背景にしりぞいていく統合失
調症に変わって，精神科臨床の表舞台に押し出
されてきたのが「うつ病」であった。

　統合失調症の時代にあっては，中年期の比較
的めずらしい，完全寛解が期待できるが病相期
には重篤であり自殺の危険も高い内因性精神病
とされた「うつ病」であったが，またたくまに
うつ病は若者の病気，「こころの風邪」と比喩
されるコモン・ディジーズとなった。計量化，
数値化された精神医学では，内因性と外因性の
区別は切り捨てられた。横断的な病状が重視さ
れながら，一方でうつ病である限り再発のリス
クが重視される。結果，再発の予防的コントロ
ールと薬物療法の継続こそが治療の要となる。

　このことがもたらしたのは，多くは反応性の
抑うつ状態である若者たちのその後の人生に対
して障害者アイデンティティを付与することで
あった。従来ならば「思春期危機」として抑う
つ状態を若い時に通過して，中年期以降にはじ
めて「内因性うつ病」と診断されたであろう若
者の，その後の人生で執着気質を身につけて，
そこそこの社会的地位を築くというライフコー
スの喪失である。

Ⅳ　発達障害という発見

　コモン・ディジーズとして精神医療の領域拡
大を支えてきたうつ病も，10 年 20 年と経つう
ちに，症状の慢性化，再発を繰り返す脆弱性，
社会生活への意気阻喪などの治療の困難性が無
視できないほどにあらわになる。その背景には
ますます社会復帰が困難となる雇用の流動化な
どの社会的背景や，安易に長期，大量に使われ
る向精神薬の有害作用が考えられるが，いまひ
とつ注目されたのが発達障害という概念の登場
である。2010 年以降，この傾向がますます明
らかになって現在に至るのである。

　これに 20 年先だって，子ども問題が注目さ
れると，小児精神医学に照明があたる。その対
象であった子どもらが成人となり，精神医学と
児童福祉の制度の谷間に落ちて問題が表面化し
はじめたこと，2005 年に発達障害支援法が施
行されて，発達障害という名称が人口に膾炙し
はじめたことが，多くの困難の背景に発達障害
を見ようとする傾向に拍車をかけているだろう
（世間を騒がせた青少年犯罪という問題もある）。

　発達障害という見方が臨床にもたらした影響
は大きいが，精神科臨床の変化を論じようとし
ている本稿で注目したいのは，それが「本来の
障害」であるということ，そしてその障害は各
種の「特性」の束として現れるということであ
る。精神保健法が精神保健福祉法とされ，精神
障害者が福祉の対象としての「障害者」となっ
たのが 1995 年，発達障害支援法の施行と同じ
2005 年，三障害を一体化する障害者自立支援

法によって精神「障害（disorder）」はようやく他の障害と同じ意味での障害（disability）という見方を得ることになる。

今や、寛解せずに慢性化していくうつ病、エネルギーレベルの高さなどからデイケアなどの処遇に次第に困難をきたす統合失調症の中から、発達障害の特性をもつ者が識別されてくる。それらの特性が、発達障害が表面的な疾病の背後にあるのであれば、本来性のもの、生得のものであり、変化しないものである。このような「発見」は、当初はさまざまな特性にあわせた治療者側のかかわりの変化を導くという好ましいものでありうるが、やがてはそのような特性をもつ者を通常の治療から排除する方向に、あるいは逆に発達障害として支援されてきた人に他の精神症状の特徴が出てくれば支援から排除する方向に変わるだろう。その兆候はすでに、医療と福祉の両面で、それぞれに現れつつある。

V　暗闇から明るみへ，抑圧から解離へ

私の見てきたこの半世紀近くの精神科の臨床は、薄暗がりの中で秘匿されながらひっそりと灯されていた場所から、現代医学としての公正と効率を誇りながら白昼のまぶしさのうちに方向を失っているようにみえる。もちろん、以前の暗闇に隠されてきた多くの悲惨は否定しようもない。しかし、まっとうに臨床しようとする意志さえあれば、長い時間をかけて治療関係を手探りし、患者の病苦に付きそうことができた。その中で臨床家が突きあたるところは「抑圧」であり、その手応えの頑強さの前に立ち竦むだけのこともあれば、そこから患者の人生の道行きに寄り添っていくことすらできた。

今や、精神障害の苦悩は、暗闇に抑圧されることなく、明るみの中に解離されて表出される。抑圧された苦悩は、さまざまな時間の中で物語としてメタフォリカルに形成されていたが、解離はそのように形成されることなく、生のままの欲望として治療の場に放り出される。解離されるものは、時間によって形成されたものではなく、どこまでも本来性で生得的、そして生物機能として要素的である。解離とは束をほどかれた「特性」であり、衝動の別名なのだ。

社会から完全に疎外されていた抑圧された物語は、解離して（解き「離」たれて）社会の明るみに漏れ出し、社会的価値と社会的時間に直に晒され評価される「特性」に変わられた。現代の臨床家が日々直面するのは、患者の評価によって序列化される屈辱と、他者からの承認を求める焦慮である。その対処として、社会の中にシステムとして治療と支援の標的段階が置かれる。それはたとえば、急性期治療期間をはじめとして治療に課せられるさまざまな時間的制約であり、重篤度で分けられ達成への時間を区切られる障害者施設の階梯的組織編成である。その中で言われる「障害の包摂」は、成績を達成したものだけが受け入れられる、一般社会と同じ「公平さ」を意味する。

こうして、精神医療は、その明るさの極みにあって、新しく平易に、システマティックな手つきによって再び疎外を生み出しつつある。その中で、精神科医、治療者、支援者そして当事者たちは、漠然とした不安と緊張とやり場のない正体もつかめぬフラストレーションを抱いて、「平坦な戦場」をさまよう。その帰結は、すでに先行する一般医療の中で爆発している、治療者に対する不満や攻撃ですらあるのかもしれない。

VI　変化の時代的・社会的背景

日本が精神病院大国であることは否定しようがない。この背景は戦後の復興から高度成長を支えた重化学工業への産業転換にある。石炭から石油へのエネルギー転換が、太平洋湾岸部への大量の人口移動を引き起こし、その結果崩壊した農村共同体に残された精神障害者と、都市部の急激な環境変化に刺激されて新たに発症した精神障害者の収容のために、国策として精神病院の大量の建立が急がれたのである。

戦争トラウマと戦後精神の荒々しさは、精神症状の激越と暴力の蔓延として精神障害者のイ

メージを決定づけていた。その「凶暴さ」の管理のために，抗精神病薬が登場するやいなや大量に使用され，その表出は抑えつけられた。

　同じその時代，奇跡と言われる高度成長を達成し，虚妄のバブル経済へと至る社会で，人々はそれまでの価値観を急速に脱ぎ捨てていった。それによって，新参者の集まりである都市にもかろうじて保たれていた親密な地域社会は崩壊し，そこが担っていた若者たちの教育は学校における管理的指導に任されるようになる。高度成長にかかった急ブレーキは，その価値観の中で生きてきた親世代を慣性力で突進させ続け，すでに成長の約束を失って停止している子世代との間に激しい衝突を引き起こす。誰もが物質的豊かさを享受できる生活インフラは，その子どもたちに実身体の引きこもりと精神の内閉を許容することができた。

　こうした変化を背景として，何が「非理性」であり「逸脱」であるかという基準が，統合失調症のような精神病から，抑うつと衝動，解離へと移行したのである。

　やがて，今世紀になってますます加速する中間的共同体の崩壊によって，親密な人間関係は同一世帯の中にまで切り詰められ，家族の葛藤は行き場を失って家庭内に煮詰められる。社会の問題であった暴力はいまや家庭内の問題となる。社会性を獲得するモデルは親子関係と夫婦関係にしか求められず，世代間の仕切りは失われ，社会と家族の間の防壁もあいまいになる。

　社会の成長の終焉は，個人の成長をも神話にする。「成長する人間」は理念型としての「人格」を形成していくが，その成長を失えば個人はそれぞれの発達段階に応じた「特性」の束にすぎないものとなってしまう。精神医学において人格障害という診断が下されることが激減したように，社会からもその構成員たちの「人格」という概念が消滅していくのだ。

　同時に「人格」に取って代わった「特性」は，社会的な評価としての「能力」で計られ，数値

化されていく。こうして発達障害こそが，社会への不適応，社会からの逸脱，コミュニケーションを阻む非理性として，教育の過程で，社会化の過程で絶えず見出される現代的精神障害という地位に押し出されてきた。

　これが今，私たちが立ち竦んでいる場所なのだ。

Ⅶ　新しい精神療法へ

　40年近くになる自分自身の臨床経験から，精神障害と社会のかかわりとその変遷について，その骨格を絞り出してみた。精神医療は，社会が異常として抽出してくるものに，そのレファレンスを与える作業という意味では，まったく社会の映し鏡である。だが，その抽出されて個々の精神科医の前に現れるのは，個々の実存的人間であり，それぞれの固有の苦悩に対座しなければならない。

　精神科医（あるいは広く治療者，対人支援者）もまた時代の子であり，その時代の価値観に染まりながら，その時代の変化とともに変わっていく。同じ精神科医という仕事をしていながら，世代が変わると，理解を阻む他者としか見えないことすら多い。だが，精神医療のもとに社会から押し出されてきた一人ひとりを，再び社会の方へ返すことが私たちの仕事であることは，どのような場合でも変わらない。その帰って行くべき社会をどのようなものと認識し，どのようにしてそこに返すかということがいま問われていることだ。

　私のその問いへの答えのうち精神療法にかかわるところは，「21世紀の力動的精神療法試論」として以前に提起している（高木，2019）。また，再び参入すべき社会のイメージは，通過儀礼とコミュニタスという時空を備えた新しい共同体となるであろうと論じてきた（高木，2021）。

　その精神療法の要諦は，見田宗介の未来社会学（見田，2018）を参照して，「多様性」「肯定性」「現在性」としてまとめたものである。どのように疎外を再生産しているものであろうと，現代社会が達成し，精神医療もそこに置かれて

いるこの明るさ，開放性は，それを生きる私た
ちにとって望ましく手にすべき幸福のかたちで
ある。その幸福にあずかれないで精神の不調を
抱えることになってしまった人たちは，過去の
トラウマ的出来事に束縛されて現在をとざされ，
自他からの評価によって絶えず否定されながら
他者からの承認を求めて焦慮し，悪や闇をひた
すら排除せんとする要請に従って，単一かつ単
調な価値観への適応を試みながら，解離し排除
した自己から復讐され挫折する。

　その治療が目指すのは，まず現在のこの場に
安心を治療者とともに創り出し味わえることで
ある。そして，評価の軸を能力を基盤にした特
性に求めるのではなく，他者の喜びと苦悩を自
らのものとして体験できる共感こそが自他とも
に肯定するにいたる道であることを経験するこ
と。解離された自己にも多様な居場所があるこ
と，それを知ることで自らの中にある多様さを
受容すること。その時には，解離されていた悪
や闇もまた自己内側に受容されるだろう。

　これらのことはすべて，グローバリゼーショ
ンによって短縮されて人を追い立て続ける時間，
計画され計量されてそこからの逸脱を許さない
現代社会の空間とは別の時空間の中でしかなさ
れ得ない。そのような豊かに変容した時空間を，
治療者とともに自分の内部から自分たちの環境
にいたる共同の領域に生成すること。それが私
たちの日々生きる現代社会の豊かさと明るさと
いう達成を，社会という時空間に支配されてつ
かみ損なうことなく，自然に享受することを可
能にするだろう。それはまた，現代社会に失わ
れた「成長」の苦悩と歓喜，「人格」の豊穣と
尊厳を私たちの内に取り戻すことでもある。

文　献

見田宗介（2018）現代社会はどこに向かうか―高
　原の見晴らしを切り開くこと．岩波書店．
高木俊介（2019）21世紀の力動精神療法試論．精
　神療法，45（4）；39-45．
高木俊介（2021）青春の終焉，少年の受難．そだ
　ちの科学，36；70-73．

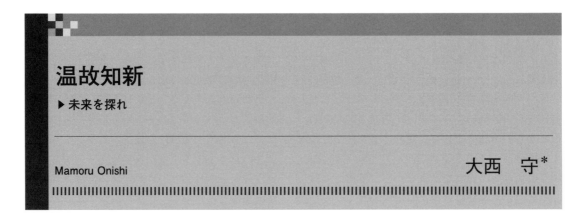

温故知新

▶ 未来を探れ

Mamoru Onishi

大西 守*

本誌の読者は心理学・もしくは若い精神医学・精神保健関係者が多いと推察している。そこで，筆者自身が精神科医としての体験を踏まえ，改めて「こころ」の未来に触れてみたい。

I 精神医学の歴史から

精神科医の僻目かもしれないが，同じ障害者である身体障害者・知的障害者と比較して，精神障害者は偏見や差別を受けやすいように思われてならない。精神科医も，メンタルヘルスが叫ばれるようになった最近までは，専門家というよりは変わり者扱いされていた。その背景として，精神医学・精神保健の歴史が浅く，いまだ解決できない部分が多いからであろう（代表的な統合失調症の究明は20世紀中には果たされなかった）。

近代精神医学の父と称せられるフランス人医師ピネル（Pinel P）が，1793年に収容者を鎖から解放した話は有名である。それまでは，精神障害と思しき人たちは罪人として監獄に収容され，鎖に繋げられていたのである。したがって，今でもフランスの多くの精神病院の脇には，ピネルが鎖を片手に持ち挙げ，そこに触れ伏す患者の像を見ることができる。

筆者は昔，フランス政府給費留学生としてパ

リのサンタンヌ病院に留学した。フランスの代表的な精神病院の一つである。1651年に組織化が始まったこの病院に初めて訪れたときの印象は，延々と続く高い塀であった。「さすが由緒ある精神病院は，塀まで立派だ」と単純に考えた。後日，隣にサンテ刑務所という現役の刑務所があることを知ったが，特に何も思わなかった。さらに後日になってわかったことは，施設が作られた当初はすべて監獄であり，200年ぐらい前に，道を隔てて片方は精神病院に，もう片方は刑務所にしただけのことだったのだ。サンタンヌ病院の塀が立派なのは刑務所仕様として作られた名残なのである。今でも，精神障害と思しき人たちが罪人として監獄に収容されていたという歴史的経緯を聞くと，あの高い塀を思い起こさずにはいられない。

さて，ピネルが罪人ではなく患者として解放したのは画期的なことだったかもしれないが，具体的な治療法を準備していたわけではない。安静・静養，さらには回転いすに患者を縛りつけて水に漬けるというようなオウム真理教のようなショック療法がせいぜいであった。もちろん，治療効果は乏しいものだった。

そうした中，ある大きなヒントが見つかった。幻覚妄想状態が激しく，かつ，てんかんをもつ患者（もちろん抗てんかん薬がない時代で，けいれん発作も頻発していただろう）が，けいれ

＊公益社団法人 日本精神保健福祉連盟
〒108-0023 港区芝浦3丁目15番14号

ん発作を起こした後に回復した時に，幻覚妄想状態が軽減することに気がついたのである。理屈は明確ではないが，何かけいれん発作を惹起させることは治療に繋がるという発想である。

とはいえその時代，人工的にけいれん発作を誘発させることにその後も困難を極めた。それを解決したのが，イタリア人精神科医ツェルレティ（Cerletti U）らである。1900 年代のローマの食肉市場では大量の牛や豚が屠殺されていた。その屠殺方法は，電極を牛や豚の頭に当て，発作を起こして穏しくなったところを鋭利な刃物で頸動脈を切り失血死させていたのである。それを参考に，今の人権感覚では許されないことだが，ツェルレティらが今でいう統合失調症と思われる数人の患者の頭に電極を当て，人工的なけいれん発作を誘発させることに成功したのである。これが，電気けいれん療法の始まりで，1952 年にフランス人精神科医ドレー（Delay J）がクロルプロマジンを発見し精神科薬物療法が始まるまでは，唯一の積極的な精神医学的療法であった。

クロルプロマジンの発見により，当時のフランス語圏の精神医学論文を紐解くと，夢のようなものばかりである。「今度，クロルプロマジンという薬が開発されたことで，10 年後，20 年後には精神病院はがらがらになるだろう」といった類の内容である。ところが，その後ハロペリドールも開発されたにもかかわらず，今も入院患者はあまり減少していない。そのギャップはなぜか。

わかってきたことは，「クロルプロマジンやハロペリドールは確かに陽性症状に対する鎮静効果はあるが，陰性症状への効果が弱い」ことである。むしろ，「入院期間が長くなると社会性が低下するから，早く地域に戻すべきだ」という見解に至ったのである。そして，地域精神保健を重視したフランスでは 1960 年に「地区の政策」，米国では 1963 年に地域精神保健法（いわゆるケネディー法）が成立したのである。ところが，米国では州にもよるがかなり過激に

政策を推進したため，患者が病院から退院したものの地域に受け皿がなく，大量のホームレスを生み出してしまったのである。ここでわかったのは，すぐに患者を地域に戻すのではなく，病院と地域の間にリハビリテーションができる中間施設が必要だということであった。

長々と，精神医療・精神保健の歴史を辿ったが，今では当たり前と思われる考えや施策は，このように失敗を重ねながらの思考錯誤の上で成り立っているのである。これは，過去の問題ではなく，第二次世界大戦下に犯した多くの国の精神科医の過ちについても忘れてはならない。

II　T 保養院の体験から

さて，これからは筆者自身の一施設の体験からである。大学の精神科医局に入って，いわゆるバイト先になったのが医局の大先輩が経営する T 保養院だった。昔は，精神病院と呼ばず，保養院と冠していた精神科入院施設が多かったのではないか。40 年前の当時ですら珍しい木造建ての病舎で，窓にはむき出しの鉄格子，3, 40 名は収容できる畳張りの大部屋があり，保護室も木製であった。広いグランド（これも今では少なくなった）の隅に細長い倉庫があり，院内電話簿にはボーリング室と記載されており不思議に思った。ところが，実際に倉庫に行ってみると，雑然と荷物が積み上げられている床に，まさに 2 列の輝きを放つボーリングレーンが残っていたのだ。古参の職員に話を聞いてみると，昔は医師や職員がボーリングをやり，倒れたピンを拾って整列させるのを院内作業と称して患者にやらせていたというのだ。残念ながら，患者のリハビリテーション用ではなかったのである。

もう一つ驚いたのが，当直時の夜間の回診である。例の大部屋に行くと，饐えた異臭が漂うなか，畳の上に 7 〜 8 名の患者がお尻を出してうつ伏せになっている。マグロの競りのような印象である。脇には看護職員がクロルプロマジンやハロペリドールの入った注射器をトレイに

並べて待っており，当直医が片っ端からお尻に筋肉注射をしていくのだ。ほやほやの精神科医にとって強烈な印象である。首が後ろに極端に曲がっていた一種の蝋屈症状を呈していた精神分裂病（当時）の患者を診たのもその頃ではないだろうか。

また，先輩医師に従って，イソミタールの静脈注射をして電気けいれん療法も日常的にやっていた。木の箱に電極が二つ付いていて，その電極を食塩水に浸して患者の上額部に数秒当てるのである。多くはけいれん発作を起こすとともに，呼吸が停止する。その後，患者が息をスーと吐いて呼吸が再開するまでの時間を何と長く感じたことだったか。平気で（でもないが），恐ろしいことをしていたのだ。これはT保養院の特別な実情ではなく，一般的なことだった。

月日は流れた。T保養院の昔の悪口を述べる意図はなく，そうした当時の精神病院の実情を当たり前のように受け止めていた自分がいたのである。その後，精神医療に関する政治闘争が続き，いくつかの改革が叫ばれつつ精神病院は整備されてきた（遺憾ながら，今でも不祥事は散見されるが）。T保養院もT病院，H病院と名称変更し，近代的で清潔な病院になっている。もちろん，患者の人権にも十分に配慮されている。

実は，今でもこの病院とは縁があり，現在も週1回短時間勤務しており，病棟にも入ることにしている。昔馴染んでいた入院患者のほとんどが退院したか死去してしまっているが，数人の患者が残っている。中には，表情や動作では反応するが，一度も実声を聞いたこともない患者もいる。そうはいっても40年以上の付き合いである。お互いに，「やあ元気か，まだ生きていたのか」と挨拶しながら，昔のことを話題にすると，患者は実に細かいことまで覚えている。「先生はこんな車を運転して，こんな格好をして，こんなことをやっていました」と言われて，赤面することも少なくない。それは，何かホッとするひと時でもある。

Ⅲ　コロナ禍が精神障害当事者・家族に及ぼしたもの

新型コロナ感染症は依然として先行きが見えず，落ち着かない毎日が続いている。今回の感染症に関しては，三つ感染症に分けて考えることができる。第一の感染症とはまさに，疾病を意味する生物学的感染症である。そして第二の感染症が，未知の感染に対する不安や恐怖といった心理的感染症だろう。当初みられたマスク不足や，トイレットペーパーの品切れなどがその典型である。そして第三の感染症として考えられるのが，不安や恐怖心から生じる嫌悪・差別・偏見といった社会的感染症である。治療に当たった医療関係者・家族に対する一部の心無い対応は残念なことである。そして，ほとんど声を挙げることができない弱い立場にある障害者・家族にとっても深刻な影響をもたらしている。

また，自宅待機（STAY HOME）が長期化したことによって生じたいくつかのメンタルヘルスに関わる懸念事項が顕在化した。1）認知症の悪化，2）統合失調症の当事者が家族などから過度に干渉される（High EE），3）虐待やDVの増加，4）摂食障害当事者のコントロール不全，5）うつ病・双極性障害の不安定・増悪，6）自宅での飲酒量の増加，7）若者を中心としたゲーム依存の増加など，さまざまなことが挙げられる。もちろん，全国民が感じている先の見えない言いようのない不安は，今も続いている。ソーシャルディスタンスの順守は，「こころ」の孤立化を招いている。

統合失調症の当事者・家族について，もう少し詳しく考えたい。一番に感じられたのが，日中活動の場が奪われたことである。多くのデイケア施設，就労支援施設，地域生活支援センターなどが一時的に休みになったり，活動日数や活動時間の削減が実施された。自宅待機・テレワークが多くなり，生活リズムを維持することが難しく，活動量も減ってしまいがちであった。

したがって，就寝・起床時間をしっかり守る，決まった時間に食事をする，適度に散歩や陽を浴びるといった指導が求められる。また，家族も在宅勤務や休校になり顔を合わせることが多くなった。四六時中顔をつき合わせていると，些細なことでぶつかってしまう。そのため，別々の時間を意識して作り，家の中でも可能な範囲で物理的距離を取ることも重要である。

精神科外来受診の間隔が開いたりデイケアに通えないことで，相談に乗ってもらっている主治医やスタッフ，仲間と会う機会が少なくなり，身近に相談できる人との接触が減ってしまった。必要な相談が生じた際には，我慢せずに電話やメールでもよいので早めに連絡を取ることを勧めても，精神科の患者は極度に遠慮したり，感染を極度に恐れた当事者も少なくなかった。また，精神障害者の収入減や離職を余儀なくされているとの声も仄聞された。

IV　未来に向けて
——精神障害者の就労・雇用

精神障害者の雇用・就労に関して，たんに就労を目標とするだけではなく，地域・職場に定着することで，やりがい，生きがい，自信・自尊心を創出させることが大きな目標となる。もちろん，精神障害就労者が極端に分離・集合化されたり，逆に過剰に庇護される事態を防ぐ必要もある。

そうしたなか，精神障害者の働き方も変化してきた。在宅勤務によるリモート対応は，コロナ禍で急激に進んだ。在宅勤務を希望する精神障害者のニーズの高まりがある一方で，実際にどういう業務を与え管理するのか雇用者側のとまどいも多い。障害者職業センターや障害者就業・生活支援センターなどが就労当事者や職場関係者と連携する方法も，オンライン会議システムを活用するなど，感染症対策を講じた上で雇用を定着化させることが増えるだろう。

とはいえ，こうしたインターネット環境や操作スキルの乏しい障害者も多いという課題が残

されている。そもそも，インターネット環境になく，パソコンやスマートフォンをもっていない当事者が少なくないからだ。障害者にとって自立・就労だけが最終目標ではないと言われながら，まだまだ十分とは言い難い状況にある。より，社会復帰・社会参加のレベルは多種多様であるべきだという視点から当事者の自尊心を満たす必要がある。

社会的引きこもりをみると，オンライン化の促進で，社会とのつながりは一定レベル保たれやすくなった。これは，プラス面かもしれないが，物理的な外出など実際の社会との接触機会を減少させることになる。ひと昔前，不登校児（当初は登校拒否と呼ばれた）をいかに学校・学級に戻すかに関係者の力が注がれたが，無理に社会に引き戻すよりも，より当事者の生活の質に関心が高まったことを連想させる。

同じように，発達障害などでコミュニケーション能力が稚拙な当事者が，在宅勤務となって，自分のペースで活き活きと働けるようになった事例もある。コミュニケーション能力評価の新たな指標が求められているのである。一方で，対面式の対人関係構築を阻害している面も忘れてはならない。

筆者は最近，リモートリワーク・システムの開発にかかわっている。近年，労働者のメンタル不調者の急増に伴い，各企業ではその対応に苦慮している。とりわけ，うつ病や適応障害で休職した労働者の復職支援・フォローに関しては頭を痛めるところである。結果的に，すぐに再休職に至るもの，休職・復職を繰り返すもの，復職したものの十分な戦力になっていないもの（プレゼンティイズム）などさまざまである。

新型コロナウイルス感染症の拡大・遷延に伴い，その活動にも多くの影響が出ている。一度も顔を合わせたことのない在宅勤務でのメンタル不調労働者の面接一つをとっても，オンラインのみではもどかしさを感じるばかりである。リハビリ出勤を在宅で実施した場合，通勤訓練やウォーキングの実施を求めるにしても，新型

コロナウイルス感染や天候不順などの対策から，従来以上に職場側が負うリスクが増大している。

　そこで注目されるのが，リワーク施設に通所する従来型のリワークの代替えとしての，リモート・リワークの開発である。その背景には，1）リワーク実施施設は偏在しており，地方・分散事業場でのサービス提供に不公平，距離的・時間的な制約がある，2）復職支援サービスが多様化・複雑化し，人事労務担当者の業務負担が増加している，3）産業医（非精神科医・心療内科医）の専門性には限界があり，産業医の負担軽減が求められるからである。情報管理できるアクセスの確保，タブレット・スマホの活用，AI の対応能力の向上などがその前提となる。

　本来は，地方などリワーク実施施設が少ない地域に在住するメンタル不調労働者へのサービスを念頭にしてきたわけだが，在宅での活動が中心となるなかでのリワーク希望者の受け皿になりつつある。さらに，一般労働者だけではなく，精神障害を抱える労働者にとっても，最新テクノロジーを活用した持続可能な支援など，その可能性は大きく膨らんでいる。

　本文に関し，開示すべき利益相反はない。

コロナ禍と精神療法：対立をこえて

Fumi Kitamura　　　　　　　　　　　　　　　北村　婦美*

I　はじめに

　私がここしばらく臨床のかたわら関心をもって学んでいたのは，精神分析における「性差」の語りの変遷だった。

　Freud 時代から始まって，それがどう批判的に検討され，ジェンダーについての新しい認識に至ってきたのかを知りたかった。

　けれども，そういう個人的な関心をすべていったん放り出して，すぐに対応に当たらざるを得ない事態が発生した。新型コロナウイルス感染症である。

　本稿が読者の手に届く頃に世の中がどうなっているかはまったくわからないが，そういう時期の一つの記録として，まずはこのコロナ禍での臨床体験を書き留めておきたい。

II　コロナ禍での臨床
——精神科外来と精神療法オフィス

　私は，内科・外科等を併設する診療所の精神科外来で働きながら，個人開業オフィスで精神分析的精神療法を行っている精神科医である。

　他科を併設する診療所の医師としてまず考えたのは，高齢の患者さんや糖尿病・心肺疾患な

＊東洞院心理療法オフィス／太子道診療所
　〒604-8454　京都市中京区西ノ京小堀池町 18-1
　　　　　　　太子道診療所

どの合併症を抱えた患者さんも多い中で，感染が広がることの怖さだった。加えて精神科の患者さんがこのタイミングで再燃し専門病院への入院を必要とすることになれば，スムーズに引き受けてもらえるかどうかわからないとも思った。とにかく再燃を防ぐため各患者さんに薬が途切れなく届くようにして，電話再診が使えるようになってからは各患者さんにこのサービスについて告知し，希望する人には積極的に電話で診察をした。

　対面診察でのマスクが必須になってから特に困ったのは，聴覚障害のある患者さんとの意思疎通である。普段は唇の動きも読みながらこちらの話を理解して下さっていた方が，マスクに阻まれて読唇を使えなくなってしまった。喉頭がんなどの術後で発声の難しい患者さんが発声補助器具で話される内容をこちらが理解する時にも，マスクは同じように邪魔になった。急いでホワイトボードを診察室に常備し，毎回筆談も取り入れるようになったが，それはそれで難しさがあった。当たり前だが限られた内容しかやり取りできないし，これまで声を介した会話ができていたのに急にホワイトボードを持ち出されたという，そのこと自体への傷つきが察せられた人もいたからである。普段は視覚情報によって音声情報が補われていたことに，改めて気づかされた。

われわれは通常ケースカンファレンスなどで意味のやりとりだけを検討しているが，実際そこでは意識にのぼらない水準での，さまざまな情報交換がなされているのだろう。あるいはそれを「情報」という言葉に還元することすら，もしかしたら既に間違っているのかもしれない。

もう一つ気づかれたことは，医療従事者が「コロナ」を一大事と思っている場面で，患者さん自身は必ずしもそう思っていないことであった。先ほども述べたように，こちらは患者さんの年齢や合併症などを思い浮かべて感染が広がった場合の死亡リスクにおびえたり，万一再燃させてしまった時の手詰まり状況を想像して頭を抱えたりしているわけだが，患者さん自身の重要項目リストは，こちらのそれとは相当違っていたりした。

例えば医療従事者である私は，混み合った待合室での感染も怖かったため，通院間隔を延ばすことや電話再診をはさむことをしばしば提案したが，どんなに高齢でも，肺気腫ですでに穴だらけの肺を抱えていても，いつものように対面での診察をと強く希望した患者さんが相当な数おられた。定期的に医者の顔が見られなくなる方が不安だと，はっきり言われた方もあった。

私は精神療法を専門に学んでいたはずだが，顔を見合わせて共有される非物質的なものより，薬を出すという物質的なオペレーションに，いつの間にか診察の意義を矮小化していたのかもしれない。無事なときには気づかずに過ぎていたが，お互い診察というものに付与していた意味は違っていたのだ。

世の中が「コロナ」で大騒ぎになっていても，以前とまったく変わらない悩みを語って帰っていく患者さんもいた。迫害的な幻聴に悩む人や，特定の不安に長年悩まされている人もそうだった。阪神・淡路大震災のときにも感じたことだが，今世間が一番問題にしていることを，個人が同じような深刻さで悩むわけではないのだ。その患者さんにとってはいつもの悩みの方が大きすぎて，「コロナどころではない」という気持ちだったのかもしれない。

これもまた似た話であるが，コロナよりも孤独の方をより問題に感じる人も多かった。特に緊急事態宣言下では，一時閉鎖を選ぶデイケアやサロンも多かった。そうした場が再開してからも，健常者の家族にしばらくは行くなと言われて「自分にとってそれがどのくらい大切なことか，家族にはわかってもらえないんです！」と，叫ぶように訴えた方もあった。

またいわゆる「引きこもり」の患者さんの中には，みんなが外出自粛で家にこもっている間，「引きこもっているのは自分だけではない」と，かえって普段の疎外感が和らいだ人もいたと聞く。反対に，世間のギスギスした不寛容さをニュース報道などで肌身に感じ，「地域から排除されるのでは」という恐怖感が増した人もいた。

人と会うことや集まることが制限された暮らしの中では，月並みな言い方だが「つながり」「居場所」のありがたさを改めて痛感した。診療所の精神科訪問看護スタッフには，患者さんへの「観察」めいた関与ではなくさりげない「つながり」の維持を普段からお願いしているが，コロナ禍でも感染対策を施しつつ粛々と患者さん宅に通い続けたスタッフたちには心から頭が下がる。前述したようにサロンでの集まりもデイケアの場も，いつもは気づかなくても患者さんの支えとなっていた，ありがたい居場所であった。

精神分析的精神療法の治療者としては，「精神分析的」なるものにできるかどうかは未知数でも，とにかく面接を続けられる手段を確保しなければと思った。すでに感染者数がうなぎ登りだったため先にオンライン化の議論が進んでいたり，そもそも国土が広いためオンラインでのセラピーが既に普及したりしていた他国の例を参考に，精神療法やスーパービジョンをSkype や Zoom を使っての実施に切り替えるための段取りを急いだ。"Psychoanalysis Online"（Scharff, 2019）という本をあわてて取り寄せ，

実際的な注意点などを扱った論文にかぎって拾い読みした（この本はのちに邦訳されている）。

こうして何とか面接を継続できる選択肢を用意したものの，対面実施とは異なる難しさはやはり存在した。

「対面のときは，行き帰りの時間も考えをめぐらせていて，それがまた楽しみだったのだけれど……」と，オンライン・セッションの何回目かでつぶやいた人もいた。私たちのオフィスへ向かい，椅子に腰を下ろして話し，挨拶して別れ，帰路でまた何かを思う……という体験の「全体」が，私たちの提供していたものだったのだ。それがまるごと失われてしまった。

オンラインはまた「捨て置かれる」「放置される」という感覚も強く生じさせた。対面セッションならば，椅子から立ち上がってコートを着，振り返って挨拶をし，ドアを開けて退室し歩み去る……という主体的で段階的な別れ方になるけれど，オンラインでの別れは〈プツッ〉と通信が切れれば，それきり相手の存在が消える。コロナ禍で実生活でも人と会えない影響もあっただろうが，オンラインで語られたテーマには「孤独」ということが普段より多かったように思う。

また筆者は緊急事態宣言の間，オンライン実施に切り替えるか，面接自体を一定期間休みにするかを，患者さん自身に選んでもらった。自宅にネット環境さえ整っていればオンラインを選んでもらえるはずと安易に思い込んでいたが，実際には「休み」を選択される方もおられた。いくらネット環境が整っていても，精神療法面接をオンラインで行うには「場所」の問題が大きく立ちはだかるのだ。他の家族がいるプライバシーの守れない場所でのセッションは無理だし，またたとえ一人暮らしであっても，日常生活空間にもともと非日常だったセッションが侵入することへの違和感がある。なんとか一人になれる場所を求めて閑静な公園や駐車場の車内など時には屋外にまで出て下さった方もあり，心のことを扱うための安全な場の重要性を改め

て知らされた。

それからオンライン・セッションには，通信をつなぐための企業（たとえばZoomなど）がどうしても介入してくる。私とあなたのあいだに，不気味な第三者が入り込んでいるわけだ。可能な限り予防に努めても，通信トラブルや情報漏洩リスクなどの心配は常にある。今のところ私はオンライン・セッションを緊急避難的にやむを得ず使用することしか考えられないが，その理由としてはこの第三者の介入への懸念ということも大きい。

長いスパンで見た場合，対面とオンライン（あるいは一時休止）の終わりの見えない行き来も，また悩みの種だった。感染を防ぐためには，対面を避けることが最も確実である。クラスターを出さないように一丸となって必死に戦っている診療所の職員たちのためにも，自分自身が知らぬ間に感染源になることは絶対に避けたかった。けれども前述したように，対面をやめることは患者さんを「捨て置くこと」としてもしばしば体験された。それをいつ終わるともわからないやり方で何度も繰り返すことは，患者さんにとって繰り返し突き放される体験になるに違いなかった。私が本稿を執筆している2022年2月の時点では，状況次第で同じことがまだまだ繰り返されるような気がしている。

一度大きな波が去って対面セッションを再開する時にも，毎回それが患者さんにとって「孤独」の解消になるのか「感染リスク」の増大になるのか，単純には割り切れなかった。つまり対面で治療者が会うことが，必ずしも安心を与える「抱え」にならないジレンマが生じるのである。それはかえって「危険をもたらす鈍感で不注意な親」として体験されるかもしれなかった。しかも「孤独」を厭うか「感染リスク」を怖れるかは患者さんによって大きな幅があったため，時には対面再開のタイミングを人によってずらすことも必要だった。何がその時点で正しい選択か，その都度の手探りが続いた。

Ⅲ　対立をこえて

さてこうしていくつもの波を繰り返してきたコロナ禍であるが，本稿執筆中の現在第 6 波のピークを迎えている。患者さんを見ていても精神科スタッフを見ていても，いわゆる「コロナ疲れ」と言われるような，どんよりした無力感や疲労感を感じるようになった。

感染予防のためには致し方ないことだが，マスクは表情を見えなくする。言葉を交わすこと自体も感染を招くとされるため，挨拶をしたり感謝の言葉をかけたりする気持ちのやりとりも少なくなった。Skype や Zoom などのオンライン通信は急場をしのぐためにとても役立ってはくれたが，前述のように人と人が会うまでの準備段階というものがなく，予測できない形での急な切断という不意打ちをもたらし，しかも不気味な第三者を媒介として成り立っている。

すでに指摘されていることであるが，ソーシャル・ネットワーキング・サービス（SNS）の普及も急速に進んだ。お互いに短いやりとりだけで，背景の気持ちも含めた意図を伝えるのはとても難しい。時には発言の主が誰なのかも見えない形で，コントロール不能な量の誹謗中傷が，一人の人に投げつけられることもある。相手が表とはちがう裏の顔を持っていることも当たり前な SNS という構造は，いやでも参加する人たちの心に疑心暗鬼を高めていく。

こうした状況の中でコロナの波は，いつ終わるとも知れず繰り返しやってくる。先が読めない無構造さは，人の防衛システムをより原始的にする。Bion は『集団の経験』で，集団の中で個々人としての特徴が消され，自動的に発動する原始的心性が場を呑み込んでゆく状況を描いた。それは massive regression という言葉で表現されているが（Bion, 1961, p.141），何百，何千，何万という人びとが，同時に退行する恐ろしさが目に浮かぶ。まだ SNS のない時代を生きていた Bion は，こうも言っている。

もし匿名で発言できる手段をその集団が提供したなら，回避と否認が許されるうまいシステムへの準備が整ったことになる……（前掲書 p.50［引用者訳]）。

Bion の書いたものには，いつも戦争の影がある。『集団の経験』は，彼がかつて軍病院で行った共同研究をふまえたグループ治療をもとに書かれた。戦争のような非常事態が人間の集団をどのように豹変させるか，彼は自分が専門とする精神分析的な観察を通じて，少しでも正確に描写しておこうとしたのではないだろうか。

現在のコロナ禍は，もちろん戦争とは違う。けれどもそれは現在の社会的背景とともにはたらくとき，Bion が描写した状況とあまり違わないような massive regression を引き起こすかもしれない。その時起こってくる状況は，個々人が主体になれる状況ではなく，自動的に発動するシステムによって駆動されるだろうというのが，Bion の遺した知恵なのだった。

私は数年前『他者の影』（Benjamin, 1998）という本を翻訳したが，その著者である Benjamin には，mutual recognition（相互承認）という言葉がある。私たちはどうしても，他人を自分とは違う一個の主体として認めることが難しい。そこでは相手を従属させようとする，ぶつかり合いが生じてくる。どちらが勝つかは力によって決まり，互いに上に立とうとするシーソー・ゲームは，主客を逆転して永遠に続いてゆく。

そうした永遠の繰り返しから脱するには何が必要かを伝えるために，彼女はたとえば南アフリカの Nelson Mandela 氏のアパルトヘイトとの闘い方を思い起こしながら，主体としての相手を抹殺して「一人勝ちする」ことを目指すのでなく，「相手を自分と違う一個の人間として認めるとともに，自分も相手と同じような主体であることを示し続けること」，つまり「相手を承認するとともに，自分も承認を求めていく

こと」を提示している。そこで私と相手のあいだを取り持つものは，Third とか Lawfulness といった表現で示される，誰も恣意的にすることのできない第三の何かとして描かれる。

　さて私が彼女の本を翻訳しようと思い立ったのは，冒頭で述べたように精神分析の「性差」にまつわる語りの変遷に興味をもったためだった。そこには個人的に感じていた，次のような思いがあった。

　一つには精神分析を学ぶ者としての思いである。
　周知のように，精神分析は Freud の着想から出発している。Freud 理論はその後の精神分析のさまざまなアプローチの萌芽となった思索を含んでおり，何度も立ち戻って学ぶに値する豊かな土壌である。けれどもそこにはいわゆる男根一元論と呼ばれたような，男児を人間の基本形として描くスタイルが同時に存在していたために，「精神分析は（まるごと）女性蔑視的だ」という印象を与えてきたことは否めない。Freud 理論に男根一元論的な色彩を与えた要因は何だったのか，Freud 理論の中でも現代の多元的なジェンダー観へつながる要素があるとしたらそれはどの部分なのか。精神分析のもつ思想としての豊かさを，将来に向け時代に合ったものとして残してゆくには，そういった点についての冷静な検討こそ必要とされている。しかし残念ながら日本の精神分析コミュニティは，いまだそうした議論そのものが落ち着いて行える雰囲気とは言いがたい。
　実はこの問題に論理的に取り組んだ仕事は，海外の分析コミュニティにはすでに数多く存在している。さらに男女の二元論を探究することから出発して，それが個人の内的対象関係にどのような影響を与え，従来的な男性／女性という区分に収まらない多元的な内的世界を形作っているかを考察する，より広範なジェンダー論にも発展している。いまだ日本でそうした諸外国の取り組みが十分に紹介されていないせいで，

精神分析のイメージが更新されないまま留まっているとしたら，それは大変残念なことである。

　また一人の女性としては，次のような思いもあった。
　私のおおよそ一つ上の世代は，第2波フェミニズムの時代を生きていた。男女平等をめざして運動してきた人たちが犠牲をはらって勝ち取ったものの恩恵を，私の世代はまちがいなく受けている。そのことを思うと心から感謝したいし，その世代の方たちが払った犠牲や，その業績へのリスペクトを決して忘れてはならないと思う。
　けれども同時に，男性と女性を対立させ，男性をすべて女性の敵であるかのように論じる一部の言説には違和感も感じていた。
　アメリカの社会運動家 bell hooks（1984）は，次のように述べている。

　　アメリカの現代フェミニズム運動は，世界中で女性に対する搾取や抑圧に注意を喚起した。このことは，フェミニズムの闘いの非常に大きな業績だった。しかし，性差別主義的な不正を強調したい一心で，女性たちはもっぱら男性支配のイデオロギーや男性支配だけに焦点を絞ってしまった。不幸なことに，その結果としてフェミニズムは，性差別主義的な抑圧をなくすための社会的な闘い，すなわち男女関係の変化を意味する戦いというよりもむしろ，男女間の宣戦布告であるかのようにみなされてきた。……（中略）……
　　フェミニズム運動が，女性と男性を闘わせるためのものではなく，その闘いを終わらせるためのものであることを忘れてはいけない。

　彼女ははっきり，「男女の闘い」というとらえ方がもつ負の影響を指摘している。
　また Benjamin（1988）は，『愛の拘束』の冒頭で次のように書く。

従来の精神分析学の思想に挑戦するというのは，フェミニストたちの一部が信じているように，フロイト派の性的ステレオタイプや「偏向」は，社会的に構築されたものだと主張すれば済むということではない。同時に，男と違って女は「穏やかな生きものだ」と主張することで，フロイトの人間本性観に反論すれば良いという問題でもない。私は，ジェンダー対立というフェミニズム批評のやり方を採用しつつも，フェミニズムが批判している二元論を，時としてフェミニズム批評自身が強化することにもなっていると，はっきり認識している。あらゆる二元論は，その二つの関係を覆せば事足りる，つまり今まで過小評価されていたものを称揚し，今まで過大評価されていたものをおとしめればいい，という短絡思考をとかく生じさせる。転覆を起こせば良しとするこの傾向を回避するのは，たやすいことではない……。

……（中略）……

私たちがなさねばならないのは，どちらかの味方をすることではなく，二元的構造自体にずっと焦点を当て続けることである。

精神分析は，人間どうしの心の微細な関係性に注意を払い，それを記述してきた。そこではお互いが人間としてリスペクトされる関係や，残念ながらそうならない関係といったことも，細やかに観察されてきている。Benjamin (1998) はそうした観察から生まれた精神分析の知を用いて，二元的構造で生じている心理的メカニズムを描き出した。たとえば「主人と奴隷のパラドックス」という概念では，〈主人〉が〈奴隷〉を声なき存在におとしめながらも，前者が後者に依存している心理的布置を描写している（ここでは Benjamin の仕事について紙幅の関係で十分紹介できないが，詳しくは拙稿『他者の影』解説［前掲書邦訳版 pp.201-220］をご参照いただきたい）。

Benjamin は，フェミニズムの知と精神分析の知を，生産的な形で調和させようとした分析家の一人である。そうした論者たちは，Freud 精神分析から少し遅れて登場してきた対象関係論をよりどころとしている場合が多い。その源といってよい人物に Klein がいるが，彼女は人が他者を一人の全的存在として，情緒的実感をともなった形で認識できるようになるまでを，心の発達として描いた（部分対象と全体対象）。つまり人を人として遇することのできる心は，人間のすばらしい情緒的達成なのだ（Rustin & Rustin, 2017）。

性差やジェンダーといったことがらは，人間にとって大変根源的なことである。またそれは，人がお互いに非言語的に期待する役割を含むため，社会にとっても極めて根本的な問題である。

この現代社会では，従来的なジェンダー概念への問い直しが急速に進んでいる。けれども他方で，それがそれぞれの社会成員にとって，深い不安や怖れを呼び起こすのもまた当然のことだ。

私たち心の臨床家は，そういう社会を生きているいわゆる男性，女性，そして従来的な性別の枠組みを必ずしも居心地のよいものと感じられない人，そのいずれの人とも，一緒に心の仕事をしていく存在である。そこには，社会が旧態依然としてなかなか変化しないことに怒りや悲しみを感じている人や，また逆に急激な変化に不安や怖れを抱いている人など，それぞれの心模様を抱えた人たちがいる。それに浅く同調したり，あるいは裁く気持ちをもって外から変えようとしたりせず，他でもないその人の心模様をまずは理解しようとすることが，臨床家としての私たちの仕事である。精神分析的ジェンダー論を学ぶことは，そうした個々それぞれの人の話を聴くための，準備体操のようなものだと思う。

コロナ禍によって増強されたかに見える人々の対立の激しさは，個別的には非力に見える臨

床家たちの実践の意味をより際立たせた。精神療法は他でもない「その人」を継続的に見つめることによって，その人が主体として立ち上がるまでを見届ける営みとも言える。それは集団に呑まれているだけの人間と，一人の個人として立っている人間とは質的に違うのだということを，主張し続ける活動でもある。

　このような時代であるからこそわれわれは，他のどんな場所でも話題にされないことがらを話題にし，見えないものの価値をあえて大切にしてゆきたいと思う。

文　　献

Benjamin J（1988）The Bonds of Love : Psychoanalysis, feminism and the problem of domination. Pantheon Books.（寺沢みづほ訳（1996）愛の拘束. pp.15-16，青土社）

Benjamin J（1998）Shadow of the Other : Intersubjectivity and gender in psychoanalysis. Routledge.（北村婦美訳（2018）他者の影―ジェンダーの戦争はなぜ終わらないのか. みすず書房）

Bion WR（1961）Experiences in Groups ; And other papers［Reprinted 2010］. Routledge.（ハフシ・メッド監訳，黒崎優美・小畑千晴・田村早紀訳（2016）集団の経験―ビオンの精神分析的集団論. 金剛出版）

hooks b（1984）Feminist Theory : From margin to center. Routledge.（野﨑佐和・毛塚翠訳（2017）ベル・フックスの「フェミニズム理論」―周辺から中心へ. pp.59-60，あけび書房）

Rustin M & Rustin M（2017）Reading Klein. Routledge.（松木邦裕・武藤誠・北村婦美監訳（2021）リーディング・クライン. 金剛出版）

Scharff JS（2019）Psychoanalysis Online : Mental health, teletherapy, and training. Routledge.（妙木浩之監訳，サイコアナリシス・オンラインを読む会日本語版編訳（2021）サイコアナリシス・オンライン―遠隔治療のための知識とトレーニング. 岩崎学術出版社）

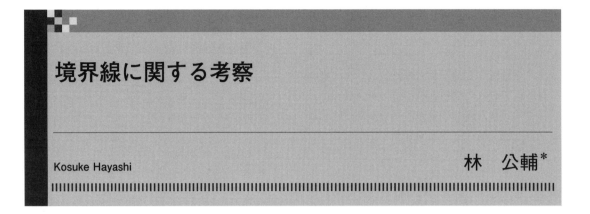

境界線に関する考察

Kosuke Hayashi

林　公輔*

I　はじめに：違和感

　私が非常勤で勤務する精神科病院には，摂食障害のための入院治療プログラムがある。入院環境を利用した生活リズムの改善と心理教育およびガイデッド・セルフヘルプの提供を目的とした「過食症短期入院プログラム」と，神経性やせ症（Anorexia Nervosa；以下 AN と略記）患者の身体面の回復を主な目的とした「AN 入院プログラム」である。

　2010 年からプログラムに関する多職種ミーティングを継続してきたが，最近違和感をおぼえることがあった。それは，プログラムへの不満をほとんど表出せず，スタッフとの衝突もないまま，当初の目標を達成して退院した AN 患者の報告が続いた時のことだった。精神科医として摂食障害治療に携わってきた私の経験では，AN 患者が入院した際には（全例ではないにせよ）プログラムに対する不満が聞かれ，多かれ少なかれ，それを基点として治療者と患者の間で衝突が生じた。彼ら／彼女らは拒食や過食嘔吐など症状化することによって感情を処理しているが，入院環境下ではその方法がうまくいかないために衝突が生じ，それが治療的な展開のきっかけになる。AN 入院プログラムとは，

＊学習院大学文学部心理学科
　〒171-8588　豊島区目白 1-5-1

患者が自分の内にある怒りや憎しみなどの感情を知り，他者（治療者）と情緒的に出会う（それが衝突という形式をとるにせよ）ための仕掛けでもあるのである。

　もちろん衝突が生じない場合もある。治療者がそれを恐れて患者のプログラムからの逸脱を黙認している場合や，患者が母親と頻繁に電話・面会することによってネガティブな感情を排出・処理してしまい，病棟内では「良い子」として振る舞うことが可能になってしまっている場合などである。しかし先の例は違った。だから私は自分が抱いた違和感をグループに伝え，本質的には AN ではない可能性や，ベースに発達障害がある可能性などについて検討したが，結局よくわからなかった。

II　精神科の境界線，精神疾患の輪郭

　上記のような違和感は「手応えのなさ」と言い換えることができるだろう。あの時私は，AN 患者が持っているはずの質感のようなものを感じられなかったことに戸惑ったのだと思う。診断基準に照らし合わせれば，たしかに AN だった。しかし，他の疾患と区別されるようなはっきりした輪郭，つまり AN「らしさ」のようなものが感じられなかったのである。

　しかし考えてみると，このような手応えのなさは，摂食障害以外の患者と出会った際にも感

じていることに気がついた。たとえば，統合失調症の幻覚妄想は以前に比べて軽症化しているように感じられるし，うつ病の概念は非常に広くあいまいになってしまったため，誰でもうつ病と診断されかねない。

精神疾患の輪郭があいまいになったことは，精神科と世の中との間にあった境界線が不鮮明になったことも無関係ではないだろう（林，2022）。ひと昔前であれば受診しなかったような人たちが，あまり躊躇することなく境界線をまたいで精神科を訪れるようになったし，そのなかには明確な診断のつけられないケースや，どうして受診したのかよくわからないケースも含まれている。彼らのニーズは以前に比べて多様で（精神科医からすると）あいまいで，これまで精神科が提供してきたものと患者が求めるものとの間にずれが生じているように感じられる。そのため，これまで通用していた診断基準や治療方法，治療構造が十分に機能しない可能性を考えなくてはならないだろう。私たち精神科医はこのような新しい状況に対処する方法を学んでいないため，「これまでとなにか違う」という違和感として，精神疾患のぼやけてしまった輪郭を知覚しているのではないだろうか。

境界線のあいまいさは，アメリカ精神医学会の診断基準 DSM-5 にも表れている。疾患ごとの違いを明確にするために作られたはずの診断基準に，差異を不明確にするスペクトラム概念が取り入れられたのである。精神疾患の輪郭の「あいまい化」という事態が診断基準の改訂に影響したと考えられるが，今後は反対に，DSM-5 を使用することによって，疾患がもっている（もっていた）「らしさ」や質感，輪郭をますます不明瞭なものにしてしまう可能性があるだろう。摂食障害においても非中核群が増加し，その辺縁はスペクトラム化しているため，私は先に述べたような「手応えのなさ」を感じたのではないだろうか。

診断基準にスペクトラム概念が導入された今，発達障害を主体の成立という視点から捉えようとする河合俊雄らの研究（河合，2010）に見られるような，新しい疾患理解が重要になってくると思われる。

Ⅲ　境界線の喪失，待てなくなった社会

このような精神科における状況は，世の中の変化と無縁ではないだろう。この点については以前検討したことがあるが（林，2022），ここでは別の視点から改めて考えてみたい。

私たちの生きる社会を表す際に，つなぎ目や境界線がなく連続していることを意味するシームレスやボーダレスといった言葉が用いられることがある。交通機関の発達に伴って移動は容易になり，インターネットを介せば物理的な距離を問題にせずつながりあえるようになった。このようなつながり方においては，これまで存在していた境界（たとえば海や山）はその機能を喪失し，断絶はもはや断絶ではない。買い物一つとってみても，ネットで注文すればすぐに自宅で受け取ることができるため，外出の必要はなくなり，誰かと直接接する機会も減った。教育分野でも通信制の学校が増え，自宅で学ぶという選択肢が可能になった。このような傾向は新型コロナウイルス感染症の拡大にともなって加速度を増し，リモートでの勤務や学習がこれまでにないスピードで導入された。

このように，インターネットが発展してさまざまなサービスを手軽に受けられるようになったことに伴い，待つことの少ない世の中になった。世の中における境界線の喪失は，待つという行為の成立を困難にしたといえるだろう。鷲田清一（2006）は「待たなくてよい社会になった。／待つことができない社会になった。／待ち遠しくて，待ちかまえ，待ち伏せて，待ちあぐねて，とうとう待ちぼうけ。（中略）だれもが密かに隠しもってきたはずの「待つ」という痛恨の想いも，じわりじわりと漂白されつつある」と述べ，そのため私たちは「ものを長い眼で見る余裕」を失い，「せっかち」になったと指摘する。さらには「意のままにならないもの，

どうしようもないもの，じっとしているしかないもの，そういうものへの感受性をわたしたちはいつか無くしたのだろうか。偶然を待つ，じぶんを超えたものにつきしたがうという心根をいつか喪ったのだろうか」と嘆く。

「待つ」という言葉はさまざまなシチュエーションで用いられるが，その本質は祈りにも似て，自分ではどうすることもできない，越えることのできない断絶（境界線，行き止まり）があることを知り，それを前に立ち尽くしたところに成立するものだと思う。それは「痛恨の想い」や断念の悲しみと無縁ではありえない。だからこそ「じぶんを超えたものにつきしたがうという心根」がそこに生じうるのである。

Ⅳ　精神療法と待つこと

精神科を訪れる患者は，症状がなくなることや軽減されることを求めている。そして精神科医は，患者の希望が叶うよう助言をしたり投薬したり，入院治療を提供したりする。治療の中心には常に患者の苦しみ（主訴）があり，それに対して直接的・直線的にアプローチすることがわれわれに求められているといえるだろう。回復までの時間は短いほうが望ましいし，苦痛を伴わなければなおよい。しかし，構造化された精神療法が必要なケースなど，そう簡単にいかない場合も少なくない。

効率やエビデンスを求める世の中のニーズにあわせて，精神療法のなかにも回数が決まっているものや主訴を中心に扱うものもあるが，私の専門であるユング派精神療法では，待つことや夢などのイメージを重視する。

前者に関連して河合隼雄（2011）は，臨床心理の仕事はクライエントが自分なりの物語を作るのを手助けすること，そのための場を提供することであるとしたうえで，「だけど僕らは，人が話すのをただ聴いていて，その人自身が何かを作るのを待っているだけです。自分では何も作らない」と述べている。同様に Jung（1968）は，次のように記述している。

明らかにされた葛藤は避けることができないし苦しい。"それで，それをどうするのですか？"とよく聞かれるが，私は何もしない。忍耐と不屈の精神に支えられた葛藤から，その人のために運命づけられた解決策が——私にはそれを予見することはできないが——現れるまで，神への確かな信頼をもって待つ以外にできることはない。そのあいだ，私は受動的であったり，活動していなかったりするのではない。私は葛藤のなかで無意識が生み出す全てのものを，その患者が理解できるよう手助けするのである。

ここでいう待つという行為は，治療者と患者の双方が，自分（自我）にとって都合の良い結果を待ち望むことではない。どのような解決策が現れるかを予見することはできず，いつ与えられるかも分からない地点で待つのである。「期待を棄てたところでこそほんとうの〈待つ〉がはじまる」とする鷲田（2006）は次のように指摘している。

何かの到来を待つといういとなみは，結局，待つ者が待つことそのことを放棄したところからしかはじまらない。待つことを放棄することがそれでも待つことにつながるのは，そこに未知の事態へのなんらかの開けがあるからである。

鷲田（2006）によれば，「開け」とは他者（「じぶんの理解を超えたもの」）を迎え入れることであると同時に，（待つことの主体であったはずの）私が他者に迎え入れられることでもある。そのためには，「〈私〉のイニシアティヴ」は放棄されねばならず，他者との「関係の自生的な力に，その展開をゆだね」なくてはならない。このようなプロセスは「発酵」に例えることができ，待つこととは「相手がおのずから発酵しはじめる，そのように関係の布置としての場が熟れるのを待つ」ことなのである。

河合隼雄は自らの仕事を称して、偶然を待つことだと表現しているが（河合・村上，1999），これも偶然の生じる場がおのずから開かれてくる（発酵してくる）のを待つことだといえよう。このような治療者の態度からは、積極的に介入するというようなイニシアティヴは消去されている。このことが、「僕が治したという感じはほとんどないんですね」という河合隼雄の実感（2011）に端的に表れているといえよう。

Jung のいう「解決策」とは、ここでいうところの「他者」であり、気がついた時にはすでに到来しているという性質を有しているものであるように思われる。たとえばそれは、「そういえば、前に比べてずいぶん楽になった」という患者の語りから理解することができる。「そういえば」という表現には、「気がつかないうちに」とか「いつの間にか」といったニュアンスが含まれており、そこにはある種の非連続が存在しているのである。解決とは、待ち構えているところに訪れるものではなく、通り過ぎた（解決された）後になって実感されるものなのではないだろうか。

V　精神療法の「非直接性」

先の引用で Jung は「私は葛藤のなかで無意識が生み出す全てのものを、その患者が理解できるよう手助けするのである」と述べているが、そのために彼が採用した方法が夢をはじめとしたイメージを治療の場で扱うことだった。

ユング派の精神療法では、Geigerich（2020）が「治療的態度の非直接性」（the indirectness of therapeutic attitude）とよぶように、主訴から夢へと注目の重心をうつしてゆくところがある。なぜなら、「クライエントにとって、それ（症状）は合理的思考によって解決が得られないもの」（カッコ内は筆者）であり、「心理療法家がクライエントに自由連想を求めたり、夢に注目することをすすめたりするのは、意識の表層による解決を放棄すること、答えを深層にもとめ」ることだからである（河合，2008）。

夢を見ることは待つことでもある。夢は見たい時に見られるようなものではないし、内容を選ぶこともできない。それは自我によるコントロールを離れたものであり、本質的に与えられるのをただ待つしかないものである。

そのため夢に注目するということは、自我以外のものにみずからをゆだねるという側面をもつ。河合俊雄（2013）は「ユング派の心理療法では、夢であれ、箱庭であれ、イメージの流れに自分をゆだねるという面が強いと思われる」としているが、精神療法には自我によるコントロール（「意識の表層による解決」）を諦めるための仕掛けが用意されており、それがユング派では夢に注目することであり、精神分析では自由連想することだといえよう。

自分以外の何かにみずからをゆだねるということは、精神療法の結果についても自分では選択できないことを意味している。当初の願望を手放し、予見できない何かを（待つことも忘れて）待つところに、ゆだねることが成立するのである。先に引用した、「期待を棄てたところでこそほんとうの〈待つ〉がはじまる」というのと同質のテーマがここにある。「未知の事態へのなんらかの開け」とは、閉じた地点（自我による解決の及ばない行き止まり）に生じるという矛盾を孕んだものなのである。

このような矛盾は村上春樹（1997）の小説『ねじまき鳥クロニクル』に見ることができる。たとえば、主人公がはっきりとした目的もないままに、「朝十時過ぎの電車で街に出て、高層ビルの広場のベンチに座り、前を行き交う人々の姿を何も考えずに一日眺める」ことを毎日繰り返した8日目に、「ナツメグ」と名乗る女性から声をかけられて話が展開する箇所や、井戸の底の暗闇のなかで生じた「壁抜け」に表れている。「壁抜け」は眠りのなかで生じており、河合隼雄との対談を収録した本（河合・村上，1999）にある「『壁抜け』は、意識下で起こる一種のワープ現象」という編集部の注釈からも、それが意識的な試みとは別次元の現象であることがわかる。

VI 治療構造という境界線

境界線は精神療法においても重要な働きをしている。ここでいう境界線とは，治療構造という言葉に置き換えることができるだろう。たとえばそれは面接の頻度や時間，料金設定などによって構成されているが，そのような枠組みによって，精神療法の場は非日常の空間として成立することが可能となる（河合，2013）。また構造が決まっているからこそ，患者が遅刻やキャンセルをした場合にそれを心の問題と関連づけて考え，話題にすることができるのであり，そのような作業を通して患者は自分自身の心に出会うことができるのである。先に紹介したAN 入院プログラムが構造化されているのもこのためである。

また，面接室の調度品や調光，それらが醸し出す雰囲気なども精神療法のプロセスに影響するため，境界線をまたいでその内側に入り，物理的にそこに「いる」ことに意味がある。私にとっては，分析家のオフィスへの行き帰りの道程も，物思いに耽ったり面接内容を消化したりするために必要な，いわば分析体験を構成する重要な一部だった。インターネットの発展は自宅で精神療法を受けることを可能にし，それは確かに便利なことではあるが，身体性（面接室に行く，入る，いる，など）や，日常と非日常（面接室）との間にあった「間」（たとえば行き帰りの道程）など，精神療法を構成していた重要な要素が失われてしまったともいえるだろう。

さらには，治療構造は万能感の断念とも結びついている。相田信男（2006）は「私の理解では，治療における構造を守る営為は，治療者にも患者にも，その人々がもつ万能感を自覚させ，断念の獲得に近づかせる。定められた時間，あるいは限りある関係で終わるという作業には，それゆえにいくつも取り残し，言い残し，未練が残る。でも終わること。ものごとにはいつも限りがあると認識し，実際その認識に沿って行動する。だから構造を護るというのは時間と空間に限りあることを知り，その中での限りを生きぬく人間観のことだと私は思う」と述べている。

万能感の断念とは，みずからの力の及ばぬことがあると知り，それを受け入れたところに成立するものであろう。そこには超えられない断絶・不連続がある。しかし，先にふれたように，現代社会はボーダレス化・スペクトラム化を一つの特徴としており，何かと何かの間にあるはずの区切りが不鮮明になった。そのため，未練を残したり「ものごとにはいつも限りがあると認識」したりする機会は少なくなってしまった。言い残したことがあれば電話や LINE で伝えることができるし，「やっぱり買いたい」と思えばネットで注文できるため，断念する必要がないのである。

VII おわりに：変わらないこと，精神療法再考

臨床現場でおぼえた違和感からはじめ，おもに境界線の不鮮明化を中心にここまで述べてきた。しかし，私たちの生きる世界に古くからある境界線をめぐる問題がなくなったわけではない。たとえばそれは 2022 年 2 月 24 日にはじまったロシアによるウクライナへの軍事侵攻という悲劇に現れているし，古今東西，隣地との境目は常に言い争いの火種になってきた。風が吹いたところで深海の潮流が大きく変化しないのと同じように，心の深層部分は社会の変化によって容易に影響を受けたりしないのだろう。

河合俊雄（2020）は「こころの古層」ということに触れて，「常にこころが変化をしているという意味では，こころについての既成の概念や理論はたちまち役に立たなくなる。しかし古層をもっている点では，こころの古層を反映している神話，儀式，芸術作品などの文化的遺産がこころを知り，支え，変容させていくうえで役に立つこともあるといえよう」と述べ，「困難な課題や問題に直面しているからこそ，心理療法で夢を扱うという，こころの古層に尋ねていくことが意味を持つのだと思われる」と主張する。

病を患った古代ギリシア人たちは，回復のた

めの夢を求めてアスクレピオス神殿を訪れた。浄土真宗の開祖である親鸞は，京都にある六角堂に籠って夢のお告げを得て妻帯することを決意した。聖書のなかの夢の記述や，鎌倉時代の僧侶明恵の『夢記』など，夢にまつわる話は枚挙にいとまがない。それに比べて現代社会で夢が話題になるのは，「夢にライオンが出てきたら〇〇を意味している」というような娯楽としての「夢占い」くらいのものである。

　私たちはいつから夢をたのまなくなったのだろう。夢のような「よく分からないもの」に身をゆだねることをしなくなったのだろう。

　Jungの自伝（1963）に次のような逸話がある。

　一人の弟子がラビのところに来て尋ねた。「昔には神の顔をさえ見た人たちがあったのに，今ではどうしてそんなことがないのでしょう」「それは，今では誰も前ほど深く身をかがめることをしないためだ」とラビは答えたという。／流れから水を得んとするものは，少しは身をかがめねばならない。

　ここでいう「身をかがめる」行為とは，主体的な行いであると同時に，頭を下げること，すなわち意識的な態度を低くしてイニシアティブを何者かに譲ることでもあると言えるだろう（林，2019）。そのようなところにこそ，解決につながる何かが「発酵」してくる。

　テクノロジーの発展は，確かに日々の生活を豊かにしてくれた。しかしそれと引き換えに，私たちは「こころの古層」を疎かにしていないだろうか。背伸びして，遠くばかりを見ようとしていないだろうか。時には身をかがめ，手元や足元に注意を向けることをしないと，私たち

の周囲からますます「手応え」が失われてしまいそうで，怖い。精神療法という，境界線を有する営みの継続は，己の限界を知り謙虚になること，すなわち「身をかがめる」行為であり，同時にそれは無限の可能性に開かれることでもあると私は考えている。

文　献

相田信男（2006）病院の中にグループがあるということ．実践・精神分析的精神療法—個人精神療法そして集団療法．金剛出版．

Geigerich W（2020）What Are the Factors That Heal? DASK OWL BOOKS.

林公輔（2019）「断念」をめぐる断片—回復プロセスにおける「かなしみ」について．学習院大学大学院臨床心理学研究，15；25-29．

林公輔（2022）分離とつながりに関する考察—主に集団精神療法の視点から．学習院大学大学院臨床心理学研究，17；27-33．

Jung CG（1963）Memories, Dreams, Reflections. Pantheon Books.（河合隼雄・藤縄昭・出井淑子訳（1973）ユング自伝2—思い出・夢・思想．みすず書房）

Jung CG（1968）Psychology and Alchemy. In : CW12. Princeton Universuty Press.

河合隼雄（2008）ユング心理学と仏教．岩波書店．

河合隼雄・村上春樹（1999）村上春樹，河合隼雄に会いにいく．新潮文庫．

河合俊雄編（2010）発達障害への心理療法的アプローチ．創元社．

河合俊雄（2013）ユング派心理療法．ミネルヴァ書房．

河合俊雄（2020）心理療法家がみた日本のこころ—いま，「こころの古層」を探る．ミネルヴァ書房．

村上春樹（1997）ねじまき鳥クロニクル．新潮文庫．

小川洋子・河合隼雄（2011）生きるとは，自分の物語をつくること．新潮社．

鷲田清一（2006）「待つ」ということ．角川選書．

「悩みがあったら相談に来てください」
——この呼びかけの弱点は何か

▶ 自殺対策に資するさまざまな研究アプローチの試み

Mayumi Oka

岡 檀*

I　「悩みがあったら相談に来てください」
　　——この呼びかけの弱点は何か

　日常生活のさまざまな場面で，誰しもこのフレーズを一度は目にしたり耳にしたりしたことがあるだろう。病院や役場に貼られたポスターに印刷され，学校では朝礼で校長先生が子どもたちに呼びかける。困っている人，傷ついている人たちに向けて，なんとか届いてほしいと発せられているこのメッセージには，実は一つの弱点がある。悩みが深刻であればあるほどその当事者は疲弊していて，相談へ向かう気力も体力も奪われているという状況に対し，この呼びかけが意味をなさない場合があるという弱点である。

　筆者が過去に行った調査では，うつ傾向の強い人ほど周囲に相談することに抵抗を感じており，最も支援を要する人が支援に到達できない可能性を示唆していた。その人が専門家や相談窓口にたどり着くことさえできれば手厚い支援を受けることも期待できるが，たどり着かない限りはゼロであるという極端な状況についてはどう考えればよいのか。

　結局のところ相談に来てもらうという行為は，ある意味その人を"アウェイ"に呼び出すことになるのだから，既に弱っている人にさらなる負担を

かけることになる。その人が"ホーム"にいながらにして，強い意思や意図がなくとも自然に問題を開示でき，大きなエネルギーを費やすことなくサポートに到達できるようになる——そのためには何が必要なのだろうかと長い間考え続けてきた。

II　Nudge の手法を取り入れた対策

　シカゴ大学経済学部のリチャード・セイラー教授は，人間行動科学をふまえた行動変容に関する研究を行い，2013年にノーベル経済学賞を受賞した。この研究に伴って Nudge（ナッジ）という概念が広く知られるようになったことをご存じの読者も多いであろう。Nudge とは「そっと後押しする」という意味の動詞であり，ひいては「より良い選択を自発的に取れるように手助けする」ことを表している。経済分野のみならず教育や医療福祉などさまざまな領域において，この概念をふまえた取り組みが行われるようになってきている。Nudge 事例の一つを以下に紹介したい。

　アフリカのある地域では多くの子どもたちが腸炎などの感染症であっけなく命を落としていた。劣悪な衛生環境が最大の原因であるのだが，しかしこの状況は，子どもたちが食事前に石鹸で手洗いすることにより大きく改善されることもわかっている。とはいうものの，先祖代々石鹸などというものを見たことも聞いたこともな

＊統計数理研究所　医療健康データ科学研究センター
　〒190-8562　東京都立川市緑町 10-3

いというコミュニティにおいて，石鹸手洗いの習慣化は容易なことではない。そこでNudgeの手法が導入されることとなり，子どもたちに自分専用の石鹸が一個ずつ与えられた。ただの石鹸ではない，小さなおもちゃが埋め込まれているのが透けて見える石鹸である。もうお気づきであろう。その石鹸でせっせと手を洗えば洗うほど，中のおもちゃを自分のものにできる日が近づくことに気づいた子どもたちは，言われるまでもなく率先して手洗いを励行するようになった――という好事例である。

この事例で注目すべきは，子どもたちの行動変容は，彼らの衛生に関する知識や健康管理意識とは一切関係がないという点にある。彼らの石鹸手洗いは啓発の成果ではない。教育や啓発の重要性は言うまでもないが効果が得られるまでに時間を要することが特徴であり，幼い子どもたちが対象となればなおのこと，長い時間がかかる。目の前で子どもたちが命を落としていく状況に対しそんな悠長なことはやっていられないのであり，まったく別の緊急措置が必要だった。それは，感染症の予防を当事者自身の意思や努力に委ねない，というアプローチだった。

本筋からそれたような挿話を筆者がここに入れたのは，問題を抱える人の援助希求行動についても，実は同様のアプローチが必要ではないかと常々考えていたからである。「悩みがあったら相談に来てください」という"アウェイ"からの呼びかけに対し，援助希求を行うか否かを既に弱りきっている人自身の判断や行動力に委ねていたのでは，重症度の高い人ほど取り残されるという本末転倒な事態が起こりかねない。こうした弱点を補完する別のアプローチを検討する上で，筆者は，住民の援助希求能力の高さが際立っている自殺希少地域（自殺発生が極めて少ない地域）の特性に着目し，足掛かりを得ようと考えた。

Ⅲ　自殺希少地域・海部町では住民の援助希求能力が高い

筆者は，日本有数の自殺希少地域・徳島県旧海部町（以下，海部町，図1・2）を対象に，コミュニティの特性が住民の思考や行動様式にあたえる影響について研究を続けている。全国3,318市区町村の30年間の自殺統計を参照し，人口規模や年齢分布の差異を標準化した標準化自殺死亡比を算出して比較したところ，極端に人口の少ない離島を除き，海部町が日本で最も自殺の少ない町であることが明らかとなった。

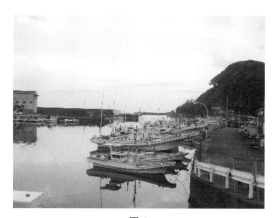

図1

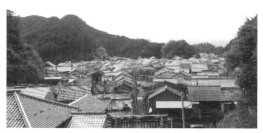

図2

海部町に自殺が少ない理由として，そもそもこの町に自殺危険因子が少ないという仮説が成り立つが，自殺の二大動機である健康問題と経済問題に関する客観的データを集めて周辺町村と比較したところ大きな差異はなく――経済問題に関しては海部町の状況の方がむしろ悪

く――すなわち，海部町だけが自殺危険因子から免れているわけではないということが確認された。そこで，この海部町を主たる対象に，同県内の自殺多発地域であるA町を比較対象に，参与観察やインタビューなどフィールド調査を軸とする質的研究によって仮説を構築し，さらに全国市区町村のパネルデータ解析や住民アンケート調査の分析などを軸とする量的研究によって検証を行い，自殺予防因子の探索を行った。

以下に述べるのは，自殺希少地域と自殺多発地域の住民 3,300 人を対象に実施したアンケート調査を分析した結果として抽出された，5つの自殺予防因子である。若干の事例を交えながら以下に説明を行う。

1．多様性の重視

海部町では，身内同士で強く結束し外に向かって閉鎖的な態度をとる，というようなことが見られない。排他的でないと同時に，意識的に多様性を維持しようとする言動がたびたび観察される。たとえばこの町に現存する江戸時代発祥の相互扶助組織「朋輩組」には，海部町のユニークな特性が根付いている。類似した組織はかつて全国に存在していたのであるが，それら組織のほとんどが地縁血縁を重んじる排他的な結束を固守していたのに対し，海部町の朋輩組は，よそ者，新参者，またこうした組織には珍しく女性の加入も拒まず，多様な人々の参加を歓迎してきた。メンバーの組織に対する貢献度は十人十色であり，また，加入しないという選択をとった住民であってもコミュニティにおいて何ら不利益をこうむらないという点も，他の類似組織とは大きく異なる特性である。

2．人物本位に他者を評価する

海部町の人たちにとって，その人の家柄や財力，職業上の地位や学歴などは評価尺度の一つではあっても，それがすべてではない。個々人が持つ人柄や問題解決能力についてもそれぞれ観察し，総合的に評価する。

たとえば町の人事である。教育長という任務は長年教育界で仕事を続けた年配者が任命されることが多いのであるが，これからの子どもの教育には企画力が重要と考えて検討を重ねた海部町は，商工会議所に勤務する 41 歳の，教育に携わった経験は皆無という人を抜擢した。今でこそ，公立中学校の校長を民間から公募するというような試みも見られるようになったが，海部町でのこうした人事は 50 年近く前から行われていたというのであるから，注目に値する。

長期に人を観察し総合的に評価するという海部町の特性を象徴するものとして，「一度目はこらえたれ（許してやれ）」という言葉がある。隣人に大きな迷惑をかけてしまった者，面目を失うような羽目に陥った者などに対し，周囲がかける言葉である。長い人生において一度や二度の不祥事があったからといって，その後の人生すべてに即座にレッテルを貼ってしまうことはしない，挽回のチャンスはあると伝え，再起を促している。たった一度の不祥事でも「孫子の代まで言われるのだから」と諭されるA町との大きな違いである。

3．有能感をもって事に対処する

有能感とは自己信頼感，自己肯定感とも言い換えることができる。周囲の人々や世の中の事柄に対し，何らかの影響を及ぼすことができると信じられる感覚である。この有能感をもっている人が，海部町には多い。海部町の町議会では新人であっても古参と同等に扱われ，初日から積極的な発言，議論への貢献を求められる。他の多くの議会において新人は先輩議員の背後に控え，一人前に発言させてもらえるようになるまでに長いプロセスを経ていくのとは対照的である。

アンケート調査も，海部町の有能感を裏づける結果を示した。「自分のような者に政府を動かす力はない」と感じている住民は，海部町では 26.3％であったのに対し，自殺多発地域A町では 51.2％と高く，大きなひらきがあった。

4．緊密すぎない，ゆるやかな人間関係

　周囲の町村に比べて，海部町では赤い羽根募金が集まりにくい。他の町では住民らが皆同じような金額を箱におさめ，おとなしく次の人へと募金箱を回覧してくれるのに対し，海部町では募金する人としない人が混じりあっているから，という単純な理由による。海部町の人々は，同調圧力を嫌う傾向がある。皆がするから自分もする，周囲と足並みをそろえるということに，重きを置いていないのである。この特性は，因子1で挙げた多様性の重視とも強く関係している。

　住民アンケートの結果，「隣人と日常的に生活面で協力している」と答えた人は海部町で16.5％，A町では44.4％と，A町の方がかなり緊密な人間関係を維持している様子が示されていた。海部町はといえば，立ち話程度，あいさつ程度の付き合いをしている人の比率が最も高い。コミュニケーションが切れてはいないものの，あっさりしたつながりを維持している様子がうかがえる。

　同じアンケートの結果を使って項目間の影響も見てみたところ，その人が住むコミュニティが緊密であるほど，援助を求めることに抵抗が強まるという関係が示された。よりゆるやかな関係が維持されているコミュニティの方が，弱音を吐くという行為が促されやすいということになる。

5．助けを求めることへの抵抗が小さい

　海部町には，「病，市<ruby>病<rt>やまい</rt></ruby>，<ruby>市<rt>いち</rt></ruby>に<ruby>出<rt>だ</rt></ruby>せ」ということわざがある。病とは文字通り病気という意味であると同時に，人生で遭遇するさまざまなトラブル，失態，心配ごとなどを指している。「やせ我慢して悩みを抱え込むのではなく，早めにオープンにして助けを求めよ」そういう教えであるという。

　こうした教えが浸透している結果であるのか，海部町は医療圏内で最もうつ受診率が高く，しかも軽症の段階で受診する人が多いという特徴がある。自分の不調を認め，早めに援助を求めている表れといえよう。

　うつに対するタブー視の度合いも関係してい

る。海部町では，様子がおかしいと思った隣人に対し，「あんた，うつになっとんと違うん。早よ病院へ行て，薬もらい」などという。対するA町ではどうか。うつを強くタブー視するA町では，海部町のこのエピソードを紹介するといつも小さなどよめきが起きる。うつ症状を示す住民に対し保健師が受診を勧めようものなら，「頭がおかしいやて噂になったら，子どもや孫にまで迷惑かかる」と強い拒否反応を示されるのが常であるという。若年層の意識は少しずつ変化しているものの，高齢者の拒否反応は依然として強い。

　この事例に接してつくづく思うのは，いくら行政側が「うつかなと思ったら早めに受診を」と繰り返し唱えても，その効果には限界があるという現実である。地域社会のうつへのタブー視が弱まり，受診したからといって自分も家族も白眼視されることはないという確信を持つことができて初めて，受療行動は促されるのであって，それが無いままにただ受診しなさいといい続けても，行動変容は望めない。

　これら自殺予防因子を俯瞰すると，5つの因子は有機的につながり効果を高め合っていることが推測できる。援助希求については因子2に挙げた人物本位の他者評価との関係が理解しやすい。一度や二度の不祥事があったからといって落伍者のレッテルを貼られることはない，挽回のチャンスは必ずあるというメッセージが浸透したコミュニティで育つ子どもと，そうでない子ども。悩みやトラブルを抱えた人が助けを求めようとする時に感じる羞恥心や抵抗感を緩和し，背中を押してくれるのは，前者のようなコミュニティであろう。

　海部町コミュニティが有する5つの自殺予防因子が抽出されたところで，次に向かったのは，これらの自殺予防因子を他地域にも普及させることは可能だろうかという問いである。この問いへの答えを考えるにあたっては，そもそも海部町住民はどのようにしてこうした思考や行動

パターンを身につけるに至ったのかを理解する必要がある。しかし当然のことながら，当人たちに尋ねたところで明確な答えが出てくるはずもなく，成長する過程で自然に刷り込まれ吸収されてきた行動パターンであることは明らかだった。彼らが現在有している特性は，過去にあったさまざまな事柄の影響によって形成されたものなのである。

　筆者が子どもコホートスタディ「未来を生き抜く力，見つけたい」（図3）への着手を決めたのは，こうしたいきさつがあったからであり，何よりも，大人になってからの行動変容は容易ではない——ということを常々痛感していたからであった。

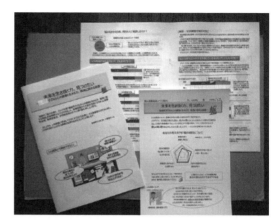

図3

Ⅳ　コホートスタディから見えてきた，健やかな成長を促すもの，阻むもの

　子どもコホートスタディを行うのは，徳島県内の2市町である。毎年，小学5年生になった児童全員とその保護者が調査のベースラインに参加し，以後隔年で調査を受けてもらう。児童生徒自身と，彼らをとりまく大人たちの思考や行動パターンをあぶり出し，それらを促す要因・阻む要因を見出すことを目的としており，併せてK6テストを用いてうつ傾向チェックも行う。毎年終了後に全体結果を冊子にまとめ，個人結果シートと共に全員へ返送している。地方の小規模な自治体であり子どもの数が少ないことが難であるが，全数調査である点が貴重である。2017年より開始してデータの蓄積も少しずつ進んできたので，その分析結果の一部を以下に紹介したい。

　子どもの成長過程で極めて重要な役割を担う思考パターンとして浮かび上がってきたのは，「統計的思考」である。統計的思考とは，物事の一部分だけを見るのではなく広い視野をもって全体像をとらえ，一つの考えに凝り固まらずにその時どきの状況に合わせて対応を変えられる思考パターンを意味し，日常語としては「柔軟な思考」という言葉に置き換えることもでき

る。統計的思考が十分に備わっていない子どもは，周囲からの評価を気にかけ，多数意見に同調する傾向がより強く，また，心の健康バランスを崩すリスクがより高まることが明らかとなった。教育現場では「中1ギャップ」問題への対処が重要課題の一つとなっているが，中学進学に伴う環境や人間関係の急な変化に適応できず，心の健康が損なわれ，不登校やひきこもりのリスクが高まるという「中1ギャップ」状態に対し，統計的思考は予防因子となっていた。また，コロナ感染拡大の2020年の前後で一貫して心の健康バランスが安定していた子どもの特徴は，統計的思考を有していることだった。

　子どもの健やかな成長における統計的思考の重要性が見えてきたところで，そうした思考パターンの会得を阻む要因を探るのも，このコホートスタディの目的の一つである。こちらに関しては時と場所を変えて調査をしても——ある年は高校生をも対象に単発の調査も行ったのであるが——，分析結果として示される最も影響の強い変数は常に変わらず，それは，「保守的な男女役割観を持つ大人」であった。男のくせにとか女だてらにといった古い男女役割観を口にしたり態度で示したりする大人が，周囲に多いと感じているかどうかを子どもに質問しているのであるが，多いと回答した子どもの方が統計的思考が十分に備わっていないという有意な

負の相関が示されていた。この調査では男女役割観を，思考の弾力性や多様性を示す象徴と解釈している。子どもが周囲の大人の硬直的な思考による言動を頻繁に見聞きしたり，そうした態度で大人から応じられたりということが繰り返されると，彼らの柔軟な思考が損なわれていく可能性があることを意味している。こうした結果はすべて，保護者をはじめ教育や福祉の関係者らにも伝えており，自らの言動の「くせ」が見直されるきっかけになればと願っている。

V 住環境と援助希求行動および自殺率との関係——「路地」の研究

　ここからは少し視点を変えて，住環境と援助希求行動および自殺率との関係を分析した結果について述べる。

　筆者は先行研究において全国市区町村の自殺統計に地形と気候14種類のデータを連結して分析を行い，自殺希少地域は海沿いの平坦な土地で気候が温暖な地域により多く，自殺多発地域は傾斜の強い険しい山間部で冬季には積雪する地域により多いことを明らかにした。本稿では，よりミクロな視点で住環境の特性を抽出し，分析した結果を紹介する。

　海部町の空間構造特性——いわゆる街並みの最大の特徴は「密集」である。海沿いの居住区では家屋が密接し，車は入れないが住民が徒歩で移動するための細い通路，すなわち路地が非常に多い。前述したとおり，海部町では隣人と立ち話をする機会が多いことがわかっているが，路地が多いという住環境と無関係ではないだろう。さらにそれらの路地には，ベンチ代わりとなる「みせ造り」という江戸時代から続く建築様式が点在し，その現存数は四国一である（図4）。

　買い物や墓参り，診療所への行き帰り，これらの動線上にあるベンチに通りすがりの住民数人が腰かけて世間話をする様子がよく見られる。私が初めてこの町に調査に入った翌日に路地を歩いていたところ，ベンチに腰かけていた住民たちから「いま，あんたのこと話しよったんじ

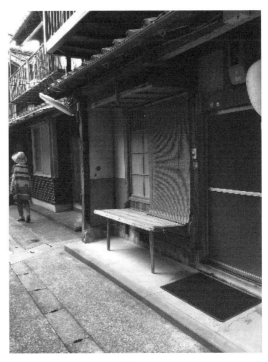

図4

ぇ」と声をかけられ驚かされたのであるが，ベンチは情報が集散する格好のハブとしても機能している。そして，筆者も世間話の輪に加わって住民らを観察しているうち，困りごとの小出しが習慣化していることに気づくようになった。当人たちは無自覚，無意識のようであるが，他愛ない会話を交わす中で自分自身の悩みや隣人の変調，気がかりな出来事などが頻繁に話題に上がっている。問題の早期開示と早期介入がうまく巡っていると感じた。

　路地とベンチは，前述したNudge（より良い選択を自発的に取れるように手助けすること）の仕掛けとして機能しているとは考えられないだろうか？　心身ともに弱っている人に対し「悩みがあったら相談に来てください」と“アウェイ”に呼び出す代わりに，“ホーム”という日常生活の空間で無意識の悩み相談を習慣化させることによって，問題の重症化を防ぐと同時に，悩み相談という行為そのものに慣れるという効果もついてくるのかもしれない。

そこで路地の多寡と地域の自殺率との関係を分析しようとしたのであるが，既存の地図データでは路地が網羅されておらずデータの数値化が整備されていないという事実に行き当たった。土木や都市工学の研究者や地図会社の協力を得ながら路地の存在を推定するアルゴリズムを構築するなど，やや遠回りの分析となったが，開発した指標「路地存在率」と三重県 69 旧市区町村の標準化自殺死亡比との間には有意な負の相関が示された。さらに 14 種類の地形や気候の変数を加えて多変量解析を実施したところ，路地存在率が標準化自殺死亡比に最も影響をあたえる変数として選択された。今後，データの精度を上げて分析を継続する必要があるが，コミュニティの中に路地が多いと住民間の観察や交流が促され，問題の早期開示と早期介入が進み，自殺への傾きが抑制されるという仮説と，矛盾しない結果を得ている。こうした空間構造特性の研究は，いわゆる住環境のみならず職場や学校などのレイアウトデザインにも応用できる可能性があると考えている。

VI 「自然実験」という研究アプローチの試み

筆者が近年取り組んでいるこの路地に関する研究は，「自然実験」というアプローチの一環である。自然実験とは，研究者が意図的に被験者を集めたり介入実験を行ったりするのではなく，実社会に自然に生じた現象の原因と結果を観察することで因果関係を考察する研究方法を指す。

筆者の研究テーマは，コミュニティの特性と住民の心身の健康との関係を明らかにすることであるが，そもそも町の特性は数世紀かけて形成されていくものであり，例えば海部町のベンチ「みせ造り」は江戸時代に端を発している。数百年の歴史において路地が多くベンチが点在していたコミュニティが，現在は自殺希少地域だという事実がある以上，その因果関係を考えないのは勿体ないことと思う。自殺予防に限ったことではないが，こうした社会問題への対策が奏功したかどうかを見届けるまでには長い年

月を要するのであるから，前述のアフリカの子どもたちを救った石鹸の事例のように，長期プランと並行しつつ別のアプローチもたゆまず検討してみるべきであろう。

11 年にわたり減り続けていた日本の自殺率が 2020 年に上昇に転じ，コロナ感染拡大による経済危機がその背景にあると指摘されている。戦後日本の自殺率は経済が悪化するたびに上昇し，経済が改善されると下降するという現象を繰り返してきた。しかし真に目指したいのは，たとえどれだけ経済が悪化しても自殺は増えないという社会である。そのためには，自殺危険因子だけではなく自殺予防因子についても複眼的に取り入れて検討する必要があると考え，対策に資する提言を行うために，今日もさまざまな研究アプローチを試みている。

文　献

岡檀（2013）生き心地の良い町—この自殺率の低さには理由（わけ）がある．講談社．

岡檀（2019a）社会疫学における環境特性の測定—「路地」の推定と検証．統計数理研究所 2019-2020 要覧．

岡檀（2019b）統計的思考が児童の自己肯定感に及ぼす影響—子どもコホートスタディに寄せる期待と一考察．科学教育研究，43（3）；280-282．

岡檀・藤田利治・山内慶太（2012）日本における「自殺希少地域」の地勢に関する考察—1973 年～2002 年の全国市区町村自殺統計より標準化死亡比を用いて．厚生の指標，59（4）；1-9．

岡檀・久保田貴文・椿広計，他（2014）日本の自殺率上昇期における地域格差に関する考察—1973 ～ 2002 年全国市区町村自殺統計を用いて．厚生の指標，61（8）；8-13．

岡檀・谷口亮・石川剛，他（2018）コミュニティの空間構造特性と住民の思考および行動様式の関係—「路地」推定ロジックの構築と検証の試み．都市計画報告集，17；355-359．

岡檀・山内慶太（2012）自殺希少地域のコミュニティ特性から抽出された「自殺予防因子」の検証—自殺希少地域および自殺多発地域における調査結果の比較から．日本社会精神医学会雑誌，21（2）；167-180．

僕の臨床
▶精神療法的でありたいと願う

Yasuo Tanaka

田中　康雄*

I　はじめに

　精神科医になって以来,「精神病理」と「精神療法」という言葉を冠して語るには,すでに,そこにある充足と不安を記した(田中,2018)が,今回も分不相応の重圧は否めない。

II　回顧

　僕はいわゆる「伝承的精神医療」のもとで学び育った。今ほど精神医学関連書はない時代で,まさに諸先輩の診察場面からの「まねぶ」で育った。

　伝承を補完するために西丸四方の著書に触れ,伝承に反駁するために中井久夫,神田橋條治,村瀬嘉代子などの論文を読み漁った。それは,常に羨望の気持ちで一杯であった。

　必須文献は,時を追うごとに増え,ヤスパース,サリヴァン,バリント,シュルテ,ウィニコット,ベッテルハイムにも手を伸ばした。哀しいのは,それが具体的にどのように僕の血となり肉となっているかが,実感できないことである。それでも笠原(1978)の小精神療法は,僕のどこかに住み着き,実際に面接中に自然に発せられていた。クリニックを開いてからはク

＊こころとそだちのクリニックむすびめ
〒065-0023　札幌市東区北二十三条東 16 丁目 4-1
　　　　　　元町メディカルビル 3 階

リニックでの小精神療法(笠原,2009)が役立っている。

　書物は,時に道しるべとなり,時に行為の言語化としての理論武装となった。僕は,こうした書籍からの出会いに師事し,出会う当事者と,そこから自然に派生した多職種の方との関わりを通して,迷い,悩み,刻を過ごしてきた。

　伝承に留まれなかったのは,僕の性分もあった。生来的に僕はどうも大局的な見方ができない人間のようである。森を見ようとしても,ちょっと色が異なった一葉に魅入ってしまう傾向がある。大多数の意見にある程度納得できても,どこか腑に落ちないというか,それでよいのだろうか,というモヤモヤした思いが常に残った。精神科医になってからも,その傾向は続いた。

　精神科を訪れる方は,日々の暮らし方や対人関係に躓き悩み,あるいは職場や家族,配偶者との折り合いに困り,疲れ,傷ついている。また家族や周辺の方も,同じような思いを抱えているはずである。これらの気持ちをなんとかしたい,と思い訪れるのである。僕はその気持ちの改善も大切だが,そうした思いへ至った過程と,普段の日々の生活の様子を,映像的に想像してしまう癖がある。これは,研修医時代から好んで行ってきた現場に足を運ぶという精神科のアウトリーチ経験のせいかもしれない。実際に訪れた職場で,家で,自室で,リビングで,

この方がどのようにそこで過ごし，佇んでいたかを経験したことで，話を聞く中で，家の間取りやその方の生活を想像してしまう。その中で，どのように心が行き詰まってきたか，その過程に僕の思いは向かう。時に，その過程が比較的長い期間の物語だったりもする。その来歴を知る中で，僕は，眼の前の方が，よくここまで生活をし続けてきたものだと思い知る。

　診察室では，今ある気持ちに僕が能動的に関わることも大切だが，まずこれまでの生活を当事者に能動的に語っていただくことも大切だと思っている。そのためには，相手が僕に対して能動的に語ってもよいという関係が作れていないといけない。その関係性作りに僕は心を込める。

Ⅲ　僕の精神療法的態度

　こんな私見を述べることができるのも，精神医学の自由度である。精神医療には唯一の正解はないと，僕が（勝手に）自覚しているからでもある。でもだからこそ僕は，今もこの仕事を嫌いにならずにいられる。

　「精神療法」について僕は，あれこれと読み学んできた。事例検討時の倫理的問題が明確になってからは，その機会が大幅に減ってしまったが，かつては定期的に事例検討会を行い，適切な治療関係，距離感，診立て，関わりについても議論した。振り返ると中井（2002）の言うところの狭義の精神療法についてよりも広義のあるいは臨床知としての精神療法を基盤にした対話をしていたように思う。こうした議論，対話のできる場に僕たちは支えられていた。土居（1998）は，「精神療法というのはまずは患者がそこで息をつけるような場所を提供する」ことと指摘したが，実は治療者にも，息をつける場所が必要なのである。

　これまでも，僕は子どもの精神科医として箱庭療法や描画法を学び実践し，一方で成人の方を対象に一時サイコドラマを学び行ったこともある。ある時は問題解決法的な接近を試み，なにも語らずただただそこに居る方とは「自

閉」を共有し，時にシュビング的な寄り添いを心がけるようにもしていた。最近は，メンタライゼーション的な関わりも意識することもある。僕が行う日々の臨床は，これまでの経験を重ねながら，さまざまな技法の「いいとこ取り」した寄せ集めが導入されている。それはなによりも，相手が，どのような接遇なら安心されるか，どのような対応ならささやかな信頼を得ることができるかという試みに過ぎない。技法は，相手に席を立たせないために必要な手立て，道具ではあるが，問われるのは，どのような道具を選択し，どのように関わろうとするかという僕のありようである。そして，その僕を，相手がどう受け止め，体験されるかにある。

　相手が僕の態度や雰囲気，そして発する言葉を，どう受け止め理解するかは，正直，僕には分かるはずはない。どれほど，注意し，配慮して対応しても，思いが思ったように届かず，あるいは，僕の想像を超えたところで理解される場合もある。時には失望させ，時には傷を負わせてしまうこともあるだろう。もちろん，そうならないように，僕は，その時の状況を可能な範囲で想像し，直観し，今ここでもっとも適切であろうという態度，言葉を選んでいるつもりではある。それでも，うまくいかないことも少なくない。それは，僕にも気づかない，あるいは気づこうとしない僕の課題が漏れ出ているからかもしれない。想定外の受け止め方をされたことで，改めて僕は，その方の生活の苦労を知ることができることにもなるかもしれないが，それは代償が大きすぎる。それでも，僕は，情況，変化を瞬間的に受け止め，必要な軌道修正をできる限り心がけ，関係を続けようと努力し続けるようとしている。失敗や躓きを振り返り，内省する時に，都合良く誤解しないために，問題を外在化させ普遍性へと置換する必要がある。そのために，理論が求められる。理論とは，相手をさらに理解するための知性化であり，それによって僕自身が，診察室で生じたことを振り返ることができて，落ち着きを取り戻し，次の

展開を良きもの，少なくともこれ以上有害にならないように注意するための歯止めになる。

中井（2002）は，さまざまな臨床家の英知をわれわれは「自覚的，無自覚的に使」い，「英知は，『レシピー』的立場では総合しうる」と述べている。そして「広義の精神療法はリアリズムあるいは『高次の平凡性』にもとづく」とも述べている。

レシピーは僕にとっても益となる。アドラーを読むと，子どもや親だけでなく，教員を励ますことのヒントを得ることができるし，メルツァーを読むと，自閉スペクトラム症への治療的展開の次元を図ることができるような気になる。ウィニコットを読むと，単純にいいなぁとファン心理に浸り現実逃避ができる。襟を正す時には村瀬嘉代子を読み，落ち込んだ時は青木省三を読む。精神科医を続けることに辛くなった時は，中井久夫か西丸四方，山下格の本を手に取る。

僕は，心の中で師事する方々の臨床哲学，総合知に励まされ，また明日を迎える。だから，このレシピーは僕の自己治癒にも力を発揮してくれる。

僕は，今の時点での最善の診立てをもとに，生きづらさを抱えている方と家族，関係者に対し，可能な範囲で現実適応が図れる生活手段を一緒に検討し，提案はしても，強要したり指示は控える。情報は知りうる限り提供するが，一般的なものでありオーダーメイドの情報ではないことを付け加える。僕にとっての，治療的関与とは，相手が能動的に人生に向きあえたらいいなぁという思いを持ち，その方の生きづらさの中にある自己治癒力を信じ，さらに家族や関係者が応援しようとしている力を最大限に尊重し，活用し続けることに努力することである。これが僕が日々行っている精神療法的対応である。

医療である以上，金銭授受が生じる関係性であるため，訪れる方との間には，信頼だけでなく，権威や期待も含まれる。もともと訪れる方は期待と失望，そして無力感や不信感などを抱えている。積み重なった徒労感と敗北感もある

だろう。僕の態度にそれまでの他者との関わりで蓄積した怒りが噴出したり，幻想的な期待を抱いてしまうこともあるだろう。無力感から依存的姿勢が生じることもあるかもしれない。こうした事柄は，本来求める能動的な生活，個々の主体的自由の恢復を遅らせてしまうことにもなりかねない。僕は診察室で，臨床場面では，こうした危機的状況が不可避であるということを常に心がけ続けようと思っている。

治療者は，当然尊大であってはならないが，ただ謙虚なだけでも十分ではなく，共同作業を営むうえで，「相手をひきうける覚悟と，責任をもつことの重さ」（村瀬，1981）を，心に留め置く必要がある。そのうえで，いかに生きるかという視点から，自らがより良く生きる方向を手に入れるという主体的意思を尊重し応援したい。

言うは易く行うは難しであるが，僕にとって「精神療法」とはこうした成長変化を信じたうえでの共同作業なのである。

Ⅳ　実際の営み

実際の流れは個々それぞれである。僕の臨床はその半数以上が，児童思春期に生きる方である。それを前提に実際の流れを振り返る。

1．出会い

お互い，はじめての出会いは，とても緊張しているものである。僕が発する最初のひと言や対応の一つひとつが来てくれた方の記憶に残る。一期一会の出会いを大切に丁寧な対応を心がけたい。

幼児期の方は，クリニックがどういったところかあまりよくわからないで訪れていることが少なくない。その子を不安にさせないためにスタッフは白衣の類いを全員着用しておらず，クリニック内にはおもちゃで遊べる部屋を設置している。子どもたちは最初警戒はしつつも，徐々に楽しく遊べるようになる。この雰囲気は事務員，看護師，発達臨床心理士などによって構築される。

診察室で僕は子どもと出会い，軽く挨拶をして，しばらくスタッフと遊んでもらう。その間に，家族から来院理由と親が抱えている心配な点を聞き取る。そだちの経過を聴きながら，この親子でどのような関係性が作られていったかを，親子の関わり，一緒にいる様子や遊びの場面での様子などを見続けながら，想像する。わが子の様子を語る時の親の表情からどういった感情があるかも探ろうとする。

学齢期の子どもの場合，そだちの経過以上に，今の課題，学習面，対人関係面の躓きが話題になる。幼児期と異なり，学齢期の子どもは，診察室内で自分にとって不都合な話し合いがなされることを察知していることも少なくない。だから僕は，ここは，キミのための場所であること，キミのことを知りたいし，そのうえでキミの困っていることを一緒に解決していくための相談場所であること，時には家族や学校にもキミの思いを代弁して伝えたり，相談の代行をいとわないことも伝える。

思春期以降になると，クリニックに来ること自体が不本意で不満であることを明白に示したりする。また多くの方が，これまでの生活の中で，低い自己評価を抱えてしまっていることも少なくない。最初は学齢期同様に親同席の中でクリニックの説明をしたあとで，すぐに親には退席してもらい，個別に対応する時間を設ける。そこでの対話で関わりの距離感を探り，次にどうつなげるかを検討する。

どの年代であっても，次からの受診の鍵は親が持っている。親にも通院の必要性を感じていただけるような説明が必要となる。時には親だけとも一定程度面接をし，親の気持ちを想像し向き合うこともある。

子どもや親が差し出す生活改善のために必要な対応は多彩である。子どもたちからは，友人関係の悩みや，かなり厭世的な話題，自傷行為が止められないなどから，生きていくことの疲労感，家族との葛藤が，親からは，あらかじめ予想した診断名の答え合わせや，日々の関わり

の相談，家族バランスの修正，関係者との衝突の修正から経済的不安や，離婚，別居，妊娠などといった生活環境の変化からの不安や，時に親自身の傷つきや疲弊など，また親が当事者として次回以降通院となるなど非常に多彩な話となる。

これは狭義の医学的相談ではない部分も含まれるが，僕の臨床は，リアリティある生活相談を信条としている。

比較的早い段階で，いくつかの診断名が頭をよぎるが，それに縛られないように，それぞれがどのような思いで生きてきたのかに焦点を当て続ける。ここで行う作業は「生き様」の評価である。そこに生じた「生きにくさ」に耳を傾け，本人だけではなく，家族，関係者などが負ったであろう傷を予測し，公平・対等に聴き，労う。

2．診立て

出会いの段階の印象診断は，得てして正しい。その後，馴染みになり情報が増えると，印象が崩れ，輪郭がぼんやりとしてしまう。

その意味では，一切の日常的関係のない最初の出会いの一瞬にしか成立しないという茅野（2006）の瞬瞥診断には合点がいく。ただそこには，同時にこちら側のアンテナの精度も問われる。中井（2005）の言うところの「自然に『自分の診療』になれる時」という澄んだ状態であろう。

その印象を，他の可能性を視野にいれながら，診察の中で，あるいは，聴き取りの中で補完するわけだが，ここでも関係性の深さによって微調整を行い続ける。短所と思われていたところも視点をかえると長所となる。逆も真である。そのためにかれらの言動をどちらに翻訳して伝えるかで，その子の自信や自尊感情に変化が生じる。

僕だけの診立てでは，一面的になることも経験している。受付の様子，待合室の関わりの風情，遊びの場面など，他のスタッフが関わる中

で見せる表情が異なることも多々ある。その延長に身体検査や心理検査もある。

　血液検査で針を刺されることに不安の強い方には強要せず，時には僕の採血場面を見せることもある。心理検査は採血などの身体検査以上に，当人への侵襲性が強い関わりと思っている。僕との関係性だけでなく，検査を実践する臨床心理士，公認心理師との関係性を重視し，数回の面接を経てから実施してもらうことも少なくない。こうした検査前の出会いと，検査後の結果の説明までを心理士（師）に委ねることが，医師との，あるいは受ける方々との信頼関係の構築に役立つと信じている。

　こうした面接，情報整理，心理検査の評価などから，総合的に判断することが診立てとなる。

　父が癌になった時，僕は，その告知と今後の治療方針の自己決定を迫られた場に同席した。その時の父には主治医が伝えたい情報は，届いていなかったと思う。対話にならないインフォームドコンセントは，一方的な情報提示に過ぎない。いくら正しい診立てであっても，相手に正しく届かないことでは役に立たないばかりか，その後の人生をも左右することになりかねないと実感した。

　僕が大切にしているのは，山下（2012）の，診断とは「基本的には人間が人間を診ること」であり，そのために「診察者と受診者が互いに語り合い，問いつ問われつしながら人間的交流を深める共同作業」であるという言葉である。僕自身，患者として医療機関を受診した時の医師の態度に，安心や不安を抱くことがある。人間が人間を診る，一方が判断する，という構図にある力関係に改めて気づき，恐れる。こうしたことを，僕は日々相手に行っているのである。

　診立ては，生活に役立つヒントにならないと意味をなさない。これまでの関わりは充分に正しかったことを労い，そのうえで，新しい情報を活用してさらによいと思われる関わりを一緒に検討する。そのために活用される診立てであってほしい。また僕の診立てがすべて正しいと

もいえない。僕のここまでの診立てを伝えたうえで，その理解の程度と，誤差を点検し，時には修正や段階を追った説明も必要となる。

　ここ数年，精神科領域では，診断名が一人歩きし，診断名で関わりや治療が組み立てられる状況を多数経験している。診断名が，その子への関わりの一部に有効活用されるとしたら，それは喜ばしいことである。しかし，診断名により，なにかしら負の生活へ進むようなことになってはいけないし，ある意味差別を生むようなことがあってはならない。

　いずれにしても，診立ての目的は，「診断名」をつけることが目標ではなく，生活を支援することにあるならば，本人や関係者の意識と対応の修正に役立つものであればよい。そしてそれは，非常に個別的なものでなければならない。

3．生活の相談を続ける

　その意味では，診立ては成長変化していくものである。僕の役割はその時その時点での診立てに対して，支援計画を立てることにある。

　僕との相談だけでよいか，遊びの場面を準備してその場面に介入するところを家族にも見てもらうべきか，心理士（師）との個別対応を計画するか，関係者を巻き込んで対策を共有するか，環境設定の依頼をかけるか，そして稀に薬物療法も検討するか，などである。

　その多くが広義の精神療法のアイテムである。薬物療法でさえも，「確実な治療関係なしに薬物を与えることは医学において本来許されない」（中井，2002）のである。

　要は，どういった設定が，その子と家族の生活相談に役立つかを検討することにある。それが僕の役目である。一人で抱えず，スタッフ含め使える支援者がいれば，誰にでもお願いする。生活支援は総力戦である。

　継続性が大切なのは，本人も家族も，人生という長い道のりに生じるであろう不安の回避のためである。最近診察室で，相手から「先生長生きしてくださいね」と声をかけられるのは，

その不安から来る言葉でもあると僕は承知している。本人，家族の思いに，今後どれほど僕は応えることができるのだろうか。

　時には同席したきょうだいの苦悩や，家族個々の人生の振り返りから，新たな生活相談が必要となる場合もある。

　それぞれの苦悩に耳を傾け，時に個別に相談する必要が生まれると，家族の診療録が増えていく。

　生活支援は，環境変化の中で，一旦途切れ，また復活することもある。長く臨床をしていると，親になったあとで再開し，今度はその方の子どもを診るということもある。

　総力戦の中，徐々に若いスタッフに繋げていくのは，相手を思ってのことではあるが，そろそろ老いに向けての予防線でもある。

　中井（2013）は，老いた精神科医は，「意」の衰退として治療行為への決断の困難さが生じることを指摘する。その一方で，患者へののめり込みが少なくなり，精神療法はより支持的となり，全体に保守的となるとも述べている。合点がいく話である。

　日々の生活でも親よりも祖父母のほうがより保守的であれば，子どもは親よりも祖父母宅でのびのびと過ごすのかもしれない。実際にこうした話は診察室でも耳にする。これは，親から解放された子どもという図式だけでなく，その子が能動的に生きていると考えてもよい話なのかもしれない。

4．丁寧に生きる

　僕は，個々が人生を「丁寧に生きて欲しい」と願っている。それが生活相談の基盤となっている。1 回きりの人生で，本当に筆舌に尽くしがたいことがあったとしても，未来には，希望を持ってほしいと願っている。「丁寧に生きる」ということは，達成感や成就感を提供するだけでなく，日々の口惜しさや痛みもまた，正しく受け止めることであると思っている。「丁寧に生きる」ということは，快適に生きるだけではなく，

自らを褒め労いながら，苦楽の中で明日をまた生きていく勇気を持つことである。

V　おわりに

　ショーン（2001）は，患者が苦闘している泥沼を山の頂から見下ろす特権的な存在に留まる古い専門家と，その泥沼を引き受けて患者とともに格闘する新しい専門家に二分し，前者を技術的合理性にもとづく技術的熟達者とし，後者を行為の中の省察に基づく省察的実践家と提示した。医学は，技術的合理性にもとづく技術的熟達者の能力により進歩発展していく。しかし，日常の応援は，泥沼を引き受けて患者とともに格闘するようなことの繰り返しである。

　僕は，残念ながら技術的熟達者にはなれない。ならば，「日々，一人ひとりのクライエントを前にして，治療者がそれまで生きてきた人生の中で，自身の中に蓄積されたものを総動員」（青木，2007）し探求しつづける省察的実践家にはなりたい。

　土居（1989）は，「精神療法とは悩んでいる人たちといかに付き合いかかわるかに尽きる」と述べ，「その具体的な方法を探求することにこそ精神療法の専門性が存する」と記した。

　気負うことなく，奢ることなく，恥じることなく，未見の明日を恐れることなく，今をいかに生きるかを共に考え，時に支え，元気づけようとする生活の相談者であればよいと考え実践している。

　こうした日々の応援こそ，僕は，精神療法的でありたいと願う。

文　献

青木省三（2007）臨床家の精神療法．精神科臨床ノート．日本評論社．

土居健郎（1989）治療学序論．（土居健郎・笠原嘉・宮本忠雄，他編）異常心理学講座 9　治療学　初版．pp.1-14，みすず書房．

ドナルド・ショーン著，佐藤学・秋田喜代美訳（2001）専門家の知恵—反省的実践家は行為しながら考える．ゆみる出版．

笠原嘉（1978）うつ病（病相期）の小精神療法.
　季刊精神療法，4（2）；118-124.

笠原嘉（2009）クリニックでの小精神療法再考.
　笠原嘉臨床論集うつ病臨床のエッセンス.
　pp.203-213，みすず書房.

茅野淑朗（2006）Schizo-Oligophrenie　統合失調
　症様症状を呈する発達遅滞．創造出版.

村瀬嘉代子（1981）子どもの精神療法における治
　療的な展開―目標と展開.（白橋宏一郎・小倉清
　編）児童精神科臨床2　治療関係の成立と展開.
　pp.19-56，星和書店.

中井久夫（2002）特別寄稿　医学・精神医学・精
　神療法は科学か――一見極論にみえる常識論．こ
　ころの科学，101；2-12.

中井久夫（2005）一精神科医の回顧．時のしずく.
　pp.33-43，みすず書房.

中井久夫（2013）精神科医の精神健康の治療的意義.
　統合失調症の有為転変．pp.243-257，みすず書房.

田中康雄（2018）ADHD の精神病理―試論．臨床
　精神医学，47（5）；517-523.

山下格（2012）誤診のおこるとき．こころの科学,
　164；18-24．

精神療法 増刊第 9 号 2022

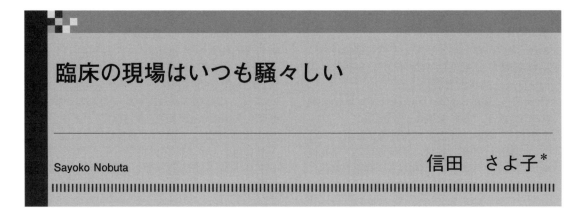

臨床の現場はいつも騒々しい

Sayoko Nobuta

信田　さよ子*

I　はじめに
——ニッチとしての開業心理相談機関

　臨床心理士，公認心理師といった自分の資格名を書くたびに，臨床歴 50 年を超えようとする今もチクリと胸が痛む気がする。これまで多く論述してきたように，私は「こころ」「心」「心理」という言葉をほとんど使用せずに，開業心理相談機関（以下センターと略す）を 26年間運営してきたからだ。昨年所長を退き顧問となり，よりいっそう自由に自分の臨床経験について語れるようになった気がしている。

　センターの現場を特徴づけるキーワードはいくつもある。まず最初に挙げるべきはアディクションである。そして，もう一つは家族の暴力である。いずれも行為の主体（アディクション本人，暴力加害者）は援助希求をすることは稀であり，周囲の家族（被害者）が来談することが多い。前者は今でも精神科医療の周縁部に位置しているだろう。

　1970 年代からずっといわゆる精神分析や精神療法になじまないのが依存症（アディクション）だと言われてきた。それに長年かかわってきたので，「私苦しいんです，なんとか自分を

＊原宿カウンセリングセンター
　〒151-0051　渋谷区千駄ヶ谷 3-32-2
　　　　　　　北参道ウイングビル 3 階

変えたいんです」などと言ってカウンセリングに訪れる人がいるとは信じられなかった。

　また「家族の暴力？　そんなものない」と言われ続けてきたし，もしくは心理職の役割ではないと暗黙の無視を受けたりした。

　結果的にセンターで不可欠だったのはソーシャルワーク的介入であり，警察や弁護士といった司法的介入との連携だった。さらに多くの回復者も含めた当事者たちのグループ（自助グループ）とのつながりだった。言うなれば，センターは公的機関（児童相談所，子ども家庭支援センター，福祉事務所，精神保健福祉センターなど）と，精神科医療（病院，クリニック），司法機関（警察，弁護士，保護観察所，刑務所）のニッチに位置していたことになる。どう呼んでいいかわからない業態であるがゆえに自由であったし，ニッチであるからこそ見えるものがあった。同時にそれは，センターの困難さを表してもいた。

II　アディクションアプローチ

　センターでは，設立当初から緊急性の高い相談が多かった。リストカット，親への暴力，室内の破壊，自殺企図，放火，金銭の強要，多重債務，闇金といった問題が続々と続く。

　緊急で家族を避難させるために，精神科病院と連携をして家族を入院させることも多かった。

子どもからの暴力を避けるために居場所を隠している親も珍しくなかった。一言で言えば「騒々しい」現場がセンターであった。訪れた同業者が、「まるで臨床の極北ですね」とつぶやいたのが忘れられない。

次に述べるように、家族の暴力がまだ「定義」として存在していないころから、DVや虐待といった問題にかかわってきた。被害者・心配者（周囲で困っている人たち）・加害者のいずれも排除せず、カウンセリングの対象としてきた。長年のアディクション臨床の経験から多くを学び「アディクションアプローチ」を定式化した。

その四つの柱について述べる（信田，1999）。

①ファーストクライエントとしての家族：本人が来談しないアディクション臨床では、周囲で困っている家族への介入（family intervention）が優先される。本人・家族という分類は無効であり、困っている人は誰でも当事者なのであり、「アディクションにおける当事者とは誰か？」という問いを突きつける。治療・援助への動機を持たない本人は、まず家族を援助対象とすること。この発想はすでに1970年代からアルコール依存症の妻たちがもたらしたものであった。昨今ヤングケアラーという言葉の紹介とともに、さまざまな精神疾患を抱えた親を持つ10代の子どもたちの困難さが注目されつつあるが、すでにアディクションの援助においては、80年代末からアダルト・チルドレンという言葉とともにその子どもたちが抱える生きづらさが注目されてきたことは特筆すべきである。

②底つき：本人の意志でアディクションをコントロールできなければ、本人を現実に直面させるには「底つき（hit the bottom）」——続けるか、それとも死かという極限状態——を待つほかない。それが時には援助希求につながる福音にもなるが、いっぽうで死のリスクを孕んでいる。この言葉はアメリカのAAにおいて使用されたものであり、回復者が体験を遡及的に語る際に用いたことから始まる。これを「底をつかせる」という援助技法としたのは援助者たちであり、そこに孕むリスクは考慮されていなかった。

③イネーブリング：イネーブリング（enabling）とは、二日酔いで仕事を休む夫に代わって妻が欠勤の理由を捏造して会社に電話をするといった、断酒を促すはずの行為が飲酒を促すパラドクスをいう。手厚いケアが逆に本人を「底つき」から遠ざけるという援助の有害性を逆証明する。妻の愛情と思いやりは、解決されるべき夫の問題を残したまま夫を無力化し、妻がいなければ生きられないまでに夫をコントロールする悪循環、すなわち転倒した支配関係を強化する。この発想は、ケアとは何か、ケアが孕む支配性へと通じるものであり、共依存概念の鍵となる視点を提供した。

④自助グループの重要性：当事者が集いその日一日アディクションをやめることを積み重ね回復していく姿によって、専門家は治療のヒントを得てきた。医師たちが研究・臨床のエビデンスを重ねる以前に、当事者が先に自らが生き延びるために自助グループをつくった。この当事者主導こそアディクション援助の特徴である。アディクションの疾病概念の形成も、自助グループの協力なくしてはなし得なかった。底つきやイネーブリング、タフラブといった言葉を生み出したのも自助グループであり、専門家はいわばそれらを「剽窃」することで援助方法を模索してきたのである。

以上四つの柱は、20年近くを経た現在においても、じゅうぶんに革新的である。そもそも専門家が当事者主導などという発想を持ってはいないからだ。もちろん、当事者に理解ある専

門家が良きプロフェッショナルであるという理念は強固になっているが，それは一種の免罪符として機能するばかりで，日本の心理臨床や精神科医療においてはまだほど遠いのが現状だろう。いずれも医療保険制度という世界に誇る診療システムを根底から覆すがゆえに，アディクションアプローチは現実の壁に阻まれたまま，一つのアプローチとして隅に置かれたままだったといえよう。

Ⅲ　家族の暴力は構築された

1990 年に大阪で小児科医を中心として子どもの虐待防止団体が生まれた。その翌年 1991 年には東京でアルコール依存症の地域精神保健のネットワークを中心に精神科医や弁護士，保健師を中心に同様の団体が生まれた。

援助者たちはいくつかの悲惨な事例を経験し，親が子どもを殺す可能性があり，したがって無力な幼児を第三者から親から守らなければ生命に危機が生じると判断するようになったのである。そのために「虐待」という定義が必要であった。

1980 年代末には，夫の暴力から逃げてくる女性たちをかくまうシェルターが生まれた。警察に通報しても単なる夫婦喧嘩としか扱われず，身の安全を確保できないので彼女たちは逃げるしかなかったのである。1995 年に北京で開催された第 5 回国連世界女性会議において，親密な関係にある男性から女性への暴力が初めて「ドメスティック・バイオレンス」と名づけられた。日本で DV という定義が誕生したのはこれを契機としている。このように家族の暴力（DV，児童虐待，高齢者虐待，親への暴力）は，そう呼ばなければ（定義しなければ）安全という基本的人権が守られない人たち，その援助者たちの必要から誕生した定義であり，いわば構築されたのである。最初からあったわけではない。

2000 年に児童虐待防止法，2001 年に DV 防止法（配偶者からの暴力の防止及び被害者の保護に関する法律）が制定され，初めて家族の中に法律が不十分ながら入ることになった。

それまで，家族は無法地帯だったのだ。しかしいまだに暴力を行使する「加害者」を犯罪化するまでにいたってはいない。その点で欧米などからはるかに立ち遅れている。

Ⅳ　家族内暴力への立ち位置

暴力とは他者からの望まぬ侵入を表すが，そう定義することで加害者と被害者という相対立する関係が生まれる。家族内暴力の多くは習慣的に繰り返され，加害者・被害者の関係は相互的ではなく，非対称的で固定されている。これは構造的暴力ともいえよう。非対称性は権力と言い換えることができ，強いものから弱いものへと行使される。中でも DV は加害者のほとんどが男性であることから市民社会における性犯罪と酷似している。

すでに述べたように暴力という定義は被害者の立場に立つというポジショナリティ（立場性）を前提としている。そして，基本的に被害者はイノセントであり責任がなく，擁護されるべきであり結果として正義となる。中立的立場が公正であるならば，暴力と定義された関係において，被害者の立場に立つことが中立となる。彼らの行為を暴力と名づけたとたん，中立的立場は被害者の立場へと擦り寄っていくことになる。しつけが厳しすぎた親から虐待する親へと定義が変化することで，中立点は弱者寄りになるのだ。

しかしこの変化は，同時に権力という政治的なことばが内包していた力関係が脱色されることを意味している。市民社会の法による正義の判断へと軸足が移ることで，たとえば被害者の絶対的正義の主張，加害者を悪とする二極対立が発生する危険性も無視できない。臨床心理的援助の世界においても，近年では「被害者支援」が一つの大きな活動の柱になっていることはその現われだろう。加害・被害の軸は力関係によって容易に転換しうるし，その関係性を脱構築することも可能である。加害・被害の硬直

図1

	対面	OL	計
夫婦関係	77	13	90
親子関係	98	28	126
その他の家族関係	14	4	18
職場の人間関係	13	5	18
学校人間関係	2	0	2
恋人関係	17	4	21
その他の人間関係	1	0	1
ED	8	1	9
AC	52	16	68
共依存	3	0	3
DV 被害者	26	17	43
DV 加害者	22	5	27
DV 心配者	2	1	3

	対面	OL	計
家庭内暴力被害者	3	0	3
家庭内暴力加害者	0	0	0
家庭内暴力心配者	0	0	0
虐待被害者	15	1	16
虐待加害者	5	0	5
虐待心配者	2	0	2
子育ての悩み	8	13	21
不登校	3	3	6
引きこもり	5	4	9
うつ	11	6	17
自傷	2	0	2
AL	5	6	11
Drug	7	3	10

	対面	OL	計
ギャンブル	3	3	6
借金・浪費	2	1	3
PTSD	12	4	16
性被害	7	3	10
性加害	2	0	2
性加害被害心配者	1	0	1
生き方	21	5	26
ハラスメント	4	1	5
統合失調症	2	0	2
統合失調症以外の精神病	4	2	6
盗癖	2	0	2
その他	26	11	37
不明	1	1	2
計	488	161	649

化した二極対立によって，被害者性の強調が時には一種の権力を帯びることに十分自覚的であるべきだと思う。DVの被害者である妻が子どもを虐待する加害者となるように，家族における暴力の連鎖は権力による抑圧委譲としてとらえることができる。

V　来談者の内訳

図1は昨年（2021）11カ月間の新来クライエントの主訴一覧を示す。OLとあるのはオンラインの略である。それについては後述する。

アディクションアプローチのところで述べた柱の一つが，本人と家族の区別なしという点だ。主訴をカウントする際に，便宜的に本人と家族を分けているが，2021年の11カ月の集計は家族が23.7％を占めている（図2）。自分のことではないが，家族の問題で困っている人は膨大に存在する。その人たちが相談援助を受ける場所は日本で数少ない。被害者という定義もとりあえず援助者（他者）から与えられなければ，とにかく「困ってどうしていいかわからない」という混乱状態が続くことになるだろう。

VI　DVの包括的援助

ここでセンターにおけるDVの援助について

	本人			家族		
	対面	OL	小計	対面	OL	小計
女性	249	118	367	110	0	110
男性	85	44	128	43	1	44
計	334	162	495	153	1	154
合計						649

図2

触れよう。DVにまつわるクライエントの主訴を加害者・被害者・心配者の三つにカテゴライズしている。一般的にはDV援助＝被害者支援になっているが，それは一面的だ。配偶者への行為を変えたい，妻が家を出てしまったという男性が来談すれば，DV加害者としてカウンセリングを実施する。また自分の娘が配偶者の暴力から逃れて実家に戻ったという母親が来談すれば，DV心配者としてカウンセリングを実施する。このようにDV援助とは，加害者も被害者も，そして周囲の家族（友人）も対象とするべきだろう。さらに面前DV（親のDVに曝されるという心理的虐待）の被害を受けて育った人たちのケアも含まれる。このようなカテゴライズに加え，援助機関のネットワークの知識も必須だ。

これら関係の広がりに加えて，ロードマップが必要となる。つまり時間軸の設定だ。DV については，加害も被害も含めて長い時間軸の中で援助の見通しを持たなければならない。発見から名づけ，介入といったプロセスは一言では言い表せない。このような空間的・時間的視座を含めて，私は「DV の包括的援助」と呼んでいる。そう名づけなければならないほど，DV は虐待から分断され，心理職からも忌避され，メディアからも避けられてきた。被害者支援だけでは不十分と考えて，15 年間 DV 加害者プログラムにかかわり続けている。

Ⅶ　コロナ禍における対応

2019 年，当時入居していたビルの建て替えのため，移転をしなければならなくなった。後期高齢者を目前とした筆者にとって再び大きな決断が迫られた。多くの物件を見て回ったが，現オフィスを選択した判断は，翌年（2020 年）春からのパンデミックが襲ったことで結果的に大正解となった。以前のビルはワンフロアだったが，窓はあっても開口できなかった。今のオフィスは 3 階で北と西に向いた窓を開けることができる。感染防止のための換気はいまや常識となっているが，五つある面接室のうち二つ，さらにミーティングルームと応接室，計四つの部屋を対面カウンセリングに使用できることがどれほど幸運なことか。残りの部屋はオンラインのカウンセリングやセミナーに使用することにした。スタッフは全員がタブレットを使用することができる。二度目の緊急事態宣言発出後は，出勤者数も制限し，筆者も週 1 回は在宅でオンラインで個人およびグループカウンセリングを実施している。

2020 年春に始まるコロナ禍は大きな打撃を与えた。三密回避とカウンセリング業務はどう両立するかを考えて眠れないほどだった。しかし 11 人のスタッフが協力して現在に至るシステムを構築した。

スタッフが，感染対策班，オンライン班，電話班に分かれて，それぞれがチームとして話し合い方針・方向性・システム構築をした。アクリル板の設置，換気の確認，消毒用エタノールの常備，トイレの使用規則などを明文化し，ホームページにも 2020 年 4 月にはアップした。また海外の実施例の情報をインターネット上で数多く収集し，合意書やオンライン申し込み手続き書などを作成し，手続きとしてマニュアル化した。こうしてオンラインカウンセリングのシステム構築は完了した。また料金支払いに際しても，オンラインシステムの説明の文言を作成し，料金振込やクレジットカード使用への切り替えも徐々に行ったのである。

また今では当たり前となっているが，実はセンターではオンラインセミナーをずっと前から企画していた。懸案の実施にコロナ禍が拍車をかけたことになる。

現在 3 種類のオンラインセミナーを実施中である。
①筆者の公開セミナー
②専門家向けのセミナー（臨床心理士資格更新ポイント取得可能）
③原則クライエントを対象としたオンラインの教育プログラム

2020 年 5 月から開始された上記のセミナーは，おそらく心理臨床関連ではもっとも早期だったのではないかと思う。もちろん，セミナーに関してはセンターのホームページ，Facebook，Twitter などの SNS を通して広報・宣伝することで，多くの視聴者を獲得して現在に至っている。図 1 を再度見ていただきたいが，OL の割合が 12.5％を占める。

Ⅷ　おわりに

今後コロナ禍が収束したとしても，グループやカウンセリングがすべて対面に戻ることはないだろう。センターのクライエントは日本全国に広がっているからだ。遠方の人たちにとって，オンラインのメリットは測り知れない。

しかし対面を希望される人は多い。その人た

ちは，公共交通機関を使用するという感染リスクを承知のうえで，センターを訪れることを希望するのだ。理由はいくつかある。Zoom やSkype といったオンラインのツールを用いることができないという年齢的な問題，一人になれる空間が自宅にないこと，などだ。苦肉の策として，自家用車がある人は車の中から，中にはカラオケボックスの一人使用でカウンセリングにつながる例も多い。イヤホンを使用しても，自分の声が別の部屋の家族に聞こえないようにチャットで話す人もいる。そんな困難を考えると，直接来談を選ぶ人たちを批判することはできない。

　ニッチである開業心理相談機関の困難さは，業態としての不安定さを伴うため，経営的な安定感を得にくい。極論すれば来年まで維持でき

るかどうかという瀬戸際の感覚をずっと抱えてきた。

　アディクション，家族の暴力，援助者の立ち位置といった先例のない問題にかかわってきたのは，絶えず精神科医療との区別を意識してきたからにほかならない。医療化の波に呑み込まれないようにするためには，「心」に専心できる前の問題，同業者が扱っていない問題に取り組むしかなかったのかもしれない。

　センターは今後も騒々しい現場のままなのだろうか。いずれにしても，そろそろそれを遠くから眺められるようになりたい，そう思っている。

文　　献

信田さよ子（1999）アディクションアプローチ―もうひとつの家族援助論. 医学書院.

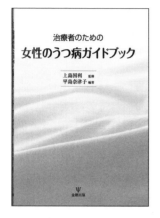
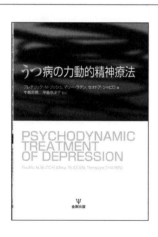
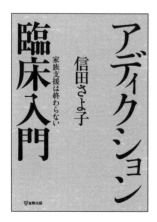

第1部

臨床現場からの声

Ⅱ

精神療法の可能性を探る

精神療法　増刊第 9 号 2022

コロナパンデミックによるグループ実践の変化

▶ 私の感情体験から見えてきたもの

Junichi Suzuki

鈴木　純一*

I　はじめに

　コロナのパンデミックという嘗て経験したことのない出来事の中で，この 2 年はあっという間に過ぎてしまったように感じる。時の激しい流れに，すでに老いを感じざるを得ない日常で，その勢いに流されまいとさからっている自分はいかにも無力で押し流されそうだ。三年前の安定（？）していた社会にいつになったら戻るのか。あるいはもう戻らないのではないか。オンラインによる働き方などパラダイムの変化はいろいろな場面で語られ，実験されるようになり，それなりの効果を上げているかのようである。私の患者さんの一人は，仕事がきつくてやめようと考えている矢先にリモートになり，すっかり安心して家で仕事ができるようになった。もちろんよいことばかりでなく，それまで好調だった営業の仕事が立ち行かなくなったという人もいた。

　臨床も余儀なく変化させられている。グループで集まろうとしても，'三密' とやらの制限で集まれない。そしてこの落ち着かない気持ちは単にコロナのせいばかりでもないだろうが，臨床場面のやむ得ない変化などによって引き起こされる陰鬱な気分，無力感はこれまで体験し

たことのない類のものである。

　私は私の心に起きている風景を見ながら，この 2 年あまり，私の臨床に与えた影響についてコロナ前と後に分けて考えてみたい。

II　コロナ以前

　この数年間，コロナ以前の日本人集団の空気は，絆，まとまり，助け合う，solidarity など内への凝集を薦める標語が次々と現れ，人々はそれらを自分の言葉のように話していた。2015 年，英国ブライトンでのラグビー・ワールドカップに南アフリカチームに奇跡的な勝利を得て以来，"All for one, one for all" があちこちで言われるようになり，さらに 2019 年日本で開かれた大会での大活躍で，スポーツ界だけでなくいろいろな場面で聞かれるようになり，その勢いに拍車がかけられたように感じた。

　これら一つひとつの言葉やフレーズは，それぞれ積極的に助け合うというポジティブな意味を持ち，それにネガティブな意味を感じるのは私はへそ曲がりとしか言いようがないのかもしれない。にもかかわらず，私が感じていたのは，ちょっとした鬱陶しさ，押さえつけられるような感じ，不自由さであった。この違和感は次第にはっきりした不快感になり，特に "絆" という言葉に反応するようになった。皆が手を繋いで仲良くしなければ，世の中よくなりませんよ

＊東京集団精神療法研究所（itgip）
〒170-0003　豊島区駒込 6-6-23

と言われているように感じたのである。この漠然とした被圧迫感はさらに戦争中の体験の記憶にまで遡らせた。当時4，5歳であった私は，灯火管制が怖かった。灯火管制などという言葉もほとんどの人には漢字変換ができない時代になってしまった。灯ともし頃になると，外はざわつき，灯火管制と叫ぶ声が遠くから近づいてくる。そして，ガラスの割れる音が聞こえたりする。きっと違反を見つけられたのだろうと想像を巡らす。うちはきちんと電灯にカヴァーはかけてあると確かめる。あの圧迫感とどちらが強いとも言えないが，何が原因なのか，自分が間違ったことをしていないかと確かめる方法がない点で防衛の仕様がない無力感にも襲われる。絆という言葉に感じる被圧迫感を家人にいうと，初めのうちこそ好意的に聞いてくれていたが，天邪鬼の要素を指摘されるようになった。確かにそれはあると認めるのだが，それにしても絆が被災地の人々に最も必要なものなのか，本当はもっと身近に必要なものがあるのにそれから目を逸らすためにキズナ，キズナと連呼するのではないかなどとも考えた。

翻ってグループ療法の求めるところとどう違うのかと考えた。

グループは凝集性が高まった時に，治療的効果が発揮されると言われているし，誰もがグループの展開の中で凝集性なるものを求める。一体凝集性とは何なのか。絆というのは凝集性を高める方法なのか。あるいは凝集性が高まる時絆が生まれるとでもいうのか。ますます分からなくなり，苦しくなる。

そして，80歳を過ぎて，エネルギーの持続が以前のようにはいかないという実感があり，ついつい退嬰的になっている自分に気がつき驚くことがある。退嬰的と言うばかりでなく，イライラし，あまり考えずに短絡的に反応してしまうことが少なくない。

そんな晴れない気持ちでいる最中の2019年7月8日に，翌年の2020年に行われる集団精神療法学会第37回大会でDr. Robert Hinshel-wood とスカイプで日本と英国で体験した治療共同体について討論するという要請が届いた。学会長からの要請である治療共同体というテーマ，大会中，大グループを毎日開くこと，即ち大会自体を治療共同体に近づけること，Dr. Hinshelwood との討論というどれ一つとっても魅力的，エクサイティングで，すぐにも飛びつきたくなる内容だった。このような大会で私がどのような貢献ができるのだろうか。日本と英国での私的な体験が，治療共同体を理解し今後発展させていくことの参考になるのだろうか。なにせ50年近く前の経験だし，治療共同体も変革の歴史を辿っているわけだから，時代遅れではないかなどといろいろ考えた。

自分で云うのも烏滸がましいが，学会活動もそろそろ終わりにしなくてはと考えていたし，シンポジストを務め，それを最後に去るのも悪くないと思った。

私の親しくしている友人知人たちの何人かは，見事な引き際を示した。そういう友人の中には，市外に立派なクリニックを建て，セミナーや体験グループにもその場所を提供していたが，早々に閉院し，臨床を最小限に縮小した方もいるし，大学での安定した地位を捨て早々に退任した人もいる。私はやめたい，やめたいと思い，人にも言っているのにやめられず，土居健郎先生に死ぬまで務めろと言われたことを言い訳にして，クリニックの仕事もグループもやめられないでいる。綿々とというか恋々と云うべきか辞めなければと思いつつ続けていることがいくつかある。我ながら自分の優柔不断な性格を持て余している。

ちょうどその頃息子の渡米が2020年4月になることがほぼ決まり，彼の家族も一緒にゆくことになり，ジージとしての私の役割もなくなる。

年齢のこと，思うようにいかない体の調子，孫たちもいなくなる，など何かじっとしておられないような気分になり，この機会を学会に出席する最後にするのには良いチャンスとも考えた。

　私の一昨年から今年にかけての心理状況は，このように陰鬱だった。その中でコロナを迎えることになったというわけである。

Ⅲ　コロナ以降——現在

　ここまでを序章とすると，それ以降はコロナのテーマが通奏低音となり暗雲の如く全体を覆っていくとでも言えようか。

　2020 年 1 月から 2 月の初めにかけて，中国武漢で発生したとされる COVID-19 が，2 月 3 日に豪華客船ダイアモンド・プリンセス号に乗って寄港。乗客乗員は下船を禁じられて，検疫されたがこの頃から報道は，次第に白熱し，詳しい状況は分からないままに，不安が煽り立てられた。屋形船で大勢が感染したとか，観光バスでも同じようなことが起きたと報じられた。3 月，4 月には，テレビでお馴染みの人たちがコロナによる肺炎で亡くなったことが報道され，4 月 7 日に東京など 7 都府県に，さらに 16 日には全国に非常事態宣言が発令された。それ以前から幼稚園，学校は休校になり子どもたちにもすぐ影響が出た。

　そのような状況下で，3 月 1 日，第 37 回集団精神療法学会は中止と決定されたと古賀恵里子会長から通告のメールがあり，彼女の言う悔しさ，虚しさ，無力感，悲しさという言葉は学会の運営に携わった委員たち全員のうめきのように聞こえた。

Ⅳ　コロナ以後の変化

　近年の私の集団精神療法に関する臨床は主として体験グループとグループセミナーと称するグループを用いての研究会である。ここではこの二つのグループの中で起きたこと，それから学んだことを書いてみたい。

　なんと言っても三密を避けるということが，グループを行う者にとっては最大の難関である。私の場合，15 人以上の人々が集まることが必須条件であるから，相当広い部屋を用意し，マスクをしたままでの話し合いになるわけである。

マイクロフォンも用いてみた。私自身は実験的にやってみて，考えながら工夫していくつもりもあったのだが，メンバーの中に，所属する機関から禁止令が出て出席できない，あるいは危険を冒したくないという意思をはっきり持つようになった人もいて実行が不可能になった。

　一方，セミナー形式で行ってきた集団精神療法の研究会はリモート（オンラインなど他の呼び方もあるがここではリモートを用いることにする）を取り入れハイブリッドで，続行した。必ずしも満足しているわけではないが，用いる機材の機能の発達とも相俟って，少なくとも問題点は次第に明確になってきている。

　リモートを用いてのグループについては，20 年以上前に，IAGP の会で，オーストラリアの代表の女性が，その可能性と実験について報告したのを聞いたことがある。

　当時，オーストラリアは広いから，工夫が必要でそれが発展しつつあるのだなくらいの感想しか持たなかった。小倉清先生が帰国なさってすぐの頃，メニンガークリニックのあるカンサスでは飛行機を用いて往診をすることがあるという話を聞いた時と同じで，まさに対岸の火事であった。

　リモートの実践に関する文献は特に米国にかなりあり，すでに成書もある。一通り当たってはみたが，私にとっては絵に描いた餅のようで，実践から学び考えなくてはと強く感じたものである。非常に大まかにいえば，セキュリティの問題などに中心があり，私の求めているグループの中でどんな変化が起きるかについてはあまり触れていない。そこで海図なしに航海に出ることになった。

Ⅴ　リモートを用いてみて

1．グループの空気感——ノンヴァーバルコミュニケーション

　最初に感じたのは，グループが無機的あることであった。無機的というのはグループに入った瞬間に感じるあの空気感についてである。い

つもは，グループに座った一瞬にこのグループは緊張している，うつ的である，コンダクターに対して攻撃的であるなどの空気感が感じられるのだが，リモートの画面からは無機的にしか感じられない。

グループの空気感を反映する要素として表情筋の動き。身体の部分あるいは全体の動きが重要だと考えられる。私は日頃グループでは，表情を見るときに目の動きに捉われずに，口の周り，頬などに注目するようにと言うのだが，リモートの画面からそれらを見るのは困難である。顔の体幹に対する角度もわからない。手，腕，肩，胸，足，などの部分の動きも，その他の体の動きが全く見えない。空気感に反映すると考えている，画面には現れにくい，画面のちょっと下での動き，呼吸の乱れなどは全く観測，感受できない。

空気感の要素として，グループの存在する場所，窓，光の様子，音なども考えるのだが，これらについての情報はほとんど共有されない。また空気の動き，匂いが共有されないことも忘れてはならない。

ましてやグループの会場に来るまでの道のりなどは，考慮されることが少なくなる。通常のグループでは，遅刻についてはその状況また心理的背景について吟味するのだが，先日のリモートグループに遅刻した人がなんとなく遅れたと言ったのが印象的であった。来場するまでの出来事が話されなくとも，メンバーの近くにいるかもしれない家族，ペットなどについて語られることがこれから増えるのだろうか。それを期待している。

言葉のイントネーションやアクセントは，通常より聞き取りにくいことも留意する必要がある。これはマスクのあるなしに限ったことではなく，器具をとおしてのせいもあるのかもしれないが，相互の反応が見えないという状況では，感情反応自体が減弱してしまうのかもしれないと思う。

このように考えると，リモートのグループで

はノンヴァーバルの要素に関する情報が欠落してしまうことに気づく。

これまで私は，ノンヴァーバルなコミュニケーションを執拗に，多分バランスを欠いているという人もあるかもしれぬほど，重視してきた。それは私の外国語を用いてのグループ体験と関係している。外国語と言っても英語だが，病棟の大グループに初めて入った時の体験の苦痛と驚きから説き起さねばならない。英語と言っても同国人が外国語だというほどわかりにくいスコットランドとイングランドの国境地域（ボーダーズという）の言葉で語られるグループで，初めの頃私は何が話されているのかほとんど理解できなかった。しかしグループの空気感は体感していたのである。これは私にとっては不思議な体験で，それをレヴューで発言し，他のグループをワンウェイ・ミラーで観察し，スーパーヴァイザーや同僚にその正確性を確かめた。そして言語自体の意味を一語一語理解していなくとも，グループで話し合われた内容は，十分理解していることを確かめた。そればかりでなく，英語を話す人々が捉えることができなかった細かい感情の動きを指摘して驚かれることもあった。

帰国してから，土居先生にこの話をしたところ，先生も同じような体験をされており，"どう考えてもそうだとしか感じられなかったたことが，アメリカ人にはわからないんだよ"と言われたこともある。少し横道にそれかけたが，リモートでは頼りにしているノンヴァーバルの要素がこれまでのように頼れないとすると，ヴァーバルにコミュニケートしている部分についてこれまで以上に洗練された感性，理解力を磨く必要がある。

2．ヴァーバルコミュニケション

リモートの画面を見ていて奇妙なことに気づいた。22人のグループで，5×4の顔が見えその下に二人の顔が見える画面で，私の顔は一番上段の左から2番目にある。私から，下を見下ろす訳にはいかないのであるが，下に位置され

た人々はどのように感じるかと問うたところ，他のメンバーは，私が最上段にいるとは限らず，一番下にいることもあるという。人為的に位置が決まらないとは興味深いことである。平常どのグループでもどこに座ろうが，勢力地図はすぐでき上がる。民主的になるための位置関係だけはなかなか生み出せない。リモートでは，位置関係はまず民主的になりうる。しかし民主的な雰囲気，文化の確立は必ずしも容易ではなさそうだ。

　発言のあり方について見ると，誰が発言しているのかかが必ずしもはっきりしない。発言しようと思っても，縄跳びのリズムに乗れずに，ループに入れないように発言の機会を失してしまうことも起きる。そしてその時感じていたものが失われてしまう。これは通常のグループでも起きることであり，私は頭で考えずに，口で考えるようにと言う。リモートの場合の方がタイミングをとるのがより難しく感じるのが一般である。楽器の合奏の練習をリモートで行うのは困難だろうと推測するのだが，それでも合わせることは可能で，結構楽しめると音楽の専門家に聞いた。現時点では決定的に難しいように感じるが，合奏ができるのだから，将来的には乗り越えられるのではないかと楽観的である。しかし，挙手をして発言するように退行したくないものである。また声の質によっては，発言者が同定されにくいこともある。これは回を重ねることにより比較的容易に解決するであろう。

　それでなくとも発言することに抵抗を感じやすい人たちは一層引っ込み思案に傾くのではないかと恐れる。統合失調症の人の一般的な反応もどんなものであろうか。

　現時点で，私が最も重要で，早急に工夫する必要があると思うのは，安定し受容的な空気感の醸成である。

3．沈黙について

　沈黙をヴァーバルコミュニケーションの節に入れるのは妙に見えるが，沈黙は強力なコミュニケーションであることは間違いない。沈黙が支配したグループのレヴューで，loud な沈黙だったということがある。これは沈黙が多くを語っていたと意味合いだった。あるいはいろいろ意味が感じられた場合 pregnant だったということもある。

　リモートの場合グループの空気感に十分守られていないと沈黙は全く空虚な時間となってしまう。リモートの場合，沈黙の扱い方は一工夫必要なのではないかと感じている。むやみに介入して沈黙を焦って破ろうとする愚を重ねることなく沈黙の意味を共有することができるようになるためには新しい理解が必要であり，それが新たな発展につながると思う。

　リモートでグループを実践するためには，これまで以上に周囲の人々の協力が必要になったと痛感する。私には技術的にどのような機材，それを運用する技術，について述べることはできないが，そのバックアップのおかげで少しずつグループを楽しめるようになってきている。

Ⅵ　おわりに

　2 年を超えてまだ終息しないこのパンデミックの状況はいつまで続くのであろうか。

　陰鬱な気分に支配されたまま，人は降り止まぬ雨はないと，いつか来る晴天を待ち侘びているかのようである。

　コロナさえ抑え込めることができれば，また元の平和な世界に戻るのだからもうしばらくの辛抱だと元に戻りたい，戻るはずだという人がいる。せめてコロナ前の状態に戻って欲しいという叫びはあちこちから聞こえる。東北の大震災の災禍の復興の跡が，震災以前の海岸も，建物もすっかり変えられてしまい，新しく創造されたものに置きかわっているのが見える。人々の生活も根本から変わってしまっている地域もあるし，もちろん変わらないものもあるだろう。私見だが日本人の多くは元に戻ることを望んでいるのではないか。

　精神科医としての立場に限って考えると，置

かれている臨床の状況によっても異なるが，感染予防のために，何年も維持してきた解放病棟を，一時的にとは言っても一年あるいはそれ以上の期間閉鎖せざるを得なくなっている病院は決して少なくない。早く元の解放処遇に戻したいと思う。しかしこの閉鎖状況の体験の積み重ねは，解放状況に戻ったとしても，すぐ以前の解放状態に直ちに元に戻るとは言えないのではないか。

集団精神療法の教育訓練の現場も，コロナ前に戻るとは思えない。私はコロナの終息と，状況の復帰をいたずらに待望するのではなく，リモートの体験を今後に活かしてさらに活発になる方向を模索し続ける所存である。

ここまで書いて終わる予定にしていたところが，ロシアによるウクライナへの侵攻が伝えられ，日増しに状況は惨憺たるものになってきている。コロナの場合と異なり人間の人間による蛮行だけに，私は強い怒りを覚えている。コロナに関しては，怒りにはならず圧迫感とうつ気分に支配されている。

いずれにせよ，コロナ後にも，ウクライナ侵攻が終わるとしても，誰も世界が以前に戻ると思えないであろうし，私の心象風景もおなじところに戻ることはないと思う。

本邦における集団精神療法の現状と課題

藤澤　大介*1，田島　美幸*1，
田村　法子*1，近藤裕美子*1，
大嶋　伸雄*2，岡島　美朗*3，
岡田　佳詠*4，菊地　俊暁*1，
耕野　敏樹*5，佐藤　泰憲*1，
髙橋　章郎*6，中川敦夫*1*7，
中島　美鈴*8，横山貴和子*1，
吉永　尚紀*9，大野　　裕*10

Daisuke Fujisawa, Miyuki Tajima,
Noriko Tamura, Yumiko Kondo,
Nobuo Ohshima, Yoshiro Okajima,
Yoshie Okada, Toshiaki Kikuchi,
Toshiki Kono, Yasunori Sato,
Akio Takahashi, Atsuo Nakagawa,
Misuzu Nakashima, Kiwako Yokoyama,
Naoki Yoshinaga, Yutaka Ono

I　はじめに

　集団精神療法とは，「言葉によるやりとりや自己表現の手法等により，集団内の対人関係の相互作用を用いて，対人場面での不安や葛藤の

＊1　慶應義塾大学医学部
　　〒160-8582　新宿区信濃町 35
＊2　東京都立大学大学院人間健康科学研究科
　　〒116-8551　荒川区東尾久 7-2-10
＊3　自治医科大学附属さいたま医療センター
　　〒330-0834　さいたま市大宮区天沼町 1-847
＊4　国際医療福祉大学成田看護学部
　　〒286-8686　成田市公津の杜 4-3
＊5　首都医校作業療法学科
　　〒160-0023　新宿区西新宿 1-7-3
＊6　岡山県精神科医療センター
　　〒700-0915　岡山市北区鹿田本町 3-16
＊7　聖マリアンナ医科大学医学部
　　〒216-8511　川崎市宮前区菅生 2-16-1
＊8　肥前精神医療センター
　　〒842-0192　神埼郡吉野ヶ里町三津 160
＊9　宮崎大学医学部看護学科
　　〒889-1692　宮崎市清武町木原 5200
＊10　大野研究所
　　〒102-0072　千代田区飯田橋 3-4-4　第 5 田中ビル 3F

除去，患者自身の精神症状・問題行動に関する自己洞察の深化，対人関係の修得等をもたらすことにより，病状の改善を図る治療法」（厚生労働省，2020）である。

　さまざまな精神疾患や病態に有効であることが示唆されている（大野・他，2020；田島・他，2019）一方で，各疾患におけるエビデンスや，個人精神療法との使い分け，具体的な実施のあり方などについては，十分に整理されていないことも多い。

II　海外のガイドラインにおける　集団精神療法の位置づけ

　そこで，精神医療における集団精神療法の国際的な位置づけを把握するために，International Guideline Library（Guidelines International Network：GIN, n.d.）を通じて諸外国の診療ガイドラインを概観した。

1．うつ病

　イギリス（NICE guideline），ドイツ（S3 guideline），アメリカ（APA ガイドライン），マレーシア，フィンランド，オランダのガイドラインが該当した。

　有用な精神療法として認知行動療法（CBT），対人関係療法（IPT）が最も推奨されており，他に行動療法，認知療法，マインドフルネス認知療法（MBCT），力動的精神療法，支持的精神療法，問題解決型のカップルセラピーが推奨されている。治療形式（個人，集団，電話，コンピューター，読書療法など）が有効性に影響を与えるかどうかのデータは限定的であるが，イギリス，ドイツ，アメリカ，マレーシア，フィンランドのガイドラインで，集団療法が選択肢の一つとして言及されている。

　一般的に，集団精神療法は軽症から中等症のうつ病に対して推奨され，重症例に対しては個人精神療法が推奨されている。集団認知行動療法（集団 CBT）が最も効果が検証されている集団精神療法であり，再発予防には MBCT の効果が強く実証されている。その他，集団 IPT，集団非指示的支持療法（集団 NDST），集団身体活動プログラム，集団ガイド付きセルフヘルプも推奨されている。

　診療コストに関する検討によれば，デジタル CBT と集団精神療法（CBT，IPT，NDST）の推定コストは，個人 CBT や家族療法の推定コストよりも低く，イギリスのガイドラインでは，青年期の軽症うつ病に対しては，デジタル CBT，集団 IPT，集団 NDST，集団 CBT のいずれかを最初に提供すべきであるとしている。アメリカのガイドラインでは，高齢者（≧60歳）の初期治療として，集団回想法（group life-review therapy）または集団 CBT を，単独，または，通常のケアに追加して提供することを推奨している。

　集団精神療法のセッション数や期間に言及しているのはイギリスとドイツのガイドラインで，1 セッション 2 時間×10〜12 回または 8〜16 回行う，としている。イギリスのガイドラインでは，再発予防のために 1 カ月後と 6 カ月後のフォローアップ・セッションを行うことが言及されている。また，イギリスのガイドラインでは MBCT について，1 セッション 2 時間×8 週間，および，治療終了後の 1 年間に 4 回のフォローアップ・セッションを行うと言及している。

　一般的に，集団療法を実施する場合は，個別のモニタリングに特別な注意を払う必要があるというコンセンサスがある。

2．不安症

　イギリス（NICE guideline），ドイツ（S3 guideline），アメリカ（APA），カナダ，オーストラリア・ニュージーランド，インド，カタール，フィンランド，スウェーデン（後二者は原語のみ）のガイドラインが該当した。

　いずれのガイドラインにおいても，不安症に対する精神療法としては認知行動療法／曝露療法が推奨されている。一部のガイドラインでは力動的精神療法も推奨されている〈ドイツ（不安症全体），アメリカ・インド（パニック症），イギリス（社交不安症）〉。

　個人療法と集団療法のどちらの形式でも良いとしているのは，カナダ（不安症全体，パニック症，全般性不安症），アメリカ・インド（パニック症），イギリス（全般性不安症に対する Step2 としての心理教育的グループ），カタール（全般性不安症状に対する Step2 としての心理教育的グループ），個人形式が利用できない場合に集団形式を用いるとしているガイドラインは，ドイツ（不安症全体）とイギリス（社交不安症）であった。

　セッション数・期間を明記しているガイドラインは少ないが，明記されているガイドラインの中では，週 1 回 1-2 時間，計 6-16 回で実施，といったように幅がある。

　特定の治療モデル・マニュアル・プロトコルについて言及していたのは，イギリスのガイドラインにおける社交不安症のみ（Clark &

Wells または Heimberg モデル）であった。認知行動療法の中で扱う内容や技法について明言しているガイドラインも少なかった。明言されている中では，心理教育，セルフモニタリング，曝露療法（系統的曝露を含む），安全行動の妨害（非機能的な行動の修正を含む），認知再構成（信念への対処を含む），行動実験，リラクセーション，再発予防，対人関係やその他の感情的な問題への対処，メタ認知療法，不確実さの不耐性に対する認知行動療法，などが触れられている。

3．統合失調症

イギリス（NICE guideline），スコットランド，ドイツ（S3 guideline），アメリカ（APA），カナダ，オーストラリア・ニュージーランド（RANZCP），インドが該当した。集団療法と個人療法とを明確に区別しているガイドライン〈イギリス，スコットランド，アメリカ，カナダ，オーストラリア・ニュージーランド（RANZCP for early psychosis のみ）〉と，区別していないガイドラインがあった。

イギリス，スコットランドのガイドラインで，集団療法に含まれるのはアートセラピー家族介入と心理教育であり，オーストラリア・ニュージーランドの RANZCP for early psychosis ではさまざまな介入を取り入れた集団プログラムが含まれた。

アメリカとカナダのガイドラインでは，CBT for Psychosis や認知矯正療法（Cognitive Remediation）の効果が集団と個別で個別差がないとして，集団精神療法の形式での提供も含めて推奨している。アメリカのガイドラインでは最低でも 16 回は実施すべきと記載している。

イギリス，スコットランド，オーストラリア・ニュージーランドの RANZCP for early psychosis では，CBT は個人療法としての実施を前提としている。

各ガイドラインの共通要素として，統合失調症に対する集団精神療法は，「他の治療法と組み合わせる」「心理教育の要素は重要」「患者のニーズに合わせて選択する」ことがあげられる。

Ⅲ　国内のガイドラインにおける集団精神療法の位置づけ

1．大うつ病性障害

日本うつ病学会による治療ガイドライン（2019）では，大うつ病性障害に有用な心理社会療法として，心理教育，支持的精神療法，認知行動療法，対人関係療法，（認知）リハビリテーションに言及されている。原理的にはこれらのアプローチを集団形式で実施することも可能と考えられるが，ガイドライン上は集団精神療法に関する記述はない。

2．双極性障害

日本うつ病学会による治療ガイドライン（2020a）では，双極性障害の抑うつエピソードに対する心理社会療法としては，エビデンスの裏付けは乏しいとしながらも，患者に対する心理教育，家族に対する心理教育，支持的精神療法，認知行動療法，対人関係療法などの心理社会的療法を薬物療法に併用することの重要性が記述されている。個人療法と集団療法の区別に関する記述はない。

双極性障害の再発予防に対する心理社会療法として，心理教育，対人関係−社会リズム療法，家族焦点化療法，認知行動療法があげられている。このうち，心理教育については集団療法形式での有効性が実証されているが，そのほかの療法については触れられていない。

3．高齢者のうつ病

日本うつ病学会による治療ガイドライン（2020b）では，高齢者のうつ病に有用な心理社会療法として，認知行動療法，対人関係療法，支持的精神療法，問題解決療法，回想療法／ライフレビュー，行動活性化療法が記載されている。このうち，回想療法は，集団精神療法の形式で実施されることが標準的である。その他の

精神療法は，個人療法・集団療法のいずれの形式もありうるが，同ガイドラインではそれに関する記述はない。

4．社交不安症

日本不安症学会／日本神経精神薬理学会による診療ガイドライン（2021）では，社交不安症に有用な精神療法として，個人CBT（Clark & Wells モデルあるいは Heimberg モデル）を推奨している。集団CBTも有効な治療の一つとしながらも，個人CBTと比較して臨床的・医療経済的効果の面で及ばず，個人CBTを優先することを前提としている。

イギリスの NICE ガイドラインにおいて，個人CBTやサポートつきセルフヘルプを患者が望まない場合に提案されている短期力動的精神療法については，本邦で社交不安症に特化した短期力動的精神療法のマニュアルや治療者のトレーニングが標準化されておらず，診療報酬上も規定されていないことから推奨に含まれなかった。対人関係療法・マインドフルネスに基づく介入は治療待機と比較して優位性が認められず推奨されていない。

Ⅳ　診療報酬上の集団精神療法の位置づけ

本邦では1994年から通院集団精神療法，入院集団精神療法が診療報酬化されている。

1．入院集団精神療法

入院集団精神療法は，精神科を標榜する保険医療機関において，精神科医師，および，一人以上の精神保健福祉士又は公認心理師等により構成される，二人以上の者が行った場合に算定できる。1回に15人に限り，1日につき1時間以上実施した場合に，入院から6カ月以内の入院患者に対して週2回に限り算定できる（1日につき100点）。個々の患者について精神科医師による治療計画が作成されていることが必要である。入院集団精神療法を実施した場合は，その要点を個々の患者の診療録等に記載する必

要がある。また，入院精神療法と同一日には算定できない。

2．通院集団精神療法

通院集団精神療法は，精神疾患の患者に対して，一定の治療計画に基づき，集団内の対人関係の相互作用を用いて，自己洞察の深化，社会適応技術の習得，対人関係の学習等をもたらすことにより病状の改善を図る治療法をいう。

精神科を標榜する保険医療機関において，精神科医師，および，一人以上の精神保健福祉士又は公認心理師等により構成される二人以上の者が行った場合に限り算定できる。1回に10人に限り，1日につき1時間以上実施した場合に，開始日から6カ月を限度として週2回に限り算定する（1日につき270点）。通院集団精神療法を実施した場合は，その要点を個々の患者の診療録等に記載する必要がある。また，通院精神療法と同一日には算定できない。

3．依存症集団療法

依存症集団療法は，薬物依存症，ギャンブル依存症，アルコール依存症を対象とする集団療法である（薬物依存症：340点，ギャンブル依存症：300点，アルコール依存症：300点）。依存症集団療法と同一日に行う他の精神科専門療法は算定できない。いずれにおいても，依存症集団療法実施後に，精神科医および精神科医の指示を受けて当該療法を実施した従事者が，個別の患者の理解度や精神状態等について評価を行い，その要点を診療録等に記載する必要がある。

1）薬物依存症

覚醒剤，麻薬，大麻，危険ドラッグに対する物質依存の外来患者に対して，精神科医，又は，精神科医の指示を受けた看護師，作業療法士，精神保健福祉士，公認心理師で構成される二人以上の者（うち一人以上は専従の精神科医，看護師，作業療法士：いずれも適切な研修を修了した者に限る）が，認知行動療法の手法を用いて薬物の使用を患者自らコントロールする手法

等の習得を図るための指導を行う場合に算定できる。平成22～24年度厚生労働科学研究費補助金障害者対策総合研究事業において「薬物依存症に対する認知行動療法プログラムの開発と効果に関する研究」の研究班が作成した物質使用障害治療プログラムに沿って行う必要があり，1回に20人に限り90分以上実施する必要がある。治療開始日から6カ月を限度として週1回に限り算定できる。精神科医が特に必要性を認めた場合は，2年を限度としてさらに週1回かつ計24回に限り算定できる。

2）ギャンブル依存症

ギャンブル依存の外来患者に対して，精神科医，又は，精神科医の指示を受けた看護師，作業療法士，精神保健福祉士，公認心理師で構成される二人以上の者（うち一人以上は適切な研修を修了した専従の精神科医，看護師，作業療法士）が，認知行動療法の手法を用いて，ギャンブルの実施を患者自らコントロールする手法等の習得を図るための指導を行う場合に算定できる。平成28～30年度日本医療研究開発機構障害者対策総合研究開発事業において「ギャンブル障害の疫学調査，生物学的評価，医療・福祉・社会的支援のありかたについての研究」の研究班が作成した「ギャンブル障害の標準的治療プログラム」に沿って行う必要があり，1回に10人に限り60分以上実施する必要がある。治療開始日から3カ月を限度として2週間に1回に限り算定できる。

3）アルコール依存症

アルコール依存の外来患者に対して，精神科医，又は，精神科医の指示を受けた看護師，作業療法士，精神保健福祉士，公認心理師で構成される二人以上の者（うち一人以上は適切な研修を修了した専従の精神科医，看護師，作業療法士）が，認知行動療法の手法を用いて，アルコールの使用を患者自らコントロールする手法等の習得を図るための指導を行う場合に算定できる。1回に10人に限り60分以上実施する必要がある。プログラムはアルコール依存症の治療に関する動機付け面接および認知行動療法の考え方に基づくプログラムである必要があり，担当する精神保健福祉士又は公認心理師は，一定の要件を満たした8時間以上の研修を修了している必要がある。週1回かつ計10回に限り算定できる。

V　我が国における集団精神療法の実施状況

厚生労働省が公開しているナショナル・データベース（厚生労働省，2018）によれば，我が国の2018年度の集団精神療法の実施実績は表1の通りである。

外来患者が平均2週間に1回通院している（年間25回通院精神療法を算定）と仮定し（年間約200万人が通院），外来集団精神療法が1クール平均10回であると仮定する（約3,000人が受療）と，外来患者のうち集団精神療法を受療しているのは約0.15％という計算となる。

しかし，これは仮定に基づく試算であり，実際には，集団精神療法はデイケア，ショートケア，精神科作業療法などさまざまな形態で実施されている可能性がある。また，集団精神療法の診療報酬が個人精神療法よりも低いため，集団精神療法の前後に個人精神療法を実施するなどによって個人精神療法が算定されている可能性もある。さらに，診療報酬の対象となっている集団精神療法には，さまざまな対象（診断や病態），形態（時間・回数・提供方法など），内容（認知行動療法，精神力動的精神療法など）が混在しており，その内容，エビデンスレベル，質は不明確である。このように，本邦の集団精神療法の実態は不明なことが多い。

VI　集団精神療法に関する厚生労働科学研究

そこで，本邦における集団精神療法の実態を把握し，国内外のエビデンスを踏まえて効果的な集団精神療法を確立する目的で，2021年度に採択された厚生労働科学研究「効果的な集団精神療法の施行と普及および体制構築に資する研究」では，以下の四つの柱で調査・研究を進めている。

表1　2018年度の精神科専門療法の実施件数
（厚生労働省，2018を元に筆者作成）

診療行為	件数	備考
入院精神療法	12,187,685	
通院精神療法	50,120,501	
入院集団精神療法	54,632	入院精神療法の 0.45%
通院集団精神療法	31,053	通院精神療法の 0.06%
依存症集団療法	1,169	通院精神療法の 0.002%

①集団精神療法のエビデンスの整理

　　うつ病，不安症，統合失調症の集団精神療法に関する国内外の研究知見の整理。

②集団精神療法の実態調査

　　海外機関へのヒアリング，および，国内の医療・保健行政機関を対象とした実態調査。

③集団精神療法の研修と質担保の方法論の確立

　　集団精神療法の質担保のために施行者に望まれる要素，ならびに，評価法の明確化と，インターネット等を用いた指導（コンサルテーション・スーパービジョン）の方法の確立。

④集団認知行動療法のプログラムの作成と実証研究

　　集団認知行動療法のマニュアルの作成とランダム化比較試験の実施。

　この研究により，common mental illness に対する集団精神療法の国内外のエビデンスが整理され，集団精神療法の実態〈実施状況，実施形態（治療の構造，種類）など〉や，実施上の課題が明らかになり，抑うつを中心とする集団認知行動療法のマニュアルが作成され，治療者の評価（中島・他，2021）や研修が開発される見通しである。

謝　辞

本原稿の一部は，厚生労働科学研究「効果的な集団精神療法の施行と普及および体制構築に資する研究（21GC0701）」によった。

文　献

Guidelines International Network (GIN) (n.d.) International Guideline Library. (http://www.g-i-n.net/ ［2022年4月28日閲覧］)

厚生労働省（2020）医科診療報酬点数表―2020年4月版．社会保険研究所．

厚生労働省（2018）NDBオープンデータ分析サイト．(https://www.mhlw.go.jp/ndb/opendatasite/ ［2022年4月28日閲覧］)

中島美鈴・藤澤大介・松永美希，他（2021）もう一歩上を目指す人のための集団認知行動療法治療者マニュアル．金剛出版．

日本不安症学会／日本神経精神薬理学会（2021）社交不安症の診療ガイドライン．(https://minds.jcqhc.or.jp/docs/gl_pdf/G0001312/4/Social_anxiety_disorder.pdf ［2022年4月28日閲覧］)

日本うつ病学会（2019）日本うつ病学会治療ガイドライン　Ⅱ．大うつ病性障害．(https://www.secretariat.ne.jp/jsmd/iinkai/katsudou/data/20190724-02.pdf ［2022年4月28日閲覧］)

日本うつ病学会（2020a）日本うつ病学会治療ガイドライン　Ⅰ．双極性障害．(https://www.secretariat.ne.jp/jsmd/iinkai/katsudou/data/guideline_sokyoku2020.pdf ［2022年4月28日閲覧］)

日本うつ病学会（2020b）日本うつ病学会治療ガイドライン―高齢者のうつ病治療ガイドライン．(https://www.secretariat.ne.jp/jsmd/iinkai/katsudou/data/guideline_20200713.pdf ［2022年4月28日閲覧］)

大野裕・堀越勝監修，田島美幸編（2020）集団認知行動療法の進め方．培風館．

田島美幸・藤澤大介・石川博康（2019）ワークで学ぶ認知症の介護に携わる家族・介護者のためのストレス・ケア―認知行動療法のテクニック．金剛出版．

「ひきこもる能力」を育む

▶ 精神分析の立場からコロナ時代のひきこもり支援を考える

Takahiro A. Kato

加藤　隆弘*

Ⅰ　はじめに

「社会的ひきこもり（以下ひきこもり）」は，6 カ月以上にわたり，就労・学業など社会参加を回避し家庭内にとどまっている現象で，内閣府調査では，ひきこもり状況にある者（以下ひきこもり者）は 110 万を越えることが推定されている（Kato et al., 2019）。さらに，現在のコロナ禍による外出自粛等により，ひきこもりと縁のなかった方々もひきこもりに類する状況におかれがちであり，病的なひきこもりの予防やその打開が喫緊の社会的課題となっている（Kato TA, Sartorius N & Shinfuku N, 2020；加藤，2020）。

筆者は，大学病院で働く精神科医／精神医学者として，そして精神療法家（精神分析家／グループサイコセラピスト）として，大学病院内に研究を兼ねたひきこもり専門外来を立ち上げ，生物心理社会的理解に基づく支援法開発をすすめている。こうした営みを通じて，ひきこもり支援では薬物療法だけでは不十分なことが多く，精神療法的支援の重要性を体感してきた。逆説的ではあるが，「ひきこもる能力」を育むことが病的ひきこもり脱出の鍵になると近年筆者は考えている（加藤，2020）。本稿では，筆者が提唱している「ひきこもる能力」について紹介し，ひきこもり臨床の現在と未来を精神分析の観点から展望する。

Ⅱ　ひきこもりの発生モデル

ひきこもりの背景には以前からさまざまな因子が想定されてきた（Kato et al., 2019；Kato, Shinfuku & Tateno, 2020）。筆者らによる小規模調査では，ひきこもり者の 7 割程度に精神疾患を並存していたが（Teo et al., 2015），精神疾患を並存しないひきこもり者も少なくなかった。精神疾患を併存するひきこもり者の治療では，その精神疾患そのものに対するガイドライン等に基づく薬物療法が著効することがある（加藤，2022）。しかしながら，精神症状自体が改善したとしても，ひきこもり状況から脱出するまでには至らない症例が多い。しかるに，精神疾患の有無に関わらず心理社会的因子の理解がひきこもり臨床では肝心である（Kato et al., 2012）。図 1 のように，幼少期から大人に至るさまざまな体験・経験がひきこもり発生に関与している（Kato et al., 2012）。

甘え，過保護，いじめといった幼少期の家庭・学校での体験は，個人のレジリエンス低下やストレス耐性の低下を招き，ひきこもり状況を導きやすい（Kato, Sartorius & Shinfuku, 2020；加藤，2020；Kato, Shinfuku & Tateno,

＊九州大学大学院　医学研究院　精神病態医学
　〒 812-8582　福岡市東区馬出 3 丁目 1-1

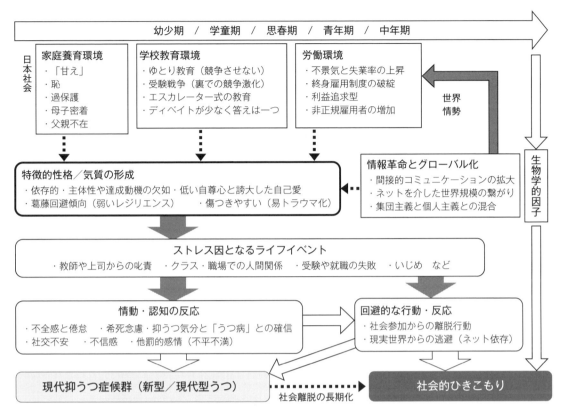

図1 「社会的ひきこもり」の発生モデル

（加藤隆弘（2020）みんなのひきこもり―つながり時代の処世術，より引用・改変）

2020）。幼少期にレジリエンスが十分に育まれなかった個人が強いストレスを強いられるような状況に曝されると，抑うつ・不安あるいは恐怖が過剰に生じやすく，ストレスから逃げるという回避行動によって一過性の安堵を得ようとする。こうして通学・通勤という一般的な社会参加から撤退し，自宅に留まり続ける状況が6カ月を超えると「社会的ひきこもり」と定義される状態になってしまうのである。

ひきこもりはじめの時期には，学校に行ったり会社に行くという日常の苦痛から解放されたという安堵感のため，心的苦悩から解放されることが多く，不安・抑うつは軽減しがちであり，初期段階で孤独を感じる者は多くない。しかし，ひきこもり状況が数カ月，数年と長期化するにつれ，他者との交流が乏しくなる中で，人恋しさを自覚するようになり，孤独感が増大する。孤独感を解消するための手っ取り早い方法として，大人であれば飲酒やパチンコといった形で孤独を癒やそうとするかもしれない。他方，若者の多くは，容易に自宅に居ながらにして他者とつながることができるSNSやオンラインゲームの世界に没入しがちである。重要なのは，こうした気晴らしで得られる満足は一過性であり，さらなる満足を得るために，飲酒量が増えアルコール依存に陥ったり，パチンコ依存・ネット依存・ゲーム依存に陥る危険を孕んでいる。こうした状況は，図2のような悪循環を生じさせ，家族との軋轢を生じやすく，家庭内暴力や虐待といった問題が引き起こされたり，自殺や犯罪といった悲劇にもつながりかねない（Kato, Sartorius & Shinfuku, 2020；加藤，2020）。

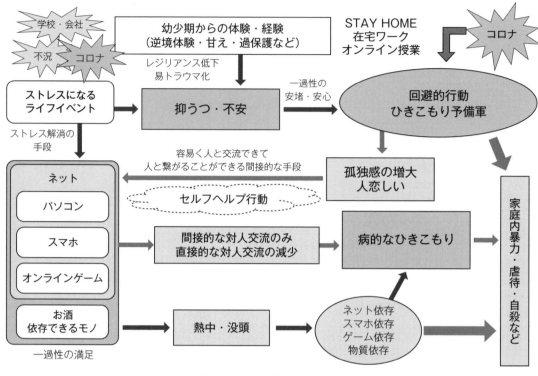

図 2　コロナ時代のひきこもり
(Kato, Shinfuku & Tateno（2020）Current Opinion in Psychiatry，より引用・改変)

Ⅲ　ひきこもりとコロナ禍の影響

　さらに，コロナ禍では，外出自粛等の要請によりオンライン学習・在宅ワークといったステイホームの生活様式が奨励されており，従来とは違う形でのひきこもりライク症例が増えている。従来のひきこもりは，苦痛な日常生活の中で生じる抑うつ・不安を解消するための回避行動としてのひきこもりと理解されるケースが多かった。しかし，現在のコロナ禍では，コロナウイルス感染を防ぐための社会的要請として従来ひきこもりと無縁であった人たちも，物理的にひきこもらざるを得ない状況なのである（図2）。すでに筆者の日常臨床の場面では，コロナ禍での外出自粛・在宅ワーク・オンライン授業，あるいは退学・離職等により，物理的にひきこもりに近い状況に陥ったことを契機として，精神的不調を呈し受診する人が増えている。

こうした方々を早期発見・早期介入できる体制作りが重要であり，さらには，こうした状況において病的なひきこもりに陥らないための予防的アプローチも求められている。

Ⅳ　ひきこもりの心の世界

　さて，このようにひきこもりの発生とそのプロセスには幼少期から現在に至る社会的状況，そして，個々人の心的発達の課題・パーソナリティといったさまざまな要素が複雑に絡み合っている。筆者は，専門外来を中心としたひきこもり臨床活動を通じて，生物・心理・社会といったそれぞれの側面への評価と介入が重要であり，特に，長期化・複雑化しているケースでは精神分析的精神療法の併用が効果的であるとの考えに至っている。こうした精神療法実践のためには，ひきこもり者の「心の世界」を理解することが不可欠である。

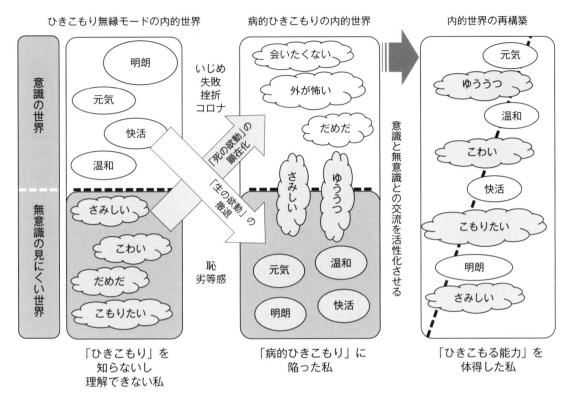

ひきこもり無縁モードの内的世界　　病的ひきこもりの内的世界　　　内的世界の再構築

意識の世界

無意識の見にくい世界

明朗
元気
快活
温和

さみしい
こわい
だめだ
こもりたい

いじめ
失敗
挫折
コロナ

「死の欲動」の顕在化
「生の欲動」の撤退

恥
劣等感

会いたくない
外が怖い
だめだ

さみしい　ゆううつ

元気　温和
明朗　快活

意識と無意識との交流を活性化させる

元気
ゆううつ
温和
こわい
快活
こもりたい
明朗
さみしい

「ひきこもり」を
知らないし
理解できない私

「病的ひきこもり」に
陥った私

「ひきこもる能力」を
体得した私

図3　ひきこもりの内的世界と精神分析的アプローチ
（加藤隆弘（2020）みんなのひきこもり―つながり時代の処世術，より引用・改変）

19世紀末から20世紀初頭にかけてジークムント・フロイトが創出した精神分析では，誰しも人間の心（「内的世界」）には自分自身で知覚できる「意識（意識の世界）」と，自らは知ることが困難で見にくい「無意識（無意識の世界）」が存在することを大前提としている。フロイトは内的世界には，二つの欲動が存在すると提唱している。一つは創造に向かう「生の欲動」であり，もう一つは無に帰する方向に向かうドライブ「死の欲動」である。

病的ひきこもり状態にある者の「意識の世界」は，図3の中央のように「人と会いたくない」「外が怖い」「だめだ」という「死の欲動」に基づくネガティブな気持ちで溢れており，元気で快活であった頃の自分は無意識の奥底に隠れてしまっている。上述のように，ひきこもり初期では抑うつ気分や孤独感は意識されないこ

とが多いが，歳月が流れるにつれ，強く意識されるようになると苦悩の発生源となる。

一方，日本では100万人を越える人々がひきこもり状態にあると推定されているが，それ以外の国民はひきこもり状態にあるわけではなく，ひきこもりと無縁な方々が大多数である。こうした人々の多くは「ひきこもる人の気持ちなんて全く理解できない！」と思いがちであり，まさか自分自身が病的ひきこもり状態に陥るとは考えていないはずである。筆者は，こうしたひきこもり無縁モードの人々の意識と無意識の世界を図3の左側のように捉えている。彼ら／彼女らの意識の世界は「明朗」「元気」「快活」「温和」という言葉で表現されるように「生の欲動」に基づくポジティブな気持ちで溢れている。今流行りの言葉を借りれば「陽キャ」である。ひきこもり無縁モードの「陽キャ」の人たちは，まさ

か自分の心の奥底に，病的なひきこもりの人々が持っているような「こもりたい」「だめだ」「こわい」「さみしい」といった気持ちが潜んでいることは知る術もないのである。ところが，実際には，ひきこもりと無縁な方々こそが，予期せぬ失敗や挫折体験などを契機として病的ひきこもり状態に陥りがちなのである。これまで意識の世界を満たしていた「生の欲動」は無意識の世界に撤退し，これまで海底火山のように潜んでいた「死の欲動」が噴火し，苦悩の真っ只中に置かれてしまうのである。いまのコロナ禍では，外出自粛が奨励されているため，ひきこもり無縁モードから物理的にひきこもらざるを得ない状況にシフトしやすく，図3の中央のような病的ひきこもり状態に陥ってしまうケースが増えているのではないかと筆者は懸念している。

V　ひきこもる能力

　ここまで，「ひきこもり」を病理的なものとして論じてきたが，果たして「ひきこもること」をネガティブな病的なものと見なすだけで十分であろうか。携帯電話やスマートフォンを筆頭としたモバイル端末の普及により，どこにいても誰かとつながるようになり，インターネットの普及により，裏の世界がすぐに表に出てくる社会になった現代という「つながり時代」において，昔のように人々が安心して「ひとりでいること」が難しくなっている。何もかもがつながり，裏表がなくなってしまいやすい現代社会であればこそ，極端に物理的に「ひきこもる」という形で社会から閉じこもる者が台頭しやすくなったのではないか。「ひきこもる」という現象は，ひきこもり空間を喪失した現代人が原始的欲求として無意識的に渇望している行動ではないかと筆者は考えている（加藤，2020）。

　フロイトが「死の欲動」を提唱したのは，第一次世界大戦の悲劇の結末を目の当たりにした1920年のことである。人間誰しもが有する無意識的欲動として「生の欲動」に加えて「死の欲動」を新たに加えたのである（Freud, 1920）。

フロイトは，「生の欲動」と「死の欲動」をエロスとタナトスに擬えている。『誰しも無意識のなかには死に導く欲動が潜んでいるのだ！』というフロイトの「死の欲動」論は当時の精神分析サークルの間では賛同を得られなかった。現代精神分析の礎を築いたメラニー・クラインは，「死の欲動」を支持した数少ない精神分析家であり，いまでもクライン学派では「死の欲動」は攻撃性・羨望・自殺といった精神現象を理解する上での鍵概念となっている。

　他方，戦争神経症などの研究からスキゾイド（シゾイド）論を提唱し対象関係論の萌芽期に活躍した英国エジンバラの精神分析家ロナルド・フェアバーンは，健常者を含む人間のパーソナリティの基本的な二大構成物として，「興奮させる対象（Exciting Object）」と「拒絶する対象（Rejecting Object）」の二つの内的対象を提唱している（Fairbairn, 2017 ; Fairbairn 1952）。フロイトの「死の欲動」論，そして，ファアバーンの「内的対象関係」論に準じれば，「人間であるからには，誰しもひきこもり的傾向を有している」ということになり，現代社会におけるひきこもり現象は「死の欲動」あるいは「拒絶する対象」の極端な表現形ではないかと筆者は考えている。

　英国の小児科医であり精神分析家であったドナルド・ウィニコットは「ひとりでいられる能力（capacity to be alone）」という概念を提唱している（Kato et al., 2017 ; Winnicott, 1958）。独立／自立した大人になるためには「ひとりでいられる能力」が必要というのである。ウィニコットは，原始的な母子関係を不可分なツインと捉えており，成長に伴い母子が分離される過程において「母子が物理的には二人でいるんだけど，あたかもひとりでいるかのような心的状態」の意義を説いている。病的なひきこもり状態の方々は，『人前に出たら，元気に快活に振る舞わねば！』あるいは『外に出て人と会ったら何かしゃべらないといけない』という無意識的プレッシャーを抱えていることが多い。誰か

と物理的に一緒にいても，無理して話そうとせずにリラックスできるような状態になることで「病的ひきこもり」を脱することができると筆者は考えている。こうした能力のことを，筆者はウィニコットの言葉に擬えて「ひきこもる能力」と名付けている。

Ⅵ　「ひきこもる能力」の獲得

　ひきこもり者救出の鍵は「安心してひとりでいることが可能な心的スペースの（再）獲得」にあると筆者は考えており，ここにおいて精神分析的精神療法の有用性を唱えている（Kato & Kanba, 2017；Kato et al., 2016；加藤・他，2015；加藤，2015）。精神分析的精神療法，特にカウチを用いた非対面法による精神分析では，患者ばかりではなく治療者のこころの中に「関わりたい」という気持ちと「そっとしておきたい（ひきこもっていたい）」という両極端のアンビバレントな気持ちが生じやすく（藤山，1999），面接中はこうしたアンビバレンスが沈黙などの形で共有される。沈黙が苦手で仕方なかったひきこもり者が，セッションの中で治療者と二人でいながらにして沈黙し「ひとりでいる」かのような時空間をこなしてゆくことで，「ひとりでいられる能力」「ひきこもる能力」が育まれ，物理的に誰もいない空間にひきこもるという防衛から解放されるのである（Kato et al., 2017；Winnicott, 1958）。個人精神療法に加えて，こうした精神分析理論をベースに実践される精神分析的集団精神療法は，ひきこもり患者同士が上述のアンビバレンスを集団の中で体験しながら相互に観察しつつ体感できるという点で効果的である（加藤，2021；相田，2006）。

　図3の右側は，「ひきこもる能力」を獲得した心の状態である。精神分析的治療により，「意識の世界」と「無意識の世界」との交流がすすみ，これまで見ることができなかった，あるいは，見て見ぬふりをしてきた無意識の醜い自分にも気付き，さらに，こうした自分を受け入れることができるようになることで，「ひきこもる能力」をも備えた一人の大人として心的成長を遂げるのである。つまり，物理的に外にいても集団の中にいても安心してひとりでいることが可能な心的スペースを獲得することで，病的に自室に引きこもらざるを得なかった世界から解放されるのである。

Ⅶ　架空症例

　最後に，コロナ禍を契機として治療的進展を遂げたひきこもり症例Aの精神分析治療の断片を呈示したい。個人情報保護・守秘性に考慮し，架空の症例として臨床的インパクトを損なわない程度に大幅に修正を加えている。

　Aは，車の運転ができなくなった30代後半のひきこもり男性である。大卒後，正社員として働いていたが，どこの会社も3年と長続きせず，職を転々とし，十年程前からは怨みを抱く家族と離れ，アパートに一人ひきこもっていた。ひきこもり支援機関から紹介されたAは，初対面の私（筆者）と割と快活に話すことができる青年であったが，慇懃無礼な程に腰が低いことが印象的であった。精神分析導入当初，夜遅くや早朝のセッションにもかかわらず，不平不満の一言もなく遅刻欠席なく通い続け，セッション中は沈黙なく，事前に用意してきた台本を読むように語り続けていた。こうしたAであったが，治療者による解釈等を通じて自らの怒りや攻撃性に自覚的になるにつれ，治療者に対してネガティブな気持ちも徐々に表出できるようになってきた。Aとの昼間のセッションは，私が勤務する病院の病棟内に置かれたカウチの部屋で行っていた。分析治療を開始して数年経ったX年3月，いよいよ新型コロナウイルスが日本でも拡がる兆しがでてきた。Aはこれまでひきこもることへの罪悪感を強く抱いていたが，外出自粛が世界中で叫ばれるようになり，罪悪感が軽減したことが語られはじめた。ちょうどその頃の幾つかのセッションでの対話を以下に呈示する。

　（以下，Aの発言を「」，治療者（私）の発言を〈〉で表記する）

「先生，いいんですか?!　このまま続けて！」

〈車で私をひき殺してしまうという恐れが，まさにいまここで，私にコロナを移すということで実際に起こってしまいそうで怖くて仕方ないのでしょう〉

私は，コロナウイルスを恐れる A の不安を，「乗り物恐怖（fear of drive）」をもつ A が無意識に潜ませている「死の欲動（death drive）」に繋げて精神分析的に解釈した。その後のセッションでも，A は現実的な不安・恐怖としてコロナ禍で精神分析セッションを続ける私に抗議するのであった。

「そもそも病院の入口，そして，この病棟の入口にも【面会禁止】って貼ってあるじゃないですか！　本当にこのまま精神分析を続けていいんですか？！」

こうした訴えに対して，私は具体的にセッションを中止することなく，これまでのように A の無意識的なものを取り扱うことに専心していた。しかしながら，コロナは日本社会全体を恐怖の渦に巻き込みはじめ，セッションにおいても，患者の内的世界の投影としてだけではなく，いよいよ現実の危機としてコロナのことを取り扱わねばならないような状況に置かれ，私の治療者としての機能（抱える能力）は麻痺しはじめたのである。咳をする A に対して，『もしかしてコロナでは？』という疑念が私の心に沸くこともあった。結局のところ，数週間後にはカウチの置かれた部屋のある病棟全体が急遽コロナ患者専用病棟となり，外的な要因により，精神分析セッションを行う場所自体が失われてしまったのである。

「だから，先生，言っていたでしょ，ぼくは最初から！」

セッションができなくなったことを伝えた日，A は『自分の判断は間違っていなかった，先生の判断が間違っていた！』と言わんばかりに勝ち誇っており，治療者としての私は無力感・やるせなさを感じざるを得ない状況に陥ったのである。

私は『この状況でもなんとか精神分析をできないか』と画策し，2 カ月の中断を経て，電話での精神分析セッションを再開した。その数カ月後には病棟ではないが院外の精神分析室において直接会ってのセッションを再開した。しばらくぶりに来院した A は，カウチに横になり，しばし沈黙の後，次のように発した。

「今日来てみて，わかりました……やっぱり，直接通ってくるということが大事だったんですね」

以前は沈黙になると沈黙をかき消すかのように語っていた A であったが，これまでになく緊迫感のない平穏な沈黙の時間が流れるようになった。直接会えないという時期を経て，ライブに会うことができる精神分析の時空間は以前とは違う「こころの居場所」になったように私には感じられた。

「以前は沈黙が怖くて，意味もなく話していました……ここだけではないんです……人前に出るといつもピエロみたいに陽キャを演じていて……それに疲れたのかな……」

ひとり，独房のようにひきこもらざるを得ない所以を語り，これまで仕事や対人関係が長続きしないという人生の反復における無意識的機制を自ら洞察しはじめたのである。

「先週夢を見ました……でかい魚を釣ったんです……一人だったんですけど，いや，なぜか天井に親父がいて，親父に『釣れたよ！』って伝えると，親父も『そうか！』って喜んでくれて……」

「そういえば，昔，親父と魚釣りによく行っていたんです……中学の時，ちょうどいじめにあっていて，学校に居場所がなくて，でも魚釣りだけは行っていましたね……」

A は，これまで脱価値していた父親との忘れていたエピソードを想起した。当時，父親と A は海を眺めながら二人で黙って釣りをして

いたのであろうか。こうした時空間があったからこそ，Aはいじめられながらも学校に通うことができていたのかもしれない。いま，この分析室の中に，私とAはお互いが見えないところで沈黙の時空間を共にしている。Aの頭の後ろには私がいる。私とAは二人でいるけど一人でいるかのようなAの語る魚釣りの夢の中のような時空間を共にしている。私は，Aの夢の語りを聴きながら，「Aが『ひきこもる能力』を獲得したこと」を静かに喜んだのである。

　この症例に関して若干の考察を付記したい。ウィニコットは，「ほどよい母親（Good-enough mother）」という言葉を用いて母子関係において否応なく失敗してしまうが立ち直る母親，そして，治療関係において否応なく失敗するが立ち直る治療者の意義を語っている（Winnicott, 1971）。Aの症例では，治療者はコロナ禍における危機対応としては失敗したが，それでも治療者として再びAの居場所を作るという作業を続けた。こうした営みを通じて，精神分析はAにとっての「心の居場所」になったようである。ウィニコットは，「すること（Doing）」と「いること（Being）」の違いに触れ，「ひとりでいられる能力」が育まれるためには，母親（治療者）は「する（Doing）」ことだけではなく「いる（Being）」ことが重要なのだと説いている（Winnicott, 1971）。治療者としての私は，具体的に即物的なアドバイスを与えるという「する（Doing）」ではなく，沈黙の時間を共にするという「いる（Being）」体験の場を提供したことで，Aのこころの中に「安心してひきこもってよい場所」が形成され，「ひきこもる能力」を獲得することができたのであろうか。こうしてAは，沈黙に持ちこたえられるようになり，沈黙を味わうようになり，集団の中にいても，周りに合わせようという「偽りの自己」から解放され，社会に旅立っていった。

Ⅷ　おわりに

　本稿では，ひきこもりの発生論を心理社会的側面から概説し，特にひきこもりの心の世界を「死の欲動」「拒絶する対象」という概念を用いて精神分析的に論じた。ウィニコットの「ひとりでいられる能力」をベースにして筆者が提唱している「ひきこもる能力」に関して，架空症例も交えて紹介した。

　コロナ禍では感染防止等の観点から，非対面による精神療法の開発が期待されており，筆者自身もこうした研究に携わっている（Yoshikawa et al., 2021）。他方，筆者は，Aのような治療経験を通じて，直接会うセッションのインパクトは計り知れないと改めて感じている。Aの治療では，最終的には直接会ってのセッションがあったからこそ，こうした進展を迎えたわけで，直接会わないオンラインや電話だけでの非対面セッションだけでこうした進展が可能であったかは定かではない。ウィズ・コロナ，ポスト・コロナ時代の精神療法は，対面・非対面のリスク・ベネフィットを考慮した上で臨床的意義を十分に吟味しながら，両立（ハイブリッド）も含めて検討する必要があろう。

　2050年，約30年後の未来，世界レベルの温暖化や大気汚染などで人類は外出することがますます困難になり，ほぼ終日自宅にいることの方がスタンダートになっているかもしれないと筆者は密かに予測している。こうした未来においては，ひきこもりはもはや「病理」ではなく，ノーマルライフ・スタンダートな生き方となり，「ひきこもる能力」は不可欠なものになるかもしれない。こうした未来の可能性にも鑑みて，いまのひきこもりに対して既存のネガティブなレッテルばかりを貼らずに対峙できるような支援体制が構築できればと願っている。

付　記

本稿は，2021年9月に開催された第117回日本精神神経学会学術総会・シンポジウム「COVID-19時代の精神分析臨床（日本精神分析学会・企画）」での「COVID-

19 時代における『社会的ひきこもり』の新しい理解と精神分析」という演題での発表をもとにしている。本稿で紹介した研究は, AMED (JP18dk0307073, JP21wm0425010), および JSPS 科研費 (JP16H06403, JP20H01773, JP22H00494) の助成を元に実施した。

文 献

相田信男 (2006) 実践・精神分析的精神療法—個人療法そして集団療法. 金剛出版.

Fairbairn WD, 相田信男監訳, 栗原和彦編訳 (2017) 対象関係論の源流—フェアベーン主要論文集. 遠見書房.

Fairbairn WD (1952) Psychoanalytic Studies of the Personality. Tavistock Publications Limited. (山口恭司訳 (1995) 人格の精神分析学. 講談社学術文庫)

Freud S (1920/1922) Beyond the Pleasure Principle. International Phycho-Analytical Press. (須藤訓任訳 (2006) 快原理の彼岸. (須藤訓任・藤野寛訳) フロイト全集〈17〉1919-1922 年—不気味なもの, 快原理の彼岸, 集団心理学. pp.53-125, 岩波書店)

藤山直樹 (1999) ひきこもりについて考える. 精神分析研究, 43 (2) ; 130-137.

加藤隆弘 (2015) 日本語臨床における「先生転移」の功罪—見るなの禁止の世界を超えて. (北山修監修, 妙木浩之・池田政俊編著) 北山理論の発見—錯覚と脱錯覚を生きる. pp.71-91, 創元社.

加藤隆弘 (2020) みんなのひきこもり—つながり時代の処世術. 木立の文庫.

加藤隆弘 (2021a) ひきこもりとグループと集団精神療法—「集団の中でひきこもる能力」を獲得すること. 集団精神療法, 37 (2) ; 192-198.

加藤隆弘 (2021b) 心のケアにたずさわる人が知っておきたい精神系のくすり. メディカ出版.

Kato TA & Kanba S (2017) Modern-type depression as an "Adjustment" disorder in Japan : The intersection of collectivistic society encountering an individualistic performance-based system. American Journal of Psychiatry, 174 (11) ; 1051-1053.

Kato TA, Kanba S & Teo AR (2016) A 39-year-old "Adultolescent" : Understanding social withdrawal in Japan. American Journal Psychiatry, 173 (2) ; 112-114.

Kato TA, Kanba S & Teo AR (2019) Hikikomori : Multidimensional understanding, assessment, and future international perspectives. Psychiatry Psychiatry and Clinical Neurosciences, 73 (8) ; 427-440.

Kato TA, Sartorius N & Shinfuku N (2020) Forced social isolation due to COVID-19 and consequent mental health problems : Lessons from *hikikomori*. Psychiatry and Clinical Neurosciences, 74 (9) ; 506-507.

Kato TA, Shinfuku N, Sartorius N et al. (2017) Loneliness and single-person households : Issues of kodokushi and hikikomori in Japan. In : N Okkels, CB Kristiansen, P Munk-Jørgensen (Eds.) Mental Health and Illness in the City : Mental Health and Illness Worldwide. pp.205-219, Springer.

Kato TA, Shinfuku N & Tateno M (2020) Internet society, internet addiction, and pathological social withdrawal : The chicken and egg dilemma for internet addiction and hikikomori. Current Opinion in Psychiatry, 33 (3) ; 264-270.

Kato TA, Tateno M, Shinfuku N et al. (2012) Does the 'hikikomori' syndrome of social withdrawal exist outside Japan? A preliminary international investigation. Social Psychiatry and Psychiatric Epidemiology, 47 (7) ; 1061-1075.

加藤隆弘・Teo Alan R・館農勝, 他 (2015) 社会的ひきこもりに関する日本, 米国, 韓国, インドでの国際共同調査の紹介. 臨床精神医学, 44 (12) ; 1625-1635.

Teo AR, Stufflebam K, Saha S et al. (2015) Psychopathology associated with social withdrawal : Idiopathic and comorbid presentations. Psychiatry Research, 228 (1) ; 182-183.

Winnicott DW (1958) The capacity to be alone. The International Journal of Psycho-Analysis, 39 (5) ; 416-420.

Winnicott DW (1971) Playing and Reality. Tavistock Publications. (橋本雅雄訳 (1979) 遊ぶことと現実. 岩崎学術出版社)

Yoshikawa Y, Kumazaki H & Kato TA (2021) Future perspectives of robot psychiatry : Can communication robots assist psychiatric evaluation in the COVID-19 pandemic era? Current Opinion in Psychiatry, 34 (3) ; 277-286.

精神療法についての個人的感想

▶ 34年前の私の症例報告から

Hiroaki Harai

原井　宏明*

I　ある年賀状

治療者にも一つの人生がある。私自身，2016年にガワンデの『死すべき定め』(Gawande, 2014) を訳出した時から，残された人生を考えるようになった。旧知の知り合いとの年賀状の内容をみると，退職後の生活であったり，孫の写真であったりする。「年賀状は今年で最後にします」と書いてあるものが徐々に増えてきた。

私もいつか必ず引退する。行動療法を続けながら，肥前から熊本，名古屋と臨床の場所を変えてきた。その中で痛切に感じたことは行動療法，特にエクスポージャーの不人気さである。どれだけ効果が高かろうと，エビデンスがあろうとエクスポージャーが自然に広まることはない。引退前の最後の仕事としてエクスポージャーを広められる場所を作ることを選んだ。パンデミックという言葉を誰も知らなかった2019年に東京駅近くに原井クリニックと行動療法の後進を育てることをミッションにした会社を創業した。ホームページでは「エクスポージャー療法センター」，キャッチフレーズは「心や脳を変えるのではなく，人の日々の生活が変わるようにし，癒やしを与え治療を施すことではな

＊原井クリニック／
　株式会社原井コンサルティング＆トレーニング
　〒104-0031　中央区京橋2-6-6 藤木ビル2F
　　　　　原井クリニック

く，人が自ら喜びを見出すことを目標にする。パフォーマンスのサイエンスがよりどころ」と謳っている。

開業から3年がたった。それなりに仕事はしたつもりだ。一般向けも含めて単著を2冊，翻訳書も出した。ダニエル・オーフリの『患者の話は医師にどう聞こえるのか―診察室のすれちがいを科学する』(Ofri, 2017) を出せたことは医療全般におけるコミュニケーションを変えるインパクトがありそうだ。しかし，このままでいいのだろうか？　何かを残せていることは確かだが，本来のミッションは？　私自身の人生は？

こんなことを考えている時，一枚の年賀状が目についた。肥前療養所時代に担当した患者である。私は20代，彼は私より4歳年上だった。担当した当時，仕事と家族を失う危機に面していたが，幸い治療が奏功し復職，子どもも生まれた。その後，一時的な再燃はあったが病休を取ることはなく，順調に人生を歩み，数年前に定年退職した。年賀状には三人の孫と本人夫婦，本人の母親――在宅で介護している――の写真が載っている。文面には「孫も1人増え，年々賑やかになってきています。今ある幸せに感謝し，大切に過ごしていきます」とある。これを見て私は彼の人生を自分のそれと比較することを止められなくなった。私は肥前から熊本，名古屋，そして東京と移動し，いまだに落ち着い

ていない。開業後のごたごたとコロナ禍のために家族とも縁遠くなった。孫ができる気配はない。彼と私のどちらが幸せなのだろうか？

　これから彼のことをT次と呼ぶ。私が生まれて初めてパニック症に対する行動療法を行った症例である。当時の私は山上敏子先生の元で行動療法を学んでいるところだった。T次は肥前療養所の当時の所長であった内村英幸先生から担当を任された症例である。そして『森田療法を超えて―神経質から境界例へ』（内村, 1992）の一章として, 指導医であった髙松淳一先生との共著で症例報告としてまとめることになった。T次は症例報告の中での仮名である。なお年賀状の引用, 本論文への事例掲載に関してはT次から承諾を得ている。

II　症例T次

1. 原井が担当するまで

　以下は第15章「森田療法と行動療法―部分から全体へ」からの引用である。診断名は本が書かれた当時のDSM-IIIに合わせている。

　〈診断〉空間恐怖を伴う恐慌性障害
　〈主訴〉発作的な不安感, 疲労感, 抑うつ感
　（中略）
　22歳の時に大学を卒業し, 会社に勤める。23歳の時, 社員研修でマラソンをした後, 宿舎で休んでいる時, 息苦しさ・動悸が突然起こり, 死ぬのではという恐怖感を感じた。数分して息苦しさが落ち着いた後も不安が強く, すぐ救急病院を受診したが, 異常ないと言われた。この後も同様な症状をもつ発作的な不安の高まりが起こった。心臓病ではないかと心配し, 数カ所の内科医を受診し, 心臓には異常ないと言われたが納得できなかった。心臓カテーテル検査も受けたがやはり異常はなかった。
　数カ月のうちに, しばらく発作がない時でも, また発作が起こるのではないかと考えるようになり, そう考えるだけで不安になるようになった。また, 疲労感などさまざまな身体的不調や, 乗り物（新幹線・高速道路のような途中で降りられない交通機関）・高所・混雑している繁華街などに対する恐怖も示すようになり, ついには外出もできなくなった。
　このため, 26歳の時に精神科を受診して, 安定剤を服用し, 生活の発見会に参加するようになった。人に接する仕事がよいと考え, 会社を退職して, 医療技術専門学校に入学した。卒業後再就職し, 30歳で結婚した。通学・通勤はできるようになっていたが, 発作的な不安の高まりと乗り物などに対する恐怖は相変わらずであった。31歳の時, 発作的な不安の高まり, 疲労感, 乗り物恐怖などが強くなり, 通勤ができなくなったため, 精神科に1カ月入院した。やや改善して外来通院をしている時, 主治医が転勤し, 別の病院の医師にかかることになった。
　その病院の医師が妻に「本人は甘えている」といい, 妻は夫のT次に「今度はまた別の先生に頼るのですか」とやわらかく伝えたが, T次は強いショックを受けた。数日後, もう何もかも駄目だと絶望的になり, 職場に出られず, 自分の身の回りのこともできず, 人に泣いてすがるような状態となった。このため, 当所を受診した。発作的な不安の高まりは恐慌発作の診断基準を満たすため, 空間恐怖を伴う恐慌性障害（DSM-III-R）と診断された。森田療法を行なうために入院となった。32歳の時である。

　（中略）

　3カ月目, 退院準備のため, 外泊した。この時, 近所の風景がボーッとしてピンとこない離人感があった。5日後, 用事で外泊することになったが, その前日に外泊のことを考えているうちに不安になり, 手のしびれを感じ, ついには, 泣きだしてしまった。しかし, 外泊の当日は, 一人で汽車で自宅に帰ることを決行し, その後は自信がついた。1週間後, 帰宅し, 職場に出勤すると不安や疲労感があ

ると訴えるが，退院し，外来治療に移った。復職したが，すべてが「かくあるべし」で，恐慌発作や疲労感が出ると悲観的になった。悲観的になるともう自分は駄目だと絶望的になる傾向はあったが，何とか乗り越えていた。外来には，強い不安に耐えながら電車やバスで通院していた。

　職場で，何かをしないといけないと焦り，それが空回りして疲れ，抑うつ的となり，希死念慮が起こっていた。この間に妻の妊娠の疑い，副鼻腔炎が気になってガン検査を受けたこと，内科医より病気に逃げているといわれたことなどで不安になっていた。不安が高くなるたびに，仕事を一週間休んでいた。退院5カ月目，恐慌発作が続き，疲労感が強く，「苦しい，助けて下さい」と主治医にすがってきたため，休息入院となった。

　　　（中略）

　退院後は，焦りや空回りすることなく，バスで通勤ができ，外来へは自分で車を運転して来るようになった。3カ月間，安定していた。しかし，安定してくると欲求水準が高まり，空回りしかけるので自分でも自覚して抑制していた。4カ月目，3日間入院してから安心できたようで焦らなくなったと言う。「みっともない自分を出せなかったが，それを出して，家族も先生も受け入れてくれて安心感をもった。家族がいたから安心だったというより，自分が何も変わりなく残っていたし，家族もそのまま残っていた。なるようになるものだという気持ちになった。以前は，家族にすがっても，先生にすがっても駄目だ，しかし，生きたいのだ，しかし，やはり駄目だと思いパニックになった。まったく駄目だと思った翌日にスーと落ち着いた。大きな壁を乗り越えた。自分はリーダー的で評価されたい気持ちが強かったが，今はそうでなくとも楽しめる」と言い，安定してきたかと思われた。6カ月目に職場旅行があり，行けるの

か不安はあったが，楽しんできたようだった。少し疲れが残っていた。2週間後，友人と深酒して調子をあげていたが，酔いがさめてその後極端に疲れが出て回復せず抑うつ的となり仕事を休んだ。これから立ちあがれず，妻も疲れてしまい，妻の方から，別居の提案をした。T次は，自分は妻がいないとやれないと，今の仕事はやめる決断をしたと外来に来た。限界状態だったので再度入院となった。

　妻は別居を提案しており，自殺の危険はないと思われたので，森田療法的接近も放棄し，支持的に接する主治医のみにして，「臥褥」に導入して徹底して追い込む形をとった。T次が安心感を獲得するには，今までの経過をみても，絶対的にまかせる，依存する体験しかないように思われたからだった。「臥褥」中，不安が高まりもう駄目だと大声を出していた。T次は，くる日もくる日もベッドの上で自分の内と向かいあって自問自答していた。しかし，解決の糸口は見い出せず，作業をしても駄目だし，救いがないと思いこみ，主治医に「苦しくてたまりません。私を殺して下さい」と涙を流して訴えた。「"もう絶対におお前を許さん。早よう死ね"ともう一人の自分が自分を決して許してくれなかった」「常に反対観念が浮かぶ，助けてもらおう。いや助けてもらわんでいい」この調子で混乱していた。症状の改善が見られないため，行動療法を試みることになった。

2．29歳の原井が担当した後
　ここまでは内村先生，髙松先生が担当していた。当時の私のアプローチを見てみよう。

　行動療法は，1）行動アセスメント：患者の困っている症状とはどんなことなのか，それはどのようなことと関係して変化するのか，を調べる，2）標的行動の決定：行動アセスメントに従って患者の症状を細かく分け，現時点において治療者がとりかかる対象を決め

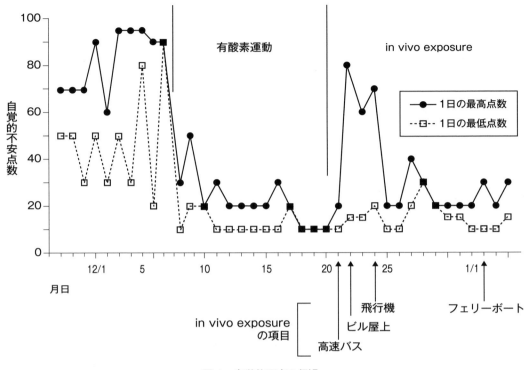

図 1　自覚的不安の経過

る，3）仮説：標的行動の治療のためには，
患者の環境を○○に変えたり，患者に○○を
させたらよいだろうという見通し（仮説）を
立てる，4）行動変容：仮説に応じて実際に
治療する，5）評価：治療結果を評価する，
という過程からなる。この過程を，標的行動
の数だけ繰り返し最終的な治療目標に近づけ
ていく。予測した治療結果が生じない場合は，
以上の過程のどこかで誤りがあったことにな
るので，治療をやり直す。

　症例 T 次の治療も，上記に従って進んだ。

（中略）

　不安感は患者の主訴であったので，治療結
果を評価しやすいように，評価尺度を用いた。
治療開始時から終了 1 年後までを，自覚的不
安 点 数，BDI（Beck の う つ 病 ス ケ ー ル：
Beck et al., 1961），FSS（Fear Survey
Schedule, Wolpe に よ る 恐 怖 症 質 問 表：

Wolpe et al., 1964）で評価した。

　自覚的不安は 0（不安なし）～ 100（極度
の不安，恐慌発作）のスケールで，T 次自身
が評価して（セルフモニタリング）日記に記
録した。BDI は 38 で抑うつ気分が高く，
FSS は 158 で多彩な恐怖症状が認められた。
自覚的不安点数の経過を図 1 に示す。

（中略）

有酸素運動（ジョギング）

　1）標的行動と仮説
　身体的労作を避ける傾向を標的行動とした。
仮説は，①身体的な変調の感覚，特に交感神
経系の興奮が起こると T 次の不安が高まり，
興奮が治まると不安が下がる。このため交感
神経系の興奮を起こす身体的労作に対しても
避けるようになっている，②交感神経系の興
奮を十分な時間をかけて，十分な回数を繰り

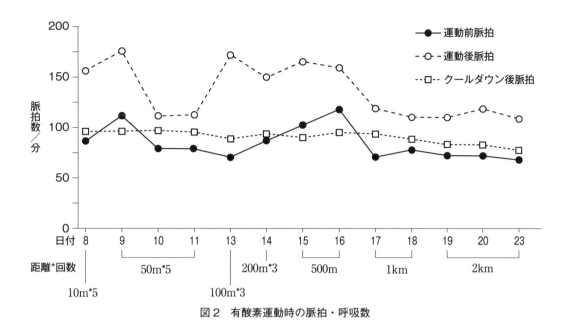

図2　有酸素運動時の脈拍・呼吸数

返して経験すれば，交感神経系が興奮しても不安にならなくなり，身体的労作も避けることがなくなる，とした。②の考え方は，エクスポージャーを身体知覚に対して行なうもので，内部知覚に対するエクスポージャー（interoceptive exposure）と呼ばれる（Rapee & Barlow, 1989）。

　2）治療の手順

　治療は，有酸素運動で心拍数を150以上にまで上げて交感神経系の興奮と身体的な変化の感覚を起こし，これを不安反応が馴化するまで繰り返していく。

　運動の負荷は短い距離（10メートル）から始める，心拍数を下げる方法（筋弛緩・ストレッチング）を教える，最初に治療者がモデルを示す，という方法で，T次にとって走ることが容易になるようにした。

　図2に有酸素運動の経過を示す。各セッションでは，開始前の心拍数と呼吸数の測定，ウォームアップ，予定距離のジョギング，ジョギング直後の心拍数・呼吸数測定，クールダウン，終了時の心拍数・呼吸数測定を1クールとし，図に示す回数分これを繰り返した。

　1kmまでのセッションでは，筆者が随走し，心拍数に従い走る速度を調整した。

（中略）

3．退院後の再燃と維持

　当時の原井が担当する以前の病歴から想像がつくだろうが，T次は寛解再発を繰り返している。原井が担当した後も例外ではなかった。

　退院3カ月後の3月22日に，通勤途上の地下鉄内で恐怖発作を起こし，不安・疲労感が強まり，職場や地下鉄を避けるようになった。しかし，これらの恐怖状況に対してT次自身がエクスポージャーを行い，数日後には出勤と地下鉄の利用が不安なくできるようになった。退院後も，T次はセルフモニタリングとエクスポージャーを本人自身で行っている。たとえば，退院後9カ月目からは，夜間の自動車の運転に馴れるため，意図的に夜間に来院している。

　このようにして不安・回避が消えるにつれ，生活の範囲を広げられるようになった。職場での評価も次第に上がり，T次も生活・将来

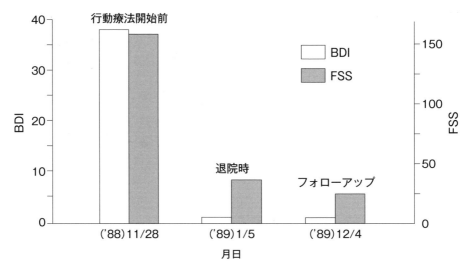

図3　心理テストの治療前後の経過

に対して自信が持てるようになった。風邪な
どで体調が思わしくない時もあまり不安にな
ることもなく，なったとしても一時的である。
以前は家庭生活への自信がなく，避妊してい
たが，退院2年目から避妊をやめ，翌年に次
男が誕生している。退院2年目からは，北海
道に出張したり，カヌーの講習を受けるまで
になっている。図3に示すように，退院約1
年後の89年12月4日での，BDIは1，FSS
は24と低く，同時にとったMPIにおいては
神経症性は7，外向性は27，CMIはCIJ＝O，
M-R＝5，領域Iであり，さまざまの恐怖症
状，神経症性や抑うつ気分は認められなくな
っている。

4．T次自身の感想文

大半の読者にとっては当時の私の症例報告の
本文全体を読んだとして，精神療法を行ってい
るようには見えないはずだ。退院後の再発をT
次がどうやって乗り越えたのか，それがその後
の定年退職までの生活にどうつながるのかを知
りたくなるはずだ。

その理由をT次自身が書いた治療感想文か
ら探ってみよう。

ペースを上げすぎて，退院3カ月後に落ち
込んだ。疲れがひどく3～4日起き上がれな
かった。上司より呼び出しを受け，厳しい注
意を受け，駄目なら辞めるようにといった意
味のことを言われた。辞めたいと主治医に報
告にいくと「辞めるのはいつでも辞められる
から，何とかねばって下さい。辞めても解決
になりません」と言われ，「このまま辞めた
ら絶対悔いが残る。やるとこまでやろう」と
決心した。職場に戻るまでの具体的なプログ
ラムを立ててもらい精一杯がんばった。1日
の仕事を経て帰宅した時「ああ俺は今までい
つも逃げてどうしても越せなかったものをや
っと越せた。これで社会の中で生きてゆけ
る」との思いがした。そして，セルフモニタ
リング，セルフコントロールを厳しく行うよ
うになっていった。これは1年余り続き，そ
の後は，あまり厳しくセルフコントロールす
る必要もなくなった。

Ⅲ　T次の治療を振り返って思うこと

T次の治療から30年を過ぎた私から見ると
いくつか感じることがある。一つには言うまで

もないが，今ならもっと効率的な治療ができる。今では不安階層表を作らないし，患者と1kmを一緒に走るようなこともしない。もっと洗練された内部感覚エクスポージャーを行えるようになっている（原井，2010）。再発した際のセルフ・エクスポージャーについても今なら面倒な説得はしない。動機づけ面接を使って，患者自ら進んで行うようにできるだろう。不器用な治療をしているというほかない。一方で，不器用であることに意味も感じる。私はT次の治療の説明で最初に次のように書いている。

　　行動療法は，1）行動アセスメント：患者の困っている症状とはどんなことなのか，それはどのようなことと関係して変化するのか，を調べる，2）標的行動の決定：行動アセスメントに従って患者の症状を細かく分け，現時点において治療者がとりかかる対象を決める，3）仮説：標的行動の治療のためには，患者の環境を○○に変えたり，患者に○○をさせたらよいだろうという見通し（仮説）を立てる，4）行動変容：仮説に応じて実際に治療する，5）評価：治療結果を評価する，という過程からなる。

　29歳の私はこれを一人で繰り返していた。私自身が不器用だったが，パニック障害に適応がある薬すらない時代である。インターネットもないし，私が書いたような内部感覚エクスポージャーの手引きもない。全て自分で考え，標的行動を決め，仮説を立て，検証していた。非効率だが，この中で学んだものがあるからこそ，今の私があり，そしてT次の今がある。

Ⅳ　その後，30年間してきたこと

　言うまでもないが，T次の治療経験は私がいままで行動療法を続ける理由になった。この特集号に寄稿する遠因の一つと言えるだろう。行動療法は今日では認知行動療法に名を変え，これを広める側になった。2010年から6年間，

学会誌の編集委員長を務めたことを考えても，私はCBTの普及に関する責任がある。今は執筆や講演，ワークショップ，スーパービジョンが日常的な業務になった。自分自身が教え，広めているものをリストアップしてみよう。日本認知・行動療法学会が出している認知行動療法事典の中で私が担当したものがそうである（日本認知・行動療法学会，2019）。
　1．行動理論の発展
　2．動機づけ面接
　3．尺度の分類とその機能，尺度として認めるために必要な特性，使うべき場面と実際の使用法
　4．エクスポージャー法
　5．コミュニティ強化と家族訓練（CRA/FT）
　6．パーソナリティのアセスメント
　この中で単著や訳書，論文，ワークショップの数でもっとも多いものは動機づけ面接である。日本動機づけ面接協会を立ち上げ，これで10年になる。関係者も圧倒的に多い。本誌でも動機づけ面接の連載が2021年2月から始まっている（原井，2021）。この連載の他のものを見ると，動機づけ面接がさまざまな精神疾患や問題に適応されていることがわかる。万能な精神療法のようになっている。しかし，T次について振り返った時，彼の人生にとって必要なものは動機づけ面接だろうか？　決してそうではない。T次の治療をしていたころの私は山上先生から「患者の話をもっと聞け」とよく怒られていた（原井，2012）。動機づけ面接を使うようになるのは2003年以降の話である。T次にとって必要だったのはエクスポージャーである。これを広める努力をしなかったわけではないが，今の私は，本来は補助的なものでしかないはずの動機づけ面接を広げることばかり行っている。振り返って考えると，これで良いのかと自問自答するほかない。

Ⅴ　何が広がり，残るべきか

　T次のパニック症の治療は最初に書いたとお

りだが，T 次の治療はそれだけでは終わらなかった。その後，経過が良いため抗うつ薬と受診を中止した後に，パニック発作ではなく，心気症状が出現することがあった。40 代の時，手の違和感について筋萎縮性側索硬化症ではないかと心配し，神経内科を受診，否定されても不安が続いた。この時に薬とセルフモニタリング，セルフ・エクスポージャーを再開している。さらに 50 代には突発性難聴が起こり，この時も心気的になり，日常生活に支障がでた。この経過をまとめた論文から引用する（原井，2002）。

　精神療法に関しては，エクスポージャーを主とした行動療法を行った。途中から患者自身の行動（ヨットの趣味，出張を買ってでる）に組み込まれて，セルフ・エクスポージャーとして継続した。精神療法としてのエクスポージャーは必須の事柄であったと言えるだろう。それ以外の点では，どの治療方法を行うかということよりも，どれだけ総合的な精神科医の能力を持っているか，患者の求めに応じて患者を診察する余裕があるか，ということのほうが大切だと思われる。合併診断をとらえることができること，最新の医学情報を検索し，理解し，目の前の患者に適用できることがパニック障害を診療する医師に求められる能力である。

　改めて T 次の年賀状を見ていて，自分が行ったことで役立ったことを振り返ると上記の文章が見事なまとめになっていることがわかる。29 歳の時からみて，私は器用になり，効率的に治療ができるようになった。それを周りに教えるようになっている。しかし，もっとも大切なこと——セルフモニタリングとエクスポージャーは新味がなく，目立たず，手間のかかる治療である——を教えることが抜け落ちていることに気付く。

　T 次の年賀状はこんなことも改めて私に教えてくれた。

謝　辞

この原稿を書くにあたり，事例の掲載と年賀状からの引用を許可してくださった T 次に感謝します。

文　献

Beck AT, Ward CH & Mendelson M et al.（1961）An inventory for measuring depression. Archives of General Psychiatry, 4（6）; 561-571.（https://pubmed.ncbi.nlm.nih.gov/13688369/［2022 年 2 月 24 日閲覧］）

Gawande A（2014）Being Mortal : Medicine and what matters in the end. Metropolitan Books.（原井宏明訳（2016）死すべき定め——死にゆく人に何ができるか．みすず書房）

原井宏明（1992）（内村英幸編）森田療法を超えて——神経質から境界例へ．pp.249-268，金剛出版.

原井宏明（2002）慢性の経過をとる患者に対する精神医学的マネージメント．（上島国利・中根允文編）パニック障害治療のストラテジー．pp.154-164，先端医学社.

原井宏明（2010）内部感覚エクスポージャー．対人援助職のための認知・行動療法——マニュアルから抜け出したい臨床家の道具箱．pp.129-132，金剛出版.

原井宏明（2012）方法としての動機づけ面接——面接によって人と関わるすべての人のために．岩崎学術出版社.

原井宏明（2021）動機づけ面接を始める・続ける・広げる．第 1 回　動機づけ面接とは．精神療法，47（1）; 105-112.

日本認知・行動療法学会（2019）認知行動療法事典．丸善出版.

Ofri D（2017）What Patients Say, What Doctors Hear. Beacon Press.（原井宏明・勝田さよ訳（2020）患者の話は医師にどう聞こえるのか——診察室のすれちがいを科学する．みすず書房）

Rapee MR & Barlow DH（1989）Psychological treatment of unexpected panic attacks : Cognitive/behavioural coponents. In : R Baker（Ed.）Panic Disorder : Theory, research and therapy. John Wiley & Sons.

Wolpe J & Lang PJ（1964）A fear survey schedule for use in behaviour therapy. Behaviour Research and Therapy, 2（1）; 27-30.（https://pubmed.ncbi.nlm.nih.gov/14170305/［2022 年 2 月 24 日閲覧］）

精神療法としてのアドボケイト

▶診断書の技術

Hiroshi Ihara

井原　裕[*]

I　はじめに

　患者はしばしば現状からの脱出を求めて，精神科診察室を訪れる。受診に先立って，ある状況に追い込まれ，逃れるための最後の手段として精神科医に援助を求めてくる。過酷な長時間労働を強いられて疲労困憊となった会社員，上司から連日にわたるパワーハラスメント被害に遭い，出社に恐怖を抱くようになった人，学校で同級生からいじめ被害に遭ったのに，教師に訴えても誠実な対応を得られない生徒などである。この人たちは，職場や学校において自分で声を挙げることができない立場にある。

　自身に対する権利侵害を，自ら訴えることが苦手な人がいる。自分を防御することが困難な人もいる。こういう人々のために代弁・擁護する活動をアドボカシーといい，代弁・擁護者をアドボケイトという。アドボケイトは狭義には弁護士のことを意味するが，広義には法律のプロフェッショナルに限定せず，広く「代弁」「擁護」を行う人のことをさす。医療・保健・福祉領域においては，専門従事者が図らずもアドボケイト役を買って出ねばならないケースは，きわめて多い（Bateman, 2000）。

　小児医学においては，「図らずも」を超えて，

もう少し積極的な姿勢をもって，アドボケイトに取り組んでいる（Majeed et al, 2020）。小児科医の学会は，子どもの代弁者であることを医師像の一つとして挙げている。本邦においても，アドボカシーに関わる事項，具体的には，「子どもに関する社会的な問題を認識できる」「子どもや家族の代弁者として問題解決にあたることができる」などを専門医の到達目標に掲げているのである（小橋，2020）。精神科医療においては，非自発的入院という治療上の必要悪を抱えているため，アドボケイトもまた精神科病院における虐待防止の文脈で語られてきた（太田・大塚，2021；World Health Organization, 2003）。日本精神神経学会が提案しているアドボケイド制度も，当面は「支援対象を精神科入院患者に限定した制度として提案する」としている（久住，2022）。

　しかし，実際には精神科医がアドボカシーに関わる場面は，非自発的入院に限らない。入院患者だけでなく，地域で生活する患者たちにあっても，アドボカシーを必要とする事案は多い。その点は，精神神経学会も「精神障害者全体に対して，精神科医療だけでなく生活全般に関して包括的な支援を提供すべきもの」であることを認めている。権利侵害の内容も強制治療のように，「人権問題」としてセンセーショナルに告発される狭義のテーマだけでなく，会社にお

＊獨協医科大学埼玉医療センターこころの診療科
　〒343-8555　越谷市南越谷2-1-50

けるパワーハラスメントや，学校におけるいじめ，さらには，ソーシャル・ネットワーキング・サービスによる誹謗中傷なども含まれる。侵害の主体も精神科医療機関だけでなく，患者の属する会社，学校，地域社会，さらには，インターネット空間にまで及んでいる。

　以上を考慮すれば，アドボカシーを「人権問題」として取り組む，ないし，制度の確立を目指すというような組織的な方向性とは別個に，一精神科医の立場で，診察のなかで，治療の一環として行うというあり方もあっていい。ことさらに「人権擁護」を掲げることをせずとも，外来診療を担う精神科医が「街角のアドボケイト」としてふるまうことのできる事象は多いと思われる。

　本稿では筆者自身の実践に基づき，アドボケイトを精神療法の一環として行い，その際に診断書を意見申述のツールとして活用することを提案する。例として挙げるのは，すべて実際の複数のケースを混ぜ合わせて創作した模擬症例であり，実在する人物ではない。

II　過重労働とハラスメントの可能性に注意喚起する

　職場で過剰なストレスを受けたことで適応障害（抑うつ状態）となり，精神科外来を初診する場合はきわめて多い。その場合，精神科医のなかには，ただちに「休職が必要」との診断書を書く人もいるが，それ以外にもできることはある。

　精神療法とは，患者をして合理的に現実に関わることを促すことである。原因が職場にあることが明らかなのに，それを「要休職」の診断書一枚でごまかしてしまえば，患者は回避行動にお墨付きが与えられたと理解し，職場は「病気なのだ」と納得して，問題を先送りする。職場ストレスでうつになった患者のすべてに休職が必要なわけではなく，また，患者もつねに休職を希望しているわけではない。ただ，過重労働やパワーハラスメントに遭って困っているだ

図 1　過重労働とハラスメントの可能性に
注意喚起する

けである。それならば，医師として患者をアドボケイトするために，その意思を診断書に専門家意見として明確に示すべきであろう。

　図 1 は，そのような場合の診断書である。まず，本人において，心労で不眠となり，その結果，疲労が蓄積し，抑うつを深めていたケースである。本人によれば，背景に，一般雇用の同僚が，障害者雇用の本人に対して，連日にわたる厳しい叱責を行い，しかも，「障害者だと思ってつけあがるな」「障害者特権を振りかざすな」といった誹謗中傷を繰り返していた事情があったという。また，仕事が遅れがちな本人に対して，当初の契約にない時間外労働を無償で行わせていた可能性もあった。

　そこで診断書では，まず，状態像として「心身疲弊」にあり，それが睡眠障害に由来することを専門家意見として付した。ついで，次の文において，「就業継続は以下の条件の下でのみ，可能」と記して，「条件付き就業継続可能だが，その場合，条件の履行はもっぱら貴社の責任にある」といったニュアンスを込めた。とくにその責任が，労働契約法の安全配慮義務（健康管理義務）に該当することを明示した。さらに具

体的に，「本人からのヒアリングを行い，過重労働となっていないかを検討し，適切に対応する」と記して，事業者の責任において時間外労働について調査すべきと記した。本人の訴えるパワハラ被害についても適切な対応を求めた。「職務上の地位や人間関係などの職場内の優位性を背景に，業務の適正な範囲を超えて，精神的・身体的苦痛を与える行為」との文面は，厚生労働省の定義をそのまま用いている（厚生労働省雇用環境・均等局，2018）。いうまでもなく，「主治医としては，パワハラの可能性を認識している」という意図を込めている。

　診断書を発行するにあたっては，表現をめぐって，診察室の電子カルテ画面にて，本人と話し合った。主治医としては，本人の意向を超えて攻撃的な文面にするべきではなく，そうかといって，本人の側から勇気を出して事実を語らない限り，現状は変わらない。一方で，本人より当初は「休みたい」との意向もほのめかされた。しかし，この点については，障害者雇用の契約社員という危うい立場であること，当該の同僚が管理者に対して「だから障害者はだめなのだ」といった一方的な情報をあげる可能性があり，本人が理由を語らず，ただ回避的な態度をとって休職すれば，「メンタルの弱さゆえの休職」とみなされて，社内にあっていっそう苦境に陥る可能性が高いことなどを説明した。一方で，最初の診断書においては，パワハラの事実に言及せず，「時間外労働を控えることを条件に就業継続可能」とのみ記す選択肢も示したが，こちらについては本人より，「むしろ，パワハラこそが問題だ」との意見が出されたことから，採らなかった。文面を読み上げ，本人が納得したのち，印刷して発行した。

　翌週に，労務担当者と本人の話し合いがもたれ，管理者から当該同僚に対して指導が行われ，事態は終息した。本人は休職することなく業務を継続することができた。

　私見では，多くの症例で，最初の診断書においてパワハラ等に言及しなくても状況は改善に向かうことが多い。「貴社の安全配慮義務（健康管理責任）の一環として，時間外労働を脳・心臓疾患等が発生した際に発症との関連性が強まるとされる『月45時間以上』に至らないようにすること」程度の文面を記せば，その診断書一枚で患者に対する労務負荷は軽減する。「月45時間」の理由としては，「働き方改革関連法」や「三六協定」を持ち出してもいいだろう。ただし，サービス残業が常態化しているような会社にあっては，診断書にあえて「本人に対して，健康自己管理（自己保健責任）を目的として，タイムカードとは別に自ら出社・退社時刻を記録に残すようにと指示しました」と記すのも有効であろう。本人に自己保健義務への自覚を促すというのが建前だが，真の目的はいうまでもなくサービス残業に対する警告にある。

Ⅲ　労働基準監督署への告発を仄めかして，パワーハラスメントの解決を訴える

　図2は，もう少し事態が深刻であったケースである。初診当初から本人より，「以前は営業が中心で，顧客のところを回っていたのに，ある時期から急に資料室に閉じ込められて，コピー取り，PDF取りばかりやらされた」とのことであった。本人は有名私立大学出身であり，入社以来5年間一貫して営業の第一線にいたので，この業務内容変更は不自然であった。しかし，会社の事情，本人側の何らかの落度等もあった可能性も考慮して，初診時は，「2022年1月20日初診。抑うつ気分，不安・焦燥，不眠を認め，上記の通り診断し，通院加療の必要を認めます」とだけ記した診断書を発行し，しばらく経過を診ていた。3カ月が経過し，まったく状況は変わらず，いよいよ，本人の言うパワーハラスメントが真実らしいと思えたので，打って出ることにした。

　まず，本人よりすでに聞かされていた，3カ月前から始まった不自然な業務変更の事実を再度確認した。窓もない，同僚の誰一人いない狭い一室を与えられ，コピー取り，シュレッダー

診　断　書

氏名：〇〇　〇子　殿
生年月日：19 ▽▽年◇月◇日
診断：適応障害（反応性抑うつ状態）

付記

- X 年 1 月 20 日初診。抑うつ気分，不安を認め上記の通り診断します。
- ご本人によれば，3 カ月前よりコピー取り，シュレッダー処理，PDF 取りの業務だけを与えられ，かつ，同業務の終了時期を知らされていないとのことです。本人の学歴・職歴を考慮すれば，業務内容はいささか不適切であり，心の健康の専門家として憂慮しております。
- ご本人の意見が事実であるとすれば，厚生労働省の定義するパワーハラスメント，すなわち「同じ職場で働く者に対して，職務上の地位や人間関係などの職場内の優位性を背景に，業務の適正な範囲を超えて，精神的・身体的苦痛を与える又は職場環境を悪化させる行為」に該当する可能性があります。具体的には 6 類型①身体的攻撃，②精神的攻撃，③人間関係からの切り離し，④過大な要求，⑤過小な要求，⑥個の侵害のうちの，②③⑤に該当すると推測されます。
- 事業者におかれましては，安全配慮義務（健康管理義務）の一環として，ただちに現状を調査し，当該職員が安全・健康に職務を遂行できるよう，必要な措置を講じてください。
- 本人は外部監督機関による解決ではなく，貴社内部での穏便な解決を希望しておられます。貴社において格段のご高配を賜りますよう，お願いいたします。

X 年 4 月◇日

図 2　パワハラの可能性のあるケース
改善を強く求める場合

処理，PDF 取りの業務だけを与えられ，かつ，同業務の終了時期を知らされていないことに関して，本人の陳述を得て，診療録に記載した。この事実は，本人のキャリアからすれば，明らかに不自然であった。ただし，本人の言葉に虚偽はなくても，多少の誇張が混じる可能性も一応は考慮した。

そこで，文面には，「ご本人の意見が事実であるとすれば」といった留保をつけた。そのうえで，厚生労働省のパワハラの定義に言及し，具体的に 6 類型（①身体的攻撃，②精神的攻撃，③人間関係からの切り離し，④過大な要求，⑤過小な要求，⑥個の侵害）のうちの，②③⑤に該当すると明記した。本人によれば，この業務変更の不当さについては，直属上司に何度も訴えたが，耳を貸そうとしなかったとのことであった。そこで，「このパワハラが事実だとすれば，その解決は事業者にある」との含意をこめて，「事業者におかれましては，安全配慮義務（健康管理義務）の一環として，ただちに現状を調査し，当該職員が安全・健康に職務を遂行できるよう，必要な措置を講じてください」と

記した。また，本人に対して，「労働基準監督署のことをほのめかすか？」と尋ねたところ，「そうしてほしい」とのことであったので，「本人は外部監督機関による解決ではなく，貴社内部での穏便な解決を希望しておられます。貴社において格段のご高配を賜りますよう，お願いいたします」との一文を記した。

診断書は直属上司を飛び越えて，その上司（部長）のもとへ届けられた。翌週，当該上司と部長との話し合いが行われ，事態はただちに解消し，本人は営業にもどった。

Ⅳ　勤務間インターバルに注意喚起する

図 3 に示したのは，交通関係会社の社員のケースである。すでに 40 代後半のベテラン社員であったが，若手職員と同様のシフトを組まれてしまった。抑うつの背景がシフト勤務による概日リズムの不整にあることは明らかであったが，本人の勤労意欲，会社の事情等を考慮すれば，「夜勤を免除することを条件に就業継続可能」とまでは書けなかった。

そこで，最小限の介入として，勤務間インタ

診　断　書

氏名：☆☆　☆郎　殿
生年月日：197☆年☆月1日生まれ
診断：適応障害（反応性抑うつ状態）

付記

● 現在通院加療中で，抑うつ気分，不安・焦燥，意欲低下，睡眠障害等の諸症状が悪化しつつあります。
● ご本人によれば，3カ月前から過酷なシフト勤務を課せられており，23時まで勤務し，その翌日に7時から勤務開始となる日もあるとのことです。
● 勤務間インターバルが短いため，十分な休息・睡眠をとることができず，疲労を蓄積したまま勤務を続けており，その結果，本人のこころの健康が損なわれることとなっていると推測されます。
● こころの健康管理（安全配慮）の観点から，ただちに勤務間インターバルの現状を調査し，しかるべきご配慮をお与えくださいますようお願いします。
● なお，労働時間等設定改善法第2条第1項は，健康及び福祉を確保するために必要な終業から始業までの時間を設定することを事業主の努力義務としております。厚生労働省は9～11時間を推奨。EUでは11時間の勤務間インターバルが義務付けられていることを付言いたします。

20XX年☆月☆日

図3　勤務間インターバルへの注意喚起

ーバルに注意喚起することとした。勤務間インターバルについては，現行法では依然，努力義務にすぎず，制度自体を導入する予定のない企業も多いと思われる（厚生労働省，2018）。しかし，法律上努力義務にすぎないとしても，従業員の主治医より専門家意見として勤務間インターバルの必要性が記されれば，相応の圧力にはなりえる。企業側の認識が不十分ならば，なおのこと，厚生労働省の推奨や，EUにおける義務に言及し，注意喚起していきたい。

付言すれば，産業界全体に対して勤務間インターバルの意義を説いていくべきであり，それができるのは概日リズムという生理学の知識を有する医師こそである。そのことは，社会に向けてのアドボケイトにもなり得る。

V　いじめ被害に対して，「いじめ防止対策推進法」に則った対応を求める

10代の患者が受診する場合，受診の理由の最たるものが不登校であり，その背後にいじめ被害があることは珍しくない。いじめ被害者が耐えきれず，自殺に出る場合もあれば，反撃に出て刑事事件を起こすこともある。残念ながら私自身も両者を自験例のなかで経験している。いじめの可能性を察知したら，私は可及的早期に動くことにしているが，その理由は自分自身に苦い経験があるからである。

精神科医のなすべきは，いじめ被害が実際にあったかどうかを検証することではない。それは，学校なり，加害生徒の親の責任であろう。いじめの徴候を誰よりも早期に発見でき，かつ，そのことについて強いインパクトをもったメッセージを発することができるのは医師であり，したがって，医師が「いじめ防止対策推進法」に則ったアクションを学校側に求めることの意義は大きいと私は考える。

図4は，同法に則った対応を学校側に求める際の文面サンプルである。これを患者の事情，学校の事情，さらには，患者と家族の希望を考慮して修正する。この法律は，重大事態への対応については，「学校の設置者又はその設置する学校」が責任を負うべきであるとしている。したがって，診断書の文面にもその点を反映させる。学校側がこの診断書を受け取れば，本件はただちに校長の頭を飛び越え，公立なら教育委員会の，私立なら理事会のマターとなる。

私の経験では「いじめ防止対策推進法」に言及した診断書を発行して，学校側が反応しなかったことは一度もない。それどころか，ほとんどのケースできわめて素早い対応がなされる。

診 断 書

氏名：◇◇　◇◇殿
生年月日：20 ◇◇年◇月◇日
診断：適応障害（反応性抑うつ状態）

付記

- 適応障害（不登校）にて，当院当科通院加療の必要を認めます。
- 本人によれば，クラスメート○○○○君を中心とする複数名により暴力を繰り返し受けているとのことであり，本件は，「いじめ防止対策推進法」に規定された「重大事態」に相当する可能性があります。
  - いじめにより生命，心身，または財産に重大な被害が生じた疑いがある。
  - いじめにより，相当の期間学校を欠席することを余儀なくされている疑いがある。
- よって，学校設置者と学校は，速やかに事実関係について調査し，必要な措置を講じてください。
- 調査の結果，本人の被害が刑罰法規に抵触する行為（暴行，傷害等）に該当する場合は，所轄警察署に通報し協力を得て対応してください。

20YY 年◇月◇日

図 4　いじめ被害に関して，法的根拠を示して対応を求める

学校はこの法律の存在を知悉しており，したがって，医師という健康専門職から同法に則った対応の必要性が明記された診断書をみて，それを無視できるはずがない。

Ⅵ　おわりに

アドボケイトを精神療法の一環として行い，その際に診断書を活用する方法に関して，私見を述べた。精神科臨床においては診断書の記載に技術が必要であるとの認識がなく，まして，診断書をアドボケイトのツールとみなすこともなかった。その一方で，初診時にただちに「うつ病につき 3 カ月の自宅療養が必要」などの根拠希薄な診断書が書かれることも多かった。原因が患者にあるのならともかく，職場や学校にあるのなら，なすべきは自宅療養ではなく，現状の打開である。本稿の目的は，診断書を記載するに際し，事実をごまかして，問題を先延ばしするためではなく，建設的な解決を導き，真に患者にも資するものとするための試案を提示することにある。その骨子は，患者の苦境を理解し，状況に直接働きかけ，社会的弱者である患者を精神医学専門家の立場から擁護し，そのような診断書記載を精神療法的な意図を込めて行うことにあると考える。

文　献

Bateman N（2000）Advocacy Skills for Health and Social Care Professionals（English Edition）2nd ed. London, Jessica Kingley.

井原裕（2016）外来担当医から見た職場復帰支援のあり方．産業精神保健，24（特別号）；58-61.

井原裕（2020）精神療法の人間学―生活習慣を処方する．岩崎学術出版．

小橋孝介（2020）アドボケイトとしての医療者．医事新報，5029；60.

厚生労働省（2018）平成 30 年就労条件総合調査．厚生労働省．（https://www.mhlw.go.jp/toukei/itiran/roudou/jikan/syurou/18/index.html〔2022 年 3 月 3 日閲覧〕）

厚生労働省雇用環境・均等局（2018）パワーハラスメントの定義について．厚生労働省．（https://www.mhlw.go.jp/content/11909500/000366276.pdf〔2022 年 3 月 3 日閲覧〕）

久住一郎（2022）アドボケイト制度導入に対する見解．日本精神神経学会．（https://www.jspn.or.jp/uploads/uploads/files/activity/20220214.pdf〔2022 年 3 月 3 日閲覧〕）

Majeed A, Newton H, Mahesan A et al.（2020）Advancing advocacy : Implementation of a child health advocacy curriculum in a pediatrics residency program. MedEdPORTAL, 16（1）DOI:10.15766/mep_2374-8265.10882（2022 年 3 月 3 日閲覧）.

太田順一郎・大塚淳子責任編集（2021）特集　精神科医療における権利擁護アドボケイト．精神医療，2.

World Health Organization（2003）Advocacy for Mental Health. Geneva, World Health Organization.

日常臨床に生かす認知行動変容アプローチ

Yutaka Ono

大野　裕*

I　はじめに

　新型コロナ感染症の拡大は，私たちの多様性と，それをもとにした人間的つながりの大切さを実感させる体験になった。私は，いくつかの企業内診療所に勤務しているが，コロナ禍で在宅勤務が広がったことにより精神的苦痛を今まで以上に感じる社員がいる一方で，これまでになく精神的に安定するようになった社員もいた。

　個人的な体験ではあるが，上司や同僚との関係に苦しんだり仕事の成果が上がらずに悩んだりして，精神的不調のために社内診療所を受診していた人たちは，ストレスを感じる会社に出社せずに自分のペースで仕事ができることを好意的に捉えてるようだ。オンラインで面接しても，どこか生き生きしているように見える人が少なくない。

　それに対して，コロナ前までは会社中心の生活を送って同僚と活発に交流していた社員の方が，新しい生活に適応するのに苦労しているように見える。そうした人たちは，仕事の後にみんなと一緒に出かけられないことも苦痛なのだろう。若い社員の中には，仕事上の疑問を上司や先輩に気軽に相談できず悩んでいる人も増えている。

──────────────
＊大野研究所
　〒102-0072　千代田区飯田橋 3-4-4　第 5 田中ビル 3F

　このような状況は，私たち人間が多様で，全体を一律に捉えることができないという当たり前の事実を確認させることになった。コロナ禍で懸念されたことの一つに自殺者の増加がある。マスコミを中心にコロナ禍の生活苦で自殺者が増えたと言われたが，若い女性の自殺者は若干増えたものの，全体を見るとほぼ横ばいの状態が続いている。米国ではむしろ自殺者はコロナ禍で減少した。日本で若い女性の自殺が若干増えたのは，経済苦だけでなく，芸能人の自殺報道によるウェルテル効果も影響しているかもしれない。こうしたこともまた，個人を支援する際には多様性や個別性を大切にする必要があることを示している。

II　人間の多様性を生かす精神療法

　コロナ禍での体験は，個人の支援を最大の目的とする精神療法が個別性を尊重し，治療者側の思い込みから離れて相談者に寄り添うことの大切さについて考えるきっかけになった。改めてこのようなことを書くと，何を当たり前のことを言っているのかと思われるかもしれない。しかし，治療構造を例にとって考えてみると，精神療法は，PTSD の治療や集団精神療法を例外として，一般的に週 1 回 50 分で行われることが多い。しかし，この時間，この頻度はこれまでの慣習にならっているところが多く，それ

にどの程度の妥当性があるかは不明だ。

　私が米国に留学していた 1980 年代後半の東海岸では，それまで 1 セッション 50 分で行われていた精神療法を 45 分に変更する治療者が増えていた。治療費は同じだから実質的な値上げだが，面接時間が短くなって治療効果に影響が出たという話は聞かなかった。その後，認知行動療法の場合は一時間に三人診ないといけなくなっているという。

　私の留学当時の精神療法は，週 3，4 回実施する精神分析的精神療法は別として，週 1 回というのが標準だったが，アーロン・ベックが主宰するペンシルベニア大学うつ・不安センターの外来には認知行動療法を毎日受けに来る人がいた。アメリカ全土から患者が集まっていたが，飛行機を使って毎週受診することなどできないので，ホテルに泊まってアーロン・ベックのセンターに毎日通って短期間で認知行動療法が終わるようにしていたのだ。

　アメリカ留学前のことだが，精神療法の恩師の小此木啓吾先生の還暦記念の著書『治療構造論』に「治療的柔構造：共有錯覚から心的現実へ」という論文を書いたことを思い出す。治療構造は治療者と患者が創り上げるものであり，それが患者の心に内在化されるところに精神療法の治療的意味があるという趣旨だった。治療構造の重要性を説いていたフロイトは，遠くから精神分析を受けに来た患者に夕食を振る舞ったという。小此木先生も，状況に応じて構造を修正する柔軟性があった。面接時間にしても面接頻度にしても，治療構造は患者と治療者がお互いに心地よく効率的に進められる柔軟性が必要なのだ。

　そう考えた私は，帰国後に "Zen and the art of practical psychotherapy: Brief session cognitive therapy"（Ono & Berger, 1995）と題した論文を書いた。米国と比べると短いと非難されることが多い日本の外来診療も的確に行えば臨床的に引けを取らないという趣旨の論文で，一定の評価を受けたと考えている。この論文を書きたいと私が考えたのは，短時間でも質の高い診療をできる可能性はあるし，すでに多くの日本の精神科医がそれを実践してきているからである。

　この論文を発表した後も私は，より効果的かつ効率的に日常診療を実施するために認知行動療法を活用する方法について考えてきた。それは，短時間であっても，認知行動療法の診断横断的なアプローチを用いることで診療の質を上げることができると考えているからである。

III　診断横断的アプローチと診断特異的アプローチ

　アーロン・ベックは，認知行動療法の基本的アプローチは，どのような精神的不調に対しても適用可能な診断横断的アプローチだと言っている。その一方で，それぞれの悩みに対する個別のアプローチでもあるとも付け加えている。精神疾患の診断は，「精神疾患の診断・統計マニュアル DSM」に代表されるような，疾患を細かく分けて考えていく splitter と呼ばれる専門家のグループと，精神的不調を全体的にまとめて理解する lumper と呼ばれるグループに大きく分けられるが，認知行動療法のアプローチはその両方の考え方に柔軟に対応できるとアーロン・ベックは言っている。私も彼の意見にまったく同感で，前出の論文を技法的にさらに発展させる目的で『図解　日常臨床にいかす認知行動変容アプローチ──すべての医療保健福祉関係者のための認知行動療法のエッセンス』（大野，2022 年 6 月刊行予定）という書籍を出版する予定で準備を進めている。

　この本のなかでは，認知行動療法の考え方に基づいた認知行動変容アプローチを日常臨床に生かすコツをわかりやすく紹介した。この本を書きたいと考えたきっかけは，「認知行動療法はどのような人に使えるのですか」「治療のどの段階で認知行動療法を使えば良いのですか」と聞かれることがよくあるからである。そうした人と話していると，マニュアルに沿いながら

活動記録表や思考記録表を使って行うアプローチが認知行動療法だと考えている人が多いことがわかる。

しかし，それは認知行動療法のごく一面に過ぎない。認知行動療法は，臨床の知恵，さらに言えば生活の知恵を使って自分らしく生きていくのを手助けするアプローチである。だから，認知行動療法のエッセンスはどのような人にも，どのような治療の段階でも使うことができる。これが，認知行動療法の lumper 的診断横断的アプローチの要素の活用だ。

近年，がん領域などでは遺伝子解析の技術が進んで個々の患者に最適な治療を提供する治療最適化やプレシジョンメディシン（精密医療）の議論が活発になっている。精神医学領域では，私が若いころに「鑑別治療学」（Frances et al, 1984）と呼ばれていたが，生物学的視点から治療の最適化を図るのははるか先のことのように思える。そうしたなか，認知行動療法の疾患特異的，さらには症状特異的なアプローチは，治療の最適化の有力な手段の一つになる。

認知行動療法が広く使われるようになった背景には，このように疾患横断的要素と症状特異的要素が存在し，それを患者に応じて活用できることがある。その一方で，対面式の定型的認知行動療法を実践できるだけの十分な時間と人的資源を確保するのは困難であるため，近年では，集団や，教育資材，デジタルツールを用いた簡易型認知行動療法（Low-intensity Cognitive Behavior Therapy）が使われるようになってきた（大野・田中，2017）。

わが国でもインターネット支援型のブレンド認知行動療法が定型的認知行動療法に匹敵する効果が示されている（Nakao et al, 2018）。それは，認知行動療法が常識の精神医学と呼ばれているように，私たちが日々意識しないで行っている上手なストレス対処法を誰もが活用できるようにわかりやすくまとめたものだからでもある。そうした理解に立って，私は，認知行動変容アプローチと呼ぶ認知行動療法の考え方に

基づくアプローチを短時間の診療場面で活用することを考えるようになった。それによって，単に精神症状を軽くするだけでなく，患者が自分らしく生きていくための手助けができると考えたからである。

このように生き方を支援する視点は，精神医療以外の医療や保健の分野でも同じように大切である。慢性痛や目まい，耳鳴り，生活習慣病，がん，周産期など，さまざまな領域でこころのケアが必要な医学・保健領域は多い。そもそも，医療の本質は人の生き方を支援するところにある。認知行動変容アプローチは，そうした心身の不調や変化を体験している人が，自分らしく生きていけるように手助けする，有力な手段になると考えている。

IV　日常臨床に生かす認知行動療法

図1は，こうした考え方を日常臨床のなかに生かしていくための流れを示したものである。その診療の基盤になるのが信頼できる治療関係の構築と患者理解であり，これは診断横断的に重要な認知行動療法の要素である。アーロン・ベックは，認知行動療法はツールボックスではなく architecture（建築物）だと言っている（The Blueprint of Cognitive Behavior Therapy：https://www.youtube.com/watch?v=07JqktJGyyA）。認知行動療法というと往々にして，行動活性化や認知再構成法などのスキルの使い方の練習をさせるアプローチだと誤解されることが少なくない。しかし，アーロン・ベックは，認知行動療法は個々のツールの使い方を教えるアプローチではなく，患者の人生をその人らしさを映し出した素晴らしい建築物にしていくアプローチだと強調している。これこそまさに患者中心の治療の最適化の基本的考え方である。

その建築物を作る設計図が概念化（conceptualization）ないしは定式化（formulation）とも呼ばれる「みたて」の作業で，症状診断と縦断的概念化，そして横断的概念化を意識して行っ

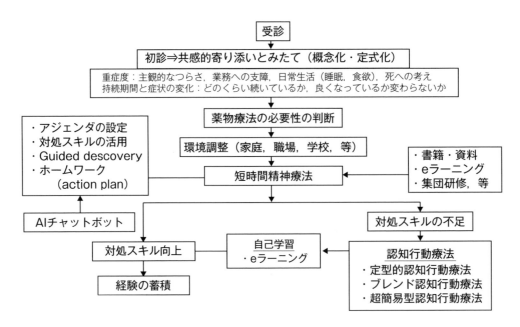

図 1　日常生活に生かす認知行動変容アプローチ（日本精神科病院協会雑誌 No.5, 2020 を改変）

ていく。その際に，操作的診断カテゴリーはもちろんのこと，それに加えて，患者に対する人間的関心を持ち，症例の概念化を通してその人を理解し，それをその人と共有する作業でもあり，そうした温かい臨床的態度が安定した治療関係の基盤になるし，その患者に最適な面接を進めていく基礎理解にもなる。

臨床場面では，治療関係や概念化・定式化をもとに治療を進めていくが，その際に，最近の生活を振り返って話題（アジェンダ）を決める導入パート，その話題に対処するためにスキルを活用する相談・対処パート，診療内容をまとめて行動計画を立てるまとめパートの三層構造を意識すると，患者の役に立つ話し合いが可能になり，治療効果も高まる。こうした面接の進め方は診断横断的であり，話題の設定やスキルの選択は患者にあわせた症状特異的なアプローチになる。

導入パートのポイントは，寄り添いと話し合う話題の選択である。患者が日常生活で起きた出来事について話しているときには，グチのように思える話にも耳を傾け，患者のつらい気持ちに寄り添うようにする。そのうえで，診療場面で話し合う話題を選ぶが，それによって短時間で患者の手助けすることが可能になる。さらに一つの課題 single task に取り組む方が，複数の話題 multi task に取り組むよりも圧倒的に効率的だということを患者が体験的に理解する手助けにもなる。最近では話題として，問題になった出来事だけでなく，患者の生活の質を向上させ将来に向けて進んでいくための計画を選ぶことも増えている。

話題を決めた後は，認知行動変容アプローチで使われるスキルを使うが，これも患者の悩みに会わせて柔軟に取り入れていく。認知行動変容アプローチのスキルには行動活性化，認知再構成，問題解決スキルやコミュニケーションスキルなどさまざまなものがあるが，診療場面では，柔軟にスキルを使えるように手助けしていく。患者にとって個々のスキルに精通することはもちろん大事であるが，そのスキルを場面に応じて使い分ける力を育てることは，それ以上

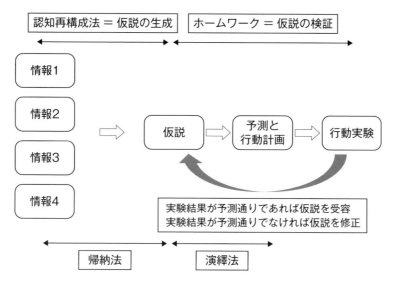

図2　認知行動療法における推論

に重要である。こうした技法の使い分けの大切さは、ゴルフや野球、サッカーなどのスポーツと共通する。

　問題に取り組むときには、患者の価値観や先の展望に目を向けておくことも重要である。目の前の問題にとらわれてしまうと、目の前の問題に上手に対処できたかどうかで一喜一憂してしまって、先に進めなくなる。目の前の問題に対処しきれなくて失敗したからといって、すべてがダメになるわけではない。そこでくよくよ思い悩むより、その失敗から新しいことを学んだり気づいたりして、その先、その体験を生かしながら成長していけるように手助けしていくようにする。

　最後に、診療中に話し合った内容を簡単にまとめ、疑問がないかどうかを尋ね、次回の診療までに確かめてくる行動計画を決めて診療を終了する。このように面接の体験を言葉でまとめると学習効果が高まるが、それを実生活のなかで実践し確認することができれば、さらに学習効果が高まる。認知行動変容アプローチではこれを行動計画ないしはホームワークと呼んで重視している。

　図2は、この一連の流れを推論の観点からまとめたものである。認知は情報処理のプロセスであり、認知行動療法では、問題が起きたときや目標に向かって進んでいくときには、十分に情報を収集して立てた仮説を、経験を通して検証、修正していく。このプロセスを意識すると、短時間の面接でも十分な成果を上げることができる。

Ｖ　おわりに——デジタルツールの活用

　ホームワークとしてデジタルツールを活用できれば、患者が日々の生活のなかで悩みを抱えたときに自分の力で問題に対処できる可能性が高まると考えて私たちはチャットボット「こころコンディショナー」を開発して提供している。これによって、患者は自分の対処能力に自信が持てるようになり、それが症状の改善やレジリエンスの強化につながってくることが期待できる。

　一方、チャットボットで問題を解決することができない場合には、その書き込みをもとに医

療者と話し合うようにする。それによって面接時間が節約できるし，面接内容に深みが出てくるようになる。さらに，こうした体験をログとして残しておくことで，後で自分の対応を振り返り，それを生かしたり改善したりすることもできるようになる。そのとき，e ラーニング動画や認知行動療法の学習サイト「こころのスキルアップトレーニング」を補助的に使うことも可能である。

　患者によっては，外来診療とは別に時間をとって認知行動療法を実施した方が良い場合もある。その場合には，定型的な認知行動療法の実施を検討することが望ましいが，認知行動療法に十分に精通したセラピストがいない場合には，インターネットの補助を受けながら対面式の認知行動療法を行うブレンド認知行動療法も選択肢となる。さらに，将来的には，遠隔での認知行動療法の提供も検討することがのぞまれる。

　コロナ禍でオンライン診療が導入されるなど，柔軟な対応の必要性が高まっている。このような多様な対応を期待されるなかでの精神療法の有り様を考えることは精神療法のさらなる発展のために重要であると考える。

文　献

Frances A, Perry S & Clarkin J（1984）Differential Therapeutics in Psychiatry: The art and science of treatment selection. Brunner-Routledge.（高石昇監訳，阪大精神科心理療法研究班訳（1989）精神科鑑別治療学—理論と実際. 星和書店）

Nakao S, Nakagawa A, Oguchi Y et al.（2018）Web-based cognitive behavioral therapy blended with face-to-face sessions for major depression : A randomized clinical trial. Journal of Medical Internet Research, 20（9）; e10743.

大野裕（出版予定）図解　日常臨床にいかす認知行動変容アプローチ—すべての医療保健福祉関係者のための認知行動療法のエッセンス. 金剛出版.

Ono Y & Berger D（1995）Zen and the art of practical psychotherapy : Brief session cognitive therapy. J Practical Psychiatry and Behavioral Health, 1 ; 203-214.（大野裕（2008）認知療法の技法と実践—精神療法の接点を探って. 金剛出版に収録）

大野裕・田中克俊（2017）保健，医療，福祉，教育にいかす簡易型認知行動療法実践マニュアル. ストレスマネジメントネットワーク.

アメリカ精神療法最新事情

▶ 臨床現場からの声

Akira Otani

大谷 彰*

本誌編集部より「精神療法の可能性を……統計学的な実証研究ではわからない，きわめて個人的な印象や感覚の語りを通してしか見えてこない何か」について書きませんかとの依頼を受けた。この執筆を機会にアメリカで臨床心理を行うに至った経緯，そして現時点での臨床動向あれこれを「徒然なるままに」記してみたい。これにはまず出発点から始めるのが妥当であろう。

日本の大学を卒業してすぐ渡米し，アメリカ西バージニア州の大学院に入学したのは1978年であった。すでに44年前のことである。今から思うと若気の至りによる無謀な計画であったが，当時は小田実の『何でも見てやろう』や本田勝一の『アメリカ合州国』といった，今では半ば忘れられた米国論がベストセラーになった時代である。噂どおり，アメリカの大学院カリキュラムは厳しかったが充実しており，遣り甲斐のある，正直楽しい7年間であった。折しも Donald Meichenbaum, Marvin Goldfried, Michael Mahony，そして2021年11月に逝去した Aaron Beck といった「先駆者」たちが認知行動療法を提唱し，Skinner を信奉する徹底行動主義者たちと侃々諤々の論議を闘わせていたことが思い出される。

精神療法の事始めは1979年，大学からそう遠くない連邦刑務所であった。ほんの1セメスター（4カ月間）の短い期間であったが見習いセラピストとして，収監されたクライアントのアセスメントを行い，膝を合わせて話を聴くことを体験した。人生初めての臨床面接と心理テストから受けたこのときの感動は未だに脳裏に焼きついている。そしてこの4年後，今度は大学のカウンセリングセンターで2年間にわたる本格的な臨床訓練が始まった。米国心理学会（American Psychological Association : APA）が大学院後期の必修課程として制定するトータル2,000時間のインターン制度である。APAが規定した周到かつ綿密なカリキュラムに従い，現職のサイコロジストからスーパービジョンを受けながら，心理学の専門家として必要とされる埋論，知識，技能，倫理，価値観を統合させ，心理専門家としてのアイデンティティを養成するのである。インターンを終了して，博士論文を書き終え，1985年に大学院を卒業した。以来アメリカと日本の大学機関で心理学の講義と臨床に携わり，2008年からはメリーランド州の心理クリニックでセラピストとして治療活動に専念している。少々長い前置きとなったが，精神療法に出会ってから40年余になるのである。

＊米国メリーランド，スペクトラム・ビヘイビオラル・ヘルス
Spectrum Behavioral Health, Maryland USA 21012

I　コロナ禍パンデミック

　日本と同様，現時点でのアメリカにおける精神療法の実践はコロナ禍の影響抜きに語ることはできない。2019年末，武漢で発見された新型コロナウィルス（SARS-CoV-2，以下コロナウィルス）による感染症（COVID-19，以下コロナ感染症）は驚くべき勢いで世界各国に拡散した。翌年の3月11日には世界保健機構（World Health Organization：WHO）がこれをパンデミックとして認定したことから，アメリカ，日本をはじめ世界各国で外出制限はもとより，政治，経済，流通，医療体制，教育，通勤，生活必需品の窮乏など日常生活にも多大な影響と被害をもたらした。そしてこの日を境にアメリカでの精神療法の実践は豹変した。なかでも一番顕著となったのはオフィスでの対面治療が激減し，代わってPCやタブレットを利用したオンラインセラピーが急増したことである。パンデミック対策として自宅待機が奨励されたこと，ITのデータ・セキュリティが強化され米国法規に定められた，患者のプライバシー確保がハイレベルで可能になったことが重なった結果である。ひと昔前までは電話による相談すら問題視されていた事実を考えると，オンラインセラピーの定着はまさに精神療法のパラダイムシフトに他ならない。

　現時点（2021年10月末）での筆者のスケジュールを見ると，クライアントの約9割がオンライン面接，残りの1割が対面診療となっている。オンラインが好まれる理由としては「便利」「時間の節約になる」，なかには「ガソリン代が浮く」といった利便性や経済要素が圧倒的である。これに対し，対面診療を求めるクライアントには高齢者が多く，「PC／タブレットに馴染めない」「コンピューターが苦手」といった声が目立つ。年齢によるディジタルデバイドが精神療法にも顕れている。

　パンデミックの影響はもちろん単に精神療法実践のパラダイムシフトだけではない。コロナ感染症の蔓延はアメリカにおいてメンタルヘルスの重要性を再認識させ，セラピーを求めるクライアントが急増した。例えば筆者の場合，パンデミック発生前の予約待ちは平均3週間ほどであったのが，ここ数カ月の間に約8週間に膨れあがった。クライアントの大半は継続患者で，新患はここ数カ月ほぼ皆無である。予約が簡単に取れなくなったこうした状況ではキャンセル待ちが必須となるが，興味深いことにこのキャンセルにもパンデミックの影響が窺える。コロナ感染者数とキャンセル数とが反比例するのである。つまり感染者が増加するとキャンセルが減り，反対に低下するとキャンセルが増える。パンデミックによる不安を裏付ける目安の一つである。

II　モラルインジャリー

　コロナ感染症に対する不安は単に個人レベルの外出恐怖，疾病強迫などにとどまらず，大規模な集団レベルのトラウマを引き起こした。過覚醒，驚愕反応，悪夢，フラッシュバックといった通常の心的外傷症状に加え，集団レベルのトラウマには日常生活における安全感の喪失，漠然とした危機感，他者への猜疑心，社会正義の疑問視，自己への失望と嫌悪など実存的な枠組みの崩壊が表出する（大谷，2020，2021）。これはモラルインジャリー（moral injury）の続出につながった。

　モラルインジャリーとは自己のモラルや倫理に反する行為をしてしまった，またそうした選択を余儀なくされたという自覚から生まれるトラウマである。英語の"shame（シェイム）"という言葉はこの心理を表し，日本語の「良心の呵責」にあたる。モラルインジャリーの概念を主張したJonathan Shayはベトナム戦争に参戦した退役軍人との治療活動から，「殺すか，殺されるか」という熾烈な戦闘場面ですら，自己にとって非道徳的と映る行為への関わり（例，殺人，暴力，仲間の放棄，援助失敗など）が非人道感を誘発し，これがトラウマにつながる事

実をつきとめた（Shay, 2014）。アメリカのコロナ総感染者数 4,584 万 6,153 人，死者数 74 万 3,410 人（CDC COVID Data Tracker, 2021 年 10 月 31 日現在）という桁外れの数字から医療従事者のモラルインジャリーを誘発する土壌となったことが想像できるであろう。筆者が現在担当するケースをを一つ紹介しよう。

クライアントは 66 歳の小児科医。40 年余にわたるベテラン医師である。豊富な知識と幅広い臨床経験，小児と親に接する卓越したコミュニケーション能力，そして温かい人柄から患者とスタッフから共に慕われ，長年大病院の小児科長を務めた。10 年前には地域初めての 8 病床 24 時間体制の小児緊急クリニックを開設した。臨床活動とクリニック運営を円滑につかさどり 3 年前に第一線を引いたが，スタッフの要望が高く，週 2 回パートタイムで勤務することにした。緊急クリニックはすべて順調に進んでいたがパンデミックの襲来によって状況は一変した。事故や怪我などこれまで通りの緊急ケースに加え，連日コロナ感染症を患った（と危惧される）重篤患者が日夜押しかけ始めたのである。週 2 回各 12 時間勤務は多忙を極め，老齢による身体への負担となったが，それよりも苦痛にあえぐ小児とその親たちへのケアに関する心労がはるかに厳しかった。とりわけ苦渋を味わったのは空きベッド数が限られており，どの患者を入院させるかという意思決定であった。「できることなら重症患者の子どもたちを全員入院させてやりたいが，それができない」クライアントは涙ながらに訴えた。これがトラウマとなり抑うつ状態が続くようになった。

コロナ感染と真摯に立ち向かうアメリカ人医師が直面したモラルインジャリーの一例である。現状は日本でも同じであろう。
モラルインジャリーの形態は多様であり，個人の置かれた状況や職種が大きく影響する。パ

ンデミック発生直後，日本のある地域でコロナウィルス発生が報道されたところ即座に風評被害が勃発し，一部医療従事者やその家族たちへの嫌がらせや差別，ハラスメントが生じた。これもモラルインジャリー発生原因になる。患者が大切か，自分と家族が大切か，という心的葛藤が生じるからである。

モラルインジャリーを論じるにあたり，無視してならないのは今回のパンデミックが浮き彫りにした社会的弱者や，殊に「エッセンシャルワーカー」の存在である。エッセンシャルワーカーとは日常生活継続に欠かすことのできない職種（例，食品販売業，配達業，清掃業，公共交通機関，医療／介護機関など）に携わる人たちのことを指す。しかしながらその裏にはかつての「3K」（きつい，きたない，危険な），これに（帰れない，厳しい，給料が安い）を加えた「6K」の仕事に従事する人というニュアンスが含まれる。自宅待機やテレワークが許されないことから，エッセンシャルワーカーのコロナ感染リスクは必然的に高くなる。しかも労働内容は過酷であったり条件も劣悪なことが多く，医師や看護師など一部の例外を除いては低賃金の業務も多い。こうした状況では「この仕事はやりたくないが，働かざるを得ない」という心理が生まれ，これがモラルインジャリーを誘発する（Press, 2021）。パンデミックによって注目を浴びたエッセンシャルワーカーは格差社会に欠かすことのできない存在であると同時に深刻な社会問題であり，精神療法を含む医療システムが性急に取り組まねばならない重要な課題である。

Ⅲ　コンテンプラティブ・ムーブメント

コロナ感染症によるパンデミックは 2019 年後半の発生からわずか 2 年間で精神療法の新しいパラダイムを生み出し，集団トラウマ，とりわけエッセンシャルワーカーと格差社会に浸透するモラルインジャリーを暴露した。しかしながらコロナ以外にも最近のアメリカでの精神療

法実践と現場に影響を与えた要素も数多い。これらのうち筆者が影響を受けた一つはコンテンプラティブ・ムーブメント（contemplative movement）である。

コンテンプラティブは「思慮深い，瞑想的な，熟思黙想の」などと訳されるが，具体的には「自己の内面をありのままに見つめ，既成概念に捉われず，未だ言語化されない思考，感情，身体感覚に注意を向けて思量する」ことを意味する。この見解が精神療法と合流してコンテンプラティブ・ムーブメントが生まれた。当初は不審感がただよい，医療従事者の関心を余り引かなかったが，状況はマインドフルネス，とりわけマインドフルネスストレス低減法（Mindfulness Based Stress Reduction : MBSR）の登場によって急変し，これによって心身の機能改善と安定に役立つパラダイムとして定着した。

元来，西洋に萌芽した精神療法は基本的には言葉のやりとりを媒体とする対人援助である。キリスト教文化では聖書のヨハネによる福音書が「始めに言葉ありき」と記すように，すべては「（神の）言葉」すなわちロゴス（λόγος）によって統制され，これが癒しにつながるとみなす。また古代ギリシアのソクラテス式問答法（Socratic Dialogue）では見識者との対話が真理の発見につながると考えられた。精神分析的療法が「対話の技」などと称される由縁である。言語によって形成される認知スキーマを情報処理理論では「高次元」（トップ）に位置する上部構造とみなし，知覚による感覚情報である「低次元」（ボトム）の下部構造から区別する。言葉を頼りにする精神療法はすべからく上部構造の操作によって下部構造が変化するとみなす。これがトップダウン型モデルである。

トップダウン型モデルのセラピーは1960年代半ばに行動療法が旋風を巻き起こすまで精神療法の正統派とされたが，不安にともなう生理反応や，トラウマ体験に頻発する身体化症状に対しては奏効しにくい。下衆な表現を用いるなら「頭でっかち」になりやすいからである。こ

のような場合，むしろ下部構造の身体感覚の気づきから始め，それを「コンテンプラティブ」に扱いながら症状の緩和をはかり，徐々に上部構造の認知を修正してゆくというボトムアップ型モデルの方が効果的となる。行動療法の先鋒となった系統的脱感作に導入された漸進的筋リラクセーション（Progressive Muscle Relaxation : PMR），自己催眠として活用される自律訓練法（Autogenic Training），パーソンセンタード・アプローチの流れを汲むフォーカシング（Focusing），トラウマ障害に応用されるソマティック・エクスペリエンシング（Somatic Experiencing）やセンサリーモーター・サイコセラピー（Sensorimotor Psychotherapy）はすべてボトムアップ型モデルの原則を踏まえている。これ以外にも上述したMBSRはじめ，「新世代の認知行動療法」として知られるようになったマインドフルネス認知療法（Mindfulness Based Cognitive Therapy : MBCT），弁証法的行動療法（Dialectical Behavior Therapy : DBT），ACT（Acceptance and Commitment Therapy）などはいずれもトップダウン型とボトムアップ型のモデルを折衷させたアプローチである。

コンテンプラティブを主体にしたアプローチでは「気づく，ほぐす，つながる」が三原則となる（大谷，近刊）。第一の〈気づく〉は「今，ここ」で体験された，あらゆる知覚，身体感覚，思考，感情，記憶，イメージなどを選り好みせずに注意を向け，意味や内容は無視して，単に一時的な現象とみなすことである。気づきの特徴は単なる知的な認識ではなく，下部構造としての「感じる」に近いニュアンスを含む。これゆえ呼吸に気づくことは呼吸を感じることに等しい。気づきのプロセスでは意図しない判断や体感などが連想的に生じやすいが，もちろんこれらも気づきの対象となる[注1]。覚知されたことがらを「ありのまま」に気づくことはあらゆ

注1）気づきの実践で唯一懸念されるのは一部のトラウマ体験者などに見られる偶発性除反応の発生である。これの対策と技法については大谷（2017）に詳述した。

るコンテンプラティブ実践の根本スキルである。

二番目の〈ほぐす〉は気づきがもたらす心身の緊張緩和を指す。ありのままの気づきによって身体感覚を安定させ、これによって精神的な緊張の和らぎと落ち着きをはかるのである。画像診断法を用いたマインドフルネスの研究によると、ボトムアップ型のプロセスでは大脳の体性感覚皮質や帯状回といった部位に変化が現れ、反復によって神経可塑性のメカニズムが機能し、情動調整の維持が可能になる（大谷，2014）。クライアントにはこの概念を「（PMR，マインドフルネス，自律訓練法などを）繰り返し練習することによって、脳のなかに新しいアプリをダウンロードしているんですよ。これが心と身体の安定させ維持してくれます」と分かりやすく説明し、日頃の実行を奨励している。心身のほぐしは日常のストレス反応の緩和のみならず、多くの機能性疾患（例，過敏性腸症候群，パニック障害など）や器質性の症状（例，偏頭痛，慢性疼痛など）も改善させることから、精神療法には不可欠である。

コンテンプラティブ三原則の最後は〈つながる〉である。古代ギリシアの哲学者アリストテレスはかつて「ヒトは本質的に社会的な動物だ」と明察したが、真のウェルビーイングは他者との健全な対人関係、さらには自己を取り巻くコミュニティとの親密な関わりなしにはあり得ない。コンテンプラティブ・ムーブメントが掲げるつながりは平等観の立場から他者に共感を示し交わることである。上述したエッセンシャルワーカーを「上から目線」ではなく、コロナ禍の時代のなかでの生活を可能にしてくれる人たちとして感謝して接する。これがコンテンプラティブ・ムーブメントにおけるつながりの身近な実践である。

つながりの理念は多くの精神療法家が経験値から標榜している。神経質者の治療に一生を捧げた森田正馬は「雪の日や，あれも人の子樽拾い[注2]」という新井芳宗の句を挙げて、患者たちに平等観と共感の必要性を教示した（森田，1975, p.40）。精神分析療法家では対人関係論を打ち立て、長年にわたり統合失調症患者のケアに携わったSullivanが「所詮，我々はみな人間として共通するところが多く、幸せ、豊か、満足、孤独、苦悩、精神的疾患云々などは問題にならない」（Sullivan, 1968, p.xviii）と述べている。共に自己と他者の表面的な相違点や特異性を等閑し、奥に潜む人間としての普遍性を達観した至言である。

精神療法におけるつながりの意義は近年Stephen Porgesのポリヴェーガル理論によって明確化された。詳細は他書に譲るが、ポリヴェーガル理論ではストレス低減や不安緩和を腹側迷走神経複合体（the ventral vagal complex）による交感神経の抑制とみなし、この機能を〈迷走ブレーキ〉（the vagal brake）と呼ぶ。迷走ブレーキの特徴は対人関係と密接に関わることである。ポリヴェーガル理論で社会的関わりシステム（the social engagement system）として知られるこの機能は自律神経の調整に関わり、安全感の確立と心身の健康に大きな役割を果たす（ポージェス，2018）。信頼のおける他者との交流が心理的な安定をもたらすことを考えれば一目瞭然であろう。社会的関わりシステムには表情、声、首の動きといった、コミュニケーションに関与する、横隔膜より上位に分布する迷走神経（V, VII, IX, X, XI）が稼働し、他者との好意的な関係構築を可能にする。コンテンプラティブ・ムーブメントの〈つながる〉をあえてアリストテレスの箴言に当てはめるとすれば「ヒトは本質的に社会的に癒される動物だ」なる。

コンテンプラティブ・ムーブメントの知見に馴染み、従来の認知療法の実践に「今，ここ」での呼吸や身体感覚を融合させることは、古くから日本文化で重んじられた〈身口意〉の実践そのものと言えよう。

注2）雪の積もった寒い日に素足で樽を運ぶ小僧はさぞかし辛かろう、という意味である。

結　語

　アメリカの精神療法はコロナ禍の衝動の波に押されながら，オンライン・セラピーという新しい形態が組み込まれ，モラルインジャリーによるトラウマからの回復など，パンデミック以前には隠れていた問題と取り組むようになった。これにコンテンプラティブ・ムーブメントの見識が加わり，トップダウンとボトムアップのモデルを混合させたアプローチの治療に励む。これが米国在住 40 余年にして行きついた現時点での筆者の精神療法実践である。

文　献

Centers for Disease Control and Prevention (October 31, 2021) COVID Data Tracker. (https://covid.cdc.gov/covid-data-tracker/#trends_daily-cases. ［2021 年 10 月 30 日閲覧]）

本田勝一 (1981) アメリカ合衆国. 朝日文庫.

Kabat-Zinn J (1994) Wherever You Go, There You Are : Mindfulness meditation in everyday life. Hyperion.

森田正馬 (1975) 森田正馬全集（第 5 巻）―集団指導. 白揚社.

小田実 (1979) 何でも見てやろう. 講談社文庫.

大谷彰 (2014) マインドフルネス入門講義. 金剛出版.

大谷彰 (2017) マインドフルネス実践講義―マインドフルネス段階的トラウマセラピー（MB-POTT). 金剛出版.

大谷彰 (2020) パンデミックとトラウマ―新型コロナウイルスから考える. 人間福祉学研究, 13 (1)；25-39.

大谷彰 (2021) 精神療法はコロナパンデミックにどう立ち向かい，何を学んだか. 精神療法, 47 (4)；4-5.

大谷彰 (近刊) 心身相関アプローチ.（岩壁茂代表編集）臨床心理学スタンダードテキスト. 金剛出版.

ステファン・W・ポージェス著／花丘ちぐさ訳 (2018) ポリヴェーガル理論入門―心身に変革をおこす「安全」と「絆」. 春秋社.

Press E (2021) Dirty Work : Essential jobs and the hidden toll of inequality in America. Farrar Straus and Giroux.

Shay J (2014) Moral injury. Psychoanalytic Psychology, 31 (2)；182-191.

Sullivan HS (1968) The Interpersonal Theory of Psychiatry. W.W. Norton.

お別れの時間

Hitoshi Kasai

笠井　仁*

Ⅰ　こころへの関わりの長短

こころの問題に関わる際に，不安や抑うつ，あるいは不登校といったような症状や問題行動に対応するのであれば，その改善や，願わくば解消を目指して取り組んでいくこともできるだろう。そのためには，問題を特定してターゲットをしぼり，定量化できるものとして，見立てに応じて焦点化した対応を，多かれ少なかれ誰にでも通用する形で順次繰り出していくことになる。このように進めるのであれば，比較的短い時間の中で効率的に成果を得ることも可能となる。

一方で，自分の生き方であるとか，自分が生きてきた意味であるとか，自分が何をしたいのかなどといった，いわば形の定まらない訴え，ときに答えの出しようのない問いもまた，こころの問題として私たち臨床家は向き合うことになる。そして，このような問題に関わっていくには，問題の解決を図るというよりも，その人と思いをともにしながら，寄り添っていくことくらいしかできないことも少なくない。これには，じっくりと時間をかけたやりとりを重ねていくことが必要になる一方で，終末期にある人などむしろ残された時間が限られる中での対応

になることもある。

近年では，何事も素早く成果を上げることがよしとされるきらいがある。こころの問題への関わりも，あたかもものづくりの PDCA（Plan-Do-Check-Act）サイクルのようにとらえられているのではないかという思いを抱くこともある。もちろん，互いに時間もお金もかけて進めていく以上，漫然と関わりを続けていていいわけはなく，そのような関わりはまた長くは続かないだろう。関わりが続いていくのは，それなりに理由があってのことである。

2019 年末に初めて確認された新型コロナウィルス感染症は，世界中で猛威を振るうことになった。感染予防のために人との交わりの制限も余儀なくされることになり，大切な人を亡くす，お別れのあり方も大きく変わらざるを得なくなっている。私は現在，一般向けに開かれた心理相談室と緩和ケア病棟で実践を続けてきている。本稿では，このような臨床の現場で経験しているお別れの時間が，いま，どのようになっているのかを論じていくことにしたい。

Ⅱ　コロナ禍のお別れ

もともとは具体的な問題への対応を求めて相談に来た人でも，その問題が自分の生き方に関わっていることに目が向くようになり，ただ単に問題や症状の改善ばかりではなく，その人自

＊静岡大学
　〒 422-8529　静岡市駿河区大谷 836

身のありようをめぐって話題が展開していくことがある。

　資格取得を目指して試験場面での緊張緩和を目的に 30 代で来談した A さんは，リラクセーション法の習得を進めながら何度か試験に臨んだものの合格には至らず，社会人と受験生という二足の草鞋を続けていた。もちろん仕事を続けることは受験のための勉強時間を削ることになり，と言って受験に専念できるだけの経済的余裕があるわけでもなく，わだかまりを抱えながらの時間が過ぎていくことになった。その後，年齢に不安を感じてお見合いのサークルに登録し，そこで出会った男性と結婚することになった。それでもその結婚に割り切れない思いを感じていた A さんは面接を継続する中で，子どもをもつことを望んでも叶わず，不妊治療を受けることになった。しかし，この不妊治療もなかなか実を結ぶことがなかった。

　A さんは，資格試験にしても不妊治療にしても，それまで費やしてきた時間とお金を考えるとやめるにやめられない状況を繰り返すことになった。そのような中で，夫に対する不満も語られながら面接が続いていくうちに，父親の病気が発覚して亡くなるという出来事があった。父親に対して十分なことをしてあげられなかった思いを抱きながら，何とか納骨や遺品の整理などを片付けていくような状況であった。このように面接を長く重ねていくと，その経過の中で就職や結婚，妊娠，親との死別といった人生の中の大イベントに遭遇することになる。もちろん，それぞれの出来事がその人にとってどのような意味をもつものであるかは，その折々の面接のテーマとなっていった。

　そのような中で起こったのが，今回のコロナ禍であった。A さんの母親も持病をもちつつ，年齢の影響もあって認知機能の衰えも進んでいた。体調を崩した A さんの母親は入院を余儀なくされたが，コロナ禍のために面会に制限があって，思うように直接会うことができなかった。入院期間が長引く中で，体調の変化によって二転三転の結果，自宅から離れた病院へと転院せざるを得ないことになって，ますます面会の機会が減ってしまった。病院の暗黙の配慮で，洗濯物の持参を名目に病室に入っても，その都度衰えていく母親を目にすることになった。結局，母親が亡くなるときに A さんが立ち会うことは叶わなかった。A さんは，転院先を決めるに当たって遠い病院にせざるを得なかったこと，自宅での介護を選ばなかったこと，それゆえに息を引き取るときに一緒にいられなかったことを悔やんでいる。

　コロナ禍では一般病棟や介護療養施設では感染対策として面会に制限があって，タブレット端末などを利用して遠隔で面会を行おうとする試みはあるものの，病室や居室で直接会うことができない場合が多い。一方，緩和ケア病棟では最期の時間を過ごす場として，時間や人数などの制限はあるものの，一定の範囲内で面会が認められているところがほとんどである。このため，病状の進行に従って，面会の機会も求めて緩和ケア病棟に転院，転棟してくることがある。そこで，長く面会できていなかった患者に久しぶりに直接会うことになって，こんなに病状が進んでしまっていたのかとか，こんなにやせてしまってなどと，患者の変化に驚いて，入院や入所を決めたことを後悔することが少なくない。悲嘆のあり方には個別性が大きいものだが，コロナ禍でのお別れはこれまでとはまた違った悲嘆を引き起こしているようである。

　家族の病気をきっかけにして，家庭内で表面化することはなくくすぶっていた家族メンバー間の葛藤が再燃することも少なくない。完璧に家事を切り盛りする母親に絶えず引け目を感じて高校卒業と同時に実家から離れて暮らしてきた女性は，母親の末期がんによる入院生活に際して，弱っていく母親に向き合うことになる辛さとともに，自分自身の引け目にも再度向き合わされることになって，何とか病院にまでは来ることができても病室まで母親の面会に入ることができず，コロナを理由にして来院にも足が

遠のきがちであった。また，子どもの頃からきょうだい間の葛藤が強かった女性は，母親の入院も一切を自身で手配しながら，母親の病気や入院についてまたきょうだいから言いがかりをつけられることを恐れて，連絡をとることを避けていた。

このような親子間，同胞間の葛藤については，通常であればそれなりの時間をかけ，面接を重ねていく中で解決の糸口を見つけていくものであろう。しかし，そこに関わる者が病気で，かつ残された時間がいくらもないという状況であると，なかなか十分な関わりをもつことができない。死別後であれば，悲嘆が複雑化してくると，専門の遺族外来をもっていればそこで対応を行っていくこともできるであろう。一方で，遺族外来という窓口をもたず，病院のグリーフケアの一環として患者退院後の家族支援を行っているような場合には，コロナ禍の中で病院内への立ち入りに制限があって，遺族の悲嘆のケアも十分とは言い難い状況がある。

Ⅲ　緩和ケア病棟での関わり

厚生労働省の調査によると，最期をどこで迎えたいかを尋ねられると，多くの人が自宅で死を迎えることを希望しており，その割合が年々増えてきていることがわかる（厚生労働省，2018）。こうした意向を背景にして在宅での医療を推進し，医療保険制度の上でも入院をしても早期退院した場合により手厚く加算されるようになってきている。このため，病院側でもできるだけ早く退院，転院を促し，家族もぎりぎりまで自宅で過ごして，いよいよ自宅では手に負えないという状況になって入院を考えるという状況になってきている。緩和ケア病棟での平均在院日数も，2011年度に40日を切り，2018年度には30日を切って，現在ではさらに短くなっている（木澤・他，2021）。これはあくまでも平均値であって，数カ月にわたって在院している患者がいて平均値を押し上げている一方で，最頻値をとれば1週間前後の数値になってしまう

現状がある。

もちろんこの間，入院患者数に占める死亡患者の割合が徐々に減少してきているという事実もある。これには，2012年の「がん対策推進基本計画」の見直しで，重点的に取り組むべき課題の一つに「がんと診断された時からの緩和ケアの推進」が取り上げられて，治療の初期から緩和ケアが積極的に行われるようになり，上記の医療保険制度の後押しもあって，入院加療により痛みのコントロールがつけば退院するという方針が多くの医療機関で徹底されるようになっていることも背景にあるだろう。

それでも，週1回勤務の非常勤心理職としては，入院してきた患者・家族に会うことができないままになってしまう，あるいは挨拶はしたもののもう翌週には退院してしまっていることも少なくない。緩和ケア病棟がすっかり急性期病棟のようになってしまっているのである。そのような中で，看護師をはじめとする医療スタッフにとっても，患者や家族とともに人生の最後の時間を有意義に過ごすなどということは夢のまた夢になってしまい，患者の身体のケアに終始して疲弊してしまう現状がある。心理職としてはまた，このような状況に置かれてしまっている医療スタッフのケアも大きな役割になってきている。

私自身は催眠に関心をもつ中で，痛みのコントロールとしての催眠の応用の観点から緩和ケア領域に関わりをもつ機会を得ることになった。鎮痛薬としてのモルヒネや向精神薬などの薬剤に拒否感の強い患者に対して，実際に暗示やリラクセーション，イメージ誘導の有効性を経験することも少なくない。しかしそれ以上に，コミュニケーションのあり方の一つとして，催眠暗示を学んだことの意義を実感している。相手のうなずきのペースに合わせて言葉かけのタイミングをとったり，活力の状態に応じて声の大きさや高さ，トーンを調節して語り掛けるなど，患者や家族とのふだんの関わりの中に活かすことができていると思っている。このようにして，

患者や家族の思いに寄り添いながら，相手との間で許された時間の中で関わりを重ねている。

　年々短くなってきている緩和ケア病棟での入院生活の中で，病状や患者，家族を取り巻く状況によっては長い関わりをもつことになる場合もある。直腸がんが見つかり肝臓にも転移があって完治は難しいと告知を受けて，積極的な治療を希望せずに自宅で一人暮らしをしていたBさんは，生活の心配をした家族の希望もあって緩和ケア病棟に入院してきた。緩和ケア病棟では，できる限りふだんと同じ生活を送ることができるように，希望があれば飲酒も喫煙も可能である。Bさんとは，病棟のテラスで喫煙しているところに声をかけて，その後の関わりが続いていくことになった。

　病院の最上階にある病棟のテラスからは，大きく開けた景色を望むことができる。少し先を通る線路を行き来する電車や，その向こうに見える山並み，空を飛んでいく飛行機などを目にしながら，暑くても寒くても，晴れでも曇りでも雨でも，場合によっては雪が降ろうとも，強い風の中でも，好きな煙草をいとおしむように口にする。もちろん，喫煙が許されているのは患者だけで，家族などの来訪者や病院スタッフは喫煙できない。籐椅子に並んで腰かけて話をしていると，問わず語りにそれぞれの人生物語が紡ぎ出されていくことになる。

　Bさんは，地方出身で都市部に出て会社を興して生計を立ててきたやり手の男性であった。会社を経営していく上では他社とのせめぎ合いもあって，そこには激しさも伺われたが，話しぶりは全般に温厚で明るく，ときにジョークを交えながら語られる話は，波乱万丈の物語でもあり，興味をかき立てられるものであった。少し前に亡くされた妻との出会いやその後の生活，子どものこと，自身の子ども時代の話，仕事上のエピソードや旅行の話など，煙草を1本，ときに2本吸いながらの話であった。行き交う電車を見ながら，自分の好きなときに好きなように出かけることのできないもどかしさを口にす

ることもあった。

　Bさんの病状の進行は緩やかなもので，それでも帰宅する自宅もなくなっていて，医療上のケアも必要だったことから，病院での入院生活が長く続くことになった。そうなると，他の病室から聞こえてくる患者の苦しむ声や，患者が亡くなったときの家族の嘆き悲しむ声などを，自分の病室にいても耳にすることになる。患者の退院の折には，エレベータまでの他の病室の扉は閉め，通路にはスクリーンを立てて目隠しをすることになるが，その場の様子は張り詰めたものとなって他の患者にも知られるところとなる。Bさんは結局，2年以上にわたる入院生活を送ることになったが，この間，Bさんは多くの患者を見送ることにもなった。その中で，自分の病状や自分の先行きに対する思いも語られた。こうしてBさんは，ろうそくの火が消えるように静かに生を終えられた。これは，古き良きホスピスの時代の話ではなく，すでに短期間の入院に手厚い医療保険制度に移行しつつあった時期の経験である。

　病棟では患者はパジャマ姿で過ごし，化粧も身づくろいもしないままでいることがほとんどである。どうしても単調な生活になりがちで，生活にアクセントをつけて潤いをもたらすために，これまでは音楽やコンサート，動物たちの訪問，ネイルアートやアロマセラピー，節分や七夕，クリスマスなどといった季節折々の行事が行われてきた。しかしコロナ禍のために，これらの外部の人との接触をともなうイベントはすべて中止になってしまった。面会も，原則は家族以外認められていない。それでも，病棟では患者として過ごしていても，それまでは社会の中で暮らしている人たちである。ふとした折にインターネットで検索をしてみると，患者の退院後にお別れ会が開かれたことが掲載されていたりするのを目にすることがある。病棟で過ごしている入院患者としての顔ばかりでなく社会の中で生きてきた顔が垣間見えて，改めて患者の多面的な姿に思いを致すことになる。

Ⅳ　フロイトの最期の時間

　今から 100 年ほど前，世界は第一次大戦とそのさなかでのスペイン風邪の大流行に見舞われていた。日本でもスペイン風邪は大流行し，国民の半分程度が罹患して数十万人の死者があったとされる。これは，現在のコロナ禍の比ではない。1918 年 11 月 5 日には劇作家の島村抱月が命を落とし，その恋人であった女優の松井須磨子が 2 カ月後の月命日に後追い自殺を遂げるということもあった。スペイン風邪の流行は，日本でもこのように大事件であったにもかかわらず，その後忘れ去られてしまった感がある。これには，その後の関東大震災や第二次世界大戦により多くの死者が出てそのインパクトが霞んでしまったことや，「風邪」という命名の軽さが影響しているという指摘もある。あるいは，もともと当時は結核やチフスなどの感染症によって命を落とす者が多かったことの影響も指摘されている。これらの出来事が，当時のさまざまな文学作品の題材にもされてきた（永江，2021）。当時は，衛生状態の悪さや治療薬がなかったことにより日本人の平均寿命も短かったものが，長寿になるに従って死因のトップに躍り出たのが悪性新生物，がんであった。

　ヨーロッパでは，精神分析の創始者フロイトが三男三女のうち 5 番目の既婚の娘ゾフィーをスペイン風邪により 1920 年 1 月 25 日に 26 歳の若さで亡くすという出来事があった。第一次世界大戦では自身の息子たちも出征し，また戦場では多くの戦死者が出る中でフロイトは厭世観を強め，「死の欲動」を論じるようになる。そうした中で 1923 年 4 月に見つかったのが上顎のがんであった。これは，長年の喫煙習慣による影響が大きいとされている。その後，33 回の手術と放射線治療を受けながら，一方では明晰な思考を維持するために鎮痛薬の使用は拒否し続けていた。1938 年 3 月にはナチスがウィーンに侵攻し，長年住み慣れた自宅兼診療所にゲシュタポが侵入したり，末娘のアンナが拉致されるという出来事もあって，身辺にも危険が迫ってきた。最終的には 6 月にパリ経由でイギリスに亡命してロンドン郊外に居を構え，引き続き患者の分析治療や論文の執筆を続けることになった。しかし，病状は進行し，徐々に衰弱も進んでいった。

　1939 年 9 月 21 日，フロイトは主治医のシュールに最初に約束をした苦しみをとるための処置を伝えた。モルヒネ 20mg の皮下注射を受けて苦痛は和らいで眠りにつき，さらに約 12 時間後にもこの投与を繰り返した結果，昏睡状態に陥って，9 月 23 日午前 3 時に 83 歳でフロイトは逝去した。死亡診断書には，肺水腫と右上顎がんによる死亡の記載があるという（Kahr，2021）[注]。フロイトに対するシュールによるこの処置は，現在でも安楽死や医師による自殺幇助として理解されることが多い。モルヒネ 20mg の皮下注射を 12 時間後にも繰り返しているということは，初日に 40mg を投与していることになり，これは経口投与に換算すると 80mg／日ということになって，確かに一般的な開始量とされる 20mg／日からすると少なくない量ではある。現在の用いられ方のように，少量から段階的に増量していった場合には 80mg／日の内服でもふつうに日常生活を送ることのできる量ではあるが，高齢で衰弱も進んでいたフロイトにとっては呼吸抑制が生じて死に至らしめるに十分な量ではあったかもしれない。当時はモルヒネを使って痛みを和らげることは，すなわち死を意味する時代であった。いずれにしろ，フロイト自身にとっても，主治医のシュールにとっても，アンナをはじめとするフロイトの家族にとっても，死を覚悟してのモルヒネの使用ではあったのだろう。

　現在でも，意識水準の下がる鎮痛薬の使用を

注) Kahr（2021）によると，投与回数はさらにもう 1 回行われたという証言もあるという。邦訳の E ジョーンズ『フロイトの生涯』（紀伊國屋書店，1969），M シュール『フロイト　生と死』（誠信書房，1978・1979）にあるモルヒネ投与の量と回数には誤りがある。P ゲイ『フロイト』（みすず書房，1997・2004）では，他の記録にもとづいて投与量を 30mg としている。

控えて，自分自身や家族と過ごす最期の時間を大切にしようとする患者も少なくない。フロイトの時代にはまだ化学的に合成された鎮痛薬，鎮静薬は開発されておらず，麻薬の使用にも十分な理解があったとは言い難い。一方で，現代でもモルヒネの使用によって死期を早めるとする誤解も根強い。鎮痛薬には，モルヒネ様の作用機序をもつオピオイド類ばかりでなく，解熱鎮痛薬の非オピオイドも痛みの強さに応じて段階的に用いられており，その投与の仕方も内服，坐薬，貼付，皮下・静脈注射など，病状に合わせて使い分けられている。患者，家族，医療従事者の間であらかじめどのようなケアを受けることを希望するかを話し合うアドバンス・ケア・プランニング（ACP）のプロセスも重要になってくる。

　ちなみにKahr（2021）は，現在のコロナ禍で大流行の最中であるにもかかわらず，マスクもせずに市中に繰り出したり，大人数の集まりやパーティに参加していて，感染対策を行っていない者，感染拡大のスーパースプレッダーになっている者について，COVID-19の蔓延状況で愚かなことをする人という意味で"covidiots"（covid+idiots，言わば「コロナバカ」）という表現を用いている。そして，この文字の中には"cov-id-iots"と「イド」が含まれており，このような行為は無意識的な死の願望に突き動かされているのであって，精神分析の基本姿勢である「イドあるところに自我あらしめよ」に言及しながら，自我による統制の重要性を指摘している。フロイトが現代に生きていれば，コンピュータを駆使してインターネットを介したオンライン診療を行っているに違いないと論じていることも付言しておきたい。

V　おわりに

　一般向けに開かれたある心理相談室のカンフ

ァレンスで長期にわたる事例の経過を報告した折に，参加していたベテランの先生から，その人だけに時間を割くのはもったいないとコメントをもらったことがある。もう10年以上も前のことになるが，その方とは現在でも関わりを続けている。公立の相談機関では，多くの人に公平に機会を提供するという趣旨から，特定の人と長く関わることをよしとしていない。

　確かに，簡潔に問題解決を目指すことができるところを不必要に長引かせてしまうことがあるとすれば，担当者の瑕疵の誹りを受けても仕方ないことであろう。それでも，こころの問題は，それぞれの人の人生を映し出すものでもある。物事はすべて割り切ってとらえることのできるものばかりではなく，自分ではどうにも思うようにならないことというのも捨てがたく確かに存在する。お別れまでの時間というのは，このようなテーマが凝縮されてくるところである。効率優先の社会の中で，ひととき人生に寄り添って，右に左に寄り道をしながら味わいを深めていく取り組みも，こころへの関わりの大事な課題と考える。無理強いすることではないだろうが，同行を求める人にはともに必要な歩みを進めていきたい。

謝　辞

モルヒネの使用についてご教示くださいました，静岡大学学術院人文社会科学領域教授で緩和医療に携わっている精神科医の幸田るみ子先生，静岡県立総合病院緩和医療科部長の岸本寛史先生に感謝申し上げます。

文　献

Kahr B（2021）Freud's Pandemics : Surviving global war, spanish flu, and the nazis. Karnac.
木澤義之・志真泰夫・高宮有介，他編（2021）ホスピス緩和ケア白書2021．青海社.
厚生労働省（2018）人生の最終段階における医療に関する意識調査報告書．厚生労働省.
永江朗編（2021）文豪と感染症．朝日文庫.

性別違和の臨床において私が悩むこと

Katsuki Harima

針間　克己*

I　はじめに

　本誌の原稿の依頼にあたっては，「書きたいことをご自由に書いてください」との趣旨であった。私自身は，「これこれ，このようなテーマで，お書きください」という具体的指示に伴う原稿を書くことはなんとかできるのだが，「ご自由に」というのは，非常に苦手である。困った困った，と思ったが，せっかくの機会なので，普段は書くことが少ない臨床場面で日々悩んでいることを書くことにする。通常の具体的原稿依頼であれば，教科書的模範解答に近い原稿を書くように努めている。ただ実際の臨床場面では，教科書的模範解答では収まらないさまざまな難しい問題がある。周りに相談する仲間も乏しい開業医としては，一人で悩み続けて，答えが出ないままとなっている。悩みの多くがそうであるように，問題点が自分の中で明確に整理されていないので，文章化するにあたっても，あまり明晰に書けない恐れもある。ただ，そういう混沌とした思考の中にも，原石のように，今後の臨床において有用なヒントやテーマが隠されているのではないかとも思う。思いつくままに原稿を書いていくので，読み苦しくな

＊はりまメンタルクリニック
　〒101-0052　千代田区神田小川町3丁目24-1
　　　　　　　カスタリア御茶の水102

るかもしれないがご容赦いただきたい。

II　性別違和の臨床

　本稿は，性別違和の臨床において筆者が悩んでいることを記す。筆者は性別違和（性同一性障害）への医学的関与が公に行われるようになった1997年頃より性別違和の臨床を開始し，今年で25年，性別違和の臨床に従事している。2008年からは，自分のクリニックを開設し，そこで主として性別違和を訴える患者の診療にあたっている。この間に医療環境，法制度，社会的理解等はかなり変化した。変化に伴う悩みもあれば，ずっと続く悩みもある。以下，順次述べていきたい。

III　共感，受容と診断

　最初に記したいのは，性別違和に限らず，精神科診療全般に言えることだと思うが，診療時における，患者の訴えに対する聞き手としての態度の問題である。患者が自分のつらいこと，悩みを訴えるとき，精神療法的態度としては，受容，共感といったものが当然，必要とされる。一方で診断にあたっては，客観的評価も必要とされる。たとえば「夜寝ようとすると，アパートの隣の住民がうるさい音を立てるので眠れない」と訴えた場合には，「眠れない」というつらさに共感しつつも，「それは実際の音ではな

く，「幻聴ではないか」と疑い，状況の詳細等を聞いていくという診断的な態度も必要である。この，共感・受容的態度と，診断的態度は，かならずしも相矛盾するものではなく，熟練した精神科医であれば，上手に両立しうるものであろう。

　しかしながら，性別違和の臨床においては，この二つの態度の問題は，さらに難しいと感じる。というのも，性別違和を有する者は，対人関係や社会生活において，差別や偏見の対象になることが多い。またあからさまな差別や偏見でなくても「通りすがりにちらっと見られた」「なんとなく避けられて，仲のいい友達がいない」といった，マイクロアグレッション（微小な攻撃）（Sue, 2010）を受けることも多い。そういった性別違和を有するものにとって，精神科臨床における「受容・共感」はより一層の意味を持つ。「今まで誰に言ってもわかってもらえなかった」「ほかの精神科に行ったが，わからないといわれた」といった気持ちで，性別違和を訴える場合，それを受容し，共感することは，治療的意味がとても大きいと感じる。とはいうものの，やはりほかの精神医学的問題が隠れていないかの評価もまた大切である。「道を歩いていたら，すれ違った人が自分を見て笑うんです」と訴えた場合に，それは，典型的な男性像，女性像でないために，好奇の目で見られたのか。それとも被害関係妄想なのか。被害関係妄想であるならば，受容共感的態度だけでなく，薬物療法が有効であろう。しかしながら，妄想を疑い診察を掘り下げていくことは，「この先生も，私の言うことをまともに聞いてくれない。私を理解してくれる人はやはりいないのだ」と，患者にさらなるダメージを与えることになりかねない。さじ加減は，まことに難しい，といまだに思う。

IV　中立的態度と身体治療適応の条件

　精神療法においては，治療者は中立的態度が求められる。人生のさまざまな岐路においては，患者本人がその決定の主体者である。治療者は，何らかの助言をすることはあっても，ああしろ，こうしろと指示することはしない。このことは性別違和における臨床でも同様である。身体治療をするのかしないのか，男として生きるのか女として生きるのか，さまざまな選択肢の中で，決めるのは患者本人自身である。

　しかしながら，性別違和の身体的治療にあたっては，その治療の適応があるかどうかを精神科医は判断しないといけない。この判断にあたっては，考慮すべきいくつかの条件がある。たとえば，望みの性別で可能な限り生活すること。これはたとえば，女性から男性へのホルモン療法や手術を希望する場合に，学校や職場で男性として生活し，適応できているかどうかを見るものである。実生活経験（real life experience）という。また必要に応じて，カムアウト，すなわち自分に性別違和があると周囲に話をするなどして，周囲の理解を得ることも条件である。

　こういった，条件があることは，中立的態度と矛盾を生じる可能性がある。つまり，「職場で男性として働くか女性として働くかは，あなた自身が決めることです」という中立的態度をとりながら，「ホルモン療法をするにあたっては，職場で自分は性別違和があるとカムアウトし，男性として働く必要があります」という二つは，矛盾しうるということである。ホルモン療法や，手術療法を目指す場合には，精神科医は中立性を保ちにくく，一定の方向に誘導しかねないのである。私自身は，身体治療を望む場合には，その条件を客観的に述べ，誘導しないように注意しているつもりではあるが，十分にできているかどうかは自信がない。どのようなスタンスで，精神療法に臨むかはやはり難しい。

V　性同一性障害者特例法の手術要件

　最近，社会的に議論となっているのは，「性同一性障害者の性別の取扱いの特例に関する法律」（以下『特例法』と記す）（南野，2004）の要件である。特例法においては，戸籍の性別の

記載を変更するにあたって，いくつかの要件を示している。その要件の一つに「生殖腺がないこと又は永続的に欠く状態にあること」というものがある。これは実質上，精巣や卵巣といった生殖腺の除去手術を要件としていると解釈できる。この手術により，生殖能力を喪失するのだが，法的性別の変更手続きにおいて，こういった要件を定めるのは人権侵害であるとの考えが，近年欧米を中心に広がり，日本の特例法に対しても批判が向けられるようになった。

　一方，1990年代後半からの，日本の性同一性障害治療の取り組みは，性別適合手術の社会的な承認を目指して進んできたという側面がある。すなわち，日本では1960年代に，性転換手術（性別適合手術）を行った医師が有罪判決を受け，その後30年近く手術がタブー視され続けた。1990年代後半になり，ようやく性別適合手術が公で認められるようになったのである。よって，医療現場でも性別適合手術を中心に，臨床が進められてきた現状がある。ところが，法的性別の変更において，手術要件を科すことが問題視されるようになると，医療現場はややこしい状況に置かれることになる。

　もちろん精神科医自身が，手術を執刀するわけではないが，手術を行う適応の判断においては，精神科医が中心的な役割を果たす。身体的な性別違和感が強くないにもかかわらず戸籍を変更したい理由で手術を望むものに，手術を受けさせる場合，医療倫理に反する行為である可能性がある。理屈の上では，手術を望むものに対しては，手術を行えるようにする一方で，もっぱら戸籍の性別を変える目的で手術を受けようとするものには，手術をうけたりはしないように留意する，という態度でよいかとも思われる。しかし，臨床の現場ではそうすっきりと割り切れる問題ではない。「人間の意思決定とは何か」という問題に突き当たるからである。「手術をしたい」と望む場合に，それが身体的な性別違和感が著しく，手術により，その苦悩が軽減させたいからなのか，それとももっぱら

戸籍の性別を変更するために，本来は望んでいない手術を，仕方なく望むのかは，明確に二分されるものではない。複数の選択肢があり，どれを選択しても，その選択が等しく尊重される場合に限り，人間の意思決定と言えるのではないだろうか。別の選択肢を選んだ場合に，それが尊重されないのであれば，その人に自由な意思決定の機会が与えられているとはいいがたい。すなわち，戸籍の性別変更を望むものに対して，手術を受ける以外に選択肢がないのであれば，それは自由意思による決定とはいいがたい。臨床の場面において，表面的には自由意思による自己決定に見えて，実情は本来望んでいない手術へ誘導しているのかという危惧を抱くのである。

VI　病理化と脱病理化

　性別違和を精神疾患と捉えるか否かについて，世界的な議論が続いてきた。日本で広く知られてきた「性同一性障害」という精神疾患名は，DSM-5で，「性別違和」と名称こそ変わったが，DSMに残ったということは，あいかわらず，精神疾患として扱われているということである。いっぽうで2022年に実効となったICD-11では，名称が「gender incongruence（性別不合）」と変更されただけでなく，分類される章が「精神及び行動の障害」から「conditions related to sexual health」へと移動した。すなわち，ICD-11では，もはや精神疾患ではなくなったのである（針間，2019）。

　このように精神疾患であった「性同一性障害」は，DSM-5では「性別違和」という名称変更があったが，精神疾患として残り，ICD-11では「性別不合」という名称変更とともに，精神疾患ではなくなったという，相反する扱いとなっている。

　実際のところ，精神疾患であってもなくても，臨床の現場で行うことにそれほどの違いはない。性別についての悩みを聞き，診断をし，よりよい生活が送れるように一緒に考え，身体治療に

ついて検討していく。こういった流れに，いずれにせよ進んでいくだろう。しかしながら，その前提として，精神疾患であるかどうかはやはり大きな違いである。人間のある状態を，精神疾患として捉えるかどうかは，診療の土台となるべき，一番大事な部分だと思うからだ。そこがあいまいなまま，診療をしているのは，足元がぐらついているのに，上半身だけで，何かごまかしながら，診療をしている感じがする。精神疾患でなくなり，脱病理化を果たしたのであれば，そこからきちんと積み上げていく，診療の組み立てをしっかり構築すべきかと思う。

Ⅶ　他の精神疾患と治療の適応

発達障害，知的障害，統合失調症等の精神病などがあり，性別違和を訴え，受診する者も多くいる。その場合もいろいろと悩ましいことが生じる。悩ましい点は大別すると以下の四点である。

第一には診断である。元の精神疾患の症状として，性別違和の訴えがあるのか。性別違和の症状としてほかの精神症状があるのか。ほかの精神疾患と性別違和がともにあるのか。この三つを明確に分けるのは困難なことが多い。たとえば，性別違和があり，他者とのコミュニケーションが苦手なものもいるが，発達障害があるのかどうなのか診断は悩ましい。

第二は，意思能力の問題である。性別違和を訴え，性別適合手術を希望する場合，手術を実施することは，本人に身体的に大きな影響をもたらす。その手術についての身体的メリットデメリットを判断する能力はどれくらい必要と考えるのが良いのか。また，改名や戸籍の性別の変更という，法的手続きを望むものもいる。こういった法的手続きに必要な能力はどれくらいなのか。特に軽度から中程度の知的障害で性別違和を訴えるものへの対応で悩むことになる。この問題は，法律の世界でも，医学界でもほとんどこれまで論じられておらず，妥当なラインを私個人が判断するのは，困難だと感じる。

第三は，身体治療適応の判断である。ホルモン療法や，手術療法といった身体治療にあたっては，その医学的適応があるかを判断する必要がある。この判断にあたっては，第二のところで述べた，意思能力の問題がまずある。意思能力があると考えられた場合でも，適応の判断にあたっては，現在の本人の生活状況も考慮の対象となる。望みの性別である程度生活できている場合や，カミングアウト等を通じて周囲からの理解を得られていることが望ましい。しかし，ほかの精神疾患があり，十分には社会生活が送られていない場合，どの程度の状況をもって，身体治療の適応があるといえるのか，そこにも明確な基準はなく，悩ましい問題となる。

第四は，「精神障害者の治療を受ける権利」をどう考えるかという問題である。私自身の臨床においては，たとえば，統合失調症で幻覚妄想を有する場合は，たとえ性別の違和感を訴えても「今の治療をしっかり続けてください」と述べ，性別違和についての治療はお断りし，現在治療中の主治医のもとにお返しすることが多い。ただ，そういう時に，患者さんから「精神的な病気があると，性別の治療を受ける権利はないのか。それは精神障害者への差別ではないか」と，問い詰められることもある。正直なところ，こういった訴えにも一理あると思う。ただ，ホルモン療法や手術療法は，精神的にも負担や影響が大きいため，元の疾患が悪化する可能性があるので，治療はやはり難しいとは思う。しかし，それでも患者が，治療を望む場合に，どのあたりに適応の線引きがあるのか悩ましいと感じている。

以上四つに分けて記したが，実際にはこの四つが混沌と頭の中に回りながら，診療をすることとなる。あまりこれまで論じられていない問題であり，今後妥当な指針ができることを希望している。

Ⅷ　成人年齢の引き下げ

令和4年4月より，成人年齢が20歳から18

歳へと引き下げられることになった。このことは、性別違和の臨床においては、大きな意味を持つ。性別違和の治療の適応は、年齢による区切りがある。ホルモン療法と、乳房切除術は原則18歳以上である。性別適合手術は20歳以上である。また特例法で戸籍の性別が変更できるのはこれまで20歳以上であった。

この年齢の区切りにより、治療の長期的プランは一定の流れを持っていた。すなわち、18歳未満のものが受診しても、すぐには身体治療には進めない。経過を見つつ、高校生であれば高3の誕生日を過ぎ、ホルモン療法の開始となる。高校卒業後は、学校の制服から解放され、自分の好きな服を着ることができる。大学や専門学校、あるいは仕事先で、望みの性別で生活してみる。そういった生活を2年過ごし、望みの性別として生きていくことが、本当に自分にとって適したことであるという、実績と確信をもって、20歳を迎え、性別適合手術を受ける。手術を受けた後、戸籍を変更し、法的にも望んだ性別で生きていく。こういった流れで進んでいっていた。16歳、17歳で受診してきても、その後の3、4年のスパンを踏まえて、対応していくことができた。思春期においては、一時的にジェンダー・アイデンティティが揺らぐものや、性別違和感が強まる者もいる。こういったタイプのものは、慌てて性別適合手術を受けると、その後に後悔する、という事態も招きかねない。しかし20歳までに3、4年の期間があれば、その間に、いろいろ考えたり経験を広げたりする余裕があり、術後の後悔を防ぐことができた。

しかし、令和4年4月より成人年齢が18歳に引き下げられた。これに伴い、性別適合手術および戸籍の性別変更は18歳から可能となる。すると、ホルモン開始と同時に、手術を望むものも出てきそうだ。あるいは、十分に望みの性別での生活を試すこともなく、高校在学中に手術を望むものも出てきそうだ。また、現在、手術は保険適用が認められているが、ホルモン療法は保険適用が認められていない。そのため、ホルモン療法後に手術を行うことは、混合診療にあたり保険適用は認められなくなる。現状は、ホルモン療法をせず保険適用で乳房切除術を先に行うことはあるが、性別適合手術は、通常ホルモン療法後に行うため自費診療となっている。しかし、18歳で性別適合手術が可能となれば、ホルモン療法をやらずにいきなり、性別適合手術を望むものも増える可能性が高い。

このように、従来は数年のスパンで慎重に治療を進めていくことができたのだが、今後は18歳で一挙に治療を望むものが出てくるという可能性もある。ただ、それだと、手術を後悔するものもでてきそうなので、やはり慎重に進めていきたい、というのが治療者側の立場としての考えである。本人の望みとこちらの考えがぶつかる場面も増えそうである。

この問題は、4月から悩むことになりそうなテーマである。

Ⅸ　おわりに

本稿は、性別違和の臨床において筆者が悩んでいることを記した。個人的悩みであっても、性別違和診療の構造的問題やあるいは、精神科診療全体にもかかわる普遍的問題も隠されているかと思い、書かせていただいた。まとまりのない文章となってしまったが、何かのヒントになれば幸いである。

文　献

針間克己（2019）性別違和・性別不合へ—性同一性障害から何が変わったか．緑風出版．

南野知恵子（2004）【解説】性同一性障害者性別取扱特例法．日本加除出版．

Sue DW（2010）Microaggressions in Everyday Life : Race, gender, and sexual orientation. John Wiley & Sons, Inc.（マイクロアグレッション研究会訳（2020）日常生活に埋め込まれたマイクロアグレッション—人種，ジェンダー，性的指向：マイノリティに向けられる無意識の差別．明石書店）

精神療法　増刊第 9 号　2022

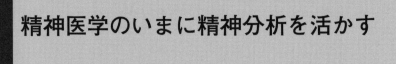

精神医学のいまに精神分析を活かす

Ryu Suzuki　　　　　　　　　　　　　　　　　鈴木　龍*

I　はじめに
——日本の精神医学とヤスパース

　ヤスパースは精神病理学が臨床的であり精神療法的意義を持つと考えていた。彼が精神病理学総論を出版した1913年は，欧米でフロイトの精神分析が発展した時代であった。日本の精神医学はドイツ精神医学の強い影響下に発展したが，ヤスパースの精神病理学総論が翻訳されたのは第二次大戦後の1950年であり，丁度アメリカから精神分析が導入されたのと同時期であった。ヤスパースの精神病理学と精神分析に惹かれる人々との間では論争的対立が出発点から存在したが，主要な対立の一つは了解不能概念であった。

　日本ではドイツ精神医学に基づいて不治と見なされた精神病者を精神病院へ隔離収容する考え方が支配的であって，社会に開かれていない閉鎖的な病院は劣悪であった。1960年代にはクロールクロマジンや抗うつ剤が導入された影響もあって，ヤスパースの精神病理学を学んだ精神科医は患者に精神療法的に関わり始めた。患者の問題を了解しようと関与していくときに，了解不能の概念は精神療法的限界を意味したから，それでも精神療法を続けることはヤスパー

スの考えへの疑問を抱きながらの企てであったに違いない。了解できないものを治療者が抱えながら患者と関わるのは，了解不能なものがやがては了解できるものになるとの期待に支えられていただろうし，治療関係の中で患者が自己理解に関心を示すことにも支えられていたであろう。精神療法は医師の一方的な関心では成り立たない。患者の関与があって実現するし，了解不能なものをわかろうとする精神科医の姿勢を患者は積極的に受け入れたのである。

　患者の人生の中で症状の出現を了解するためには，直近のストレスとの関連だけではなく，幼児期の母子関係や子ども時代の家族関係などの生育歴や家族歴との関連で患者の現在の主観的状態を理解（了解）して，それを伝えて，患者がどう反応するかを見ようとする精神分析への関心は必然的であった。精神分析の立場から，精神病理学者の関心を方向づけたのが土居健郎であって，精神病理・精神療法学会における指導的存在であった土居の『方法としての面接』（土居，1977）は精神科医の必読書であった。

　もっとも了解不能な精神病者に対しては隔離収容が原則であったから，治療関係の中で患者を了解することによってその自立性と自発性，すなわち自由を実現しようとする精神療法的アプローチはひどく困難であった。WHO からも批判された日本の閉鎖的な精神病院を改革しよ

＊鈴木龍クリニック
　〒102-0082　千代田区一番町 3-1　グレース一番町 401

うとする運動が高まるなかで，精神分裂病を了解不能と断定したヤスパースも否定的に見なされた。もっとも反精神医学によって，医療的かつ社会的必然性に基づいた精神病院はほとんど変わらなかった。もたらされたものは精神医学の深い傷跡と亀裂であったという歴史を振り返るならば，現代のヤスパースの精神療法性の再評価はそのトラウマからの精神医学の回復の企てであると思われる。

II　現代のヤスパースの批判的評価

　ヤスパースの批判的再評価はそれだけではない。1980年代終わりからのDSM診断基準の導入によって精神科診療における患者との関わりが貧困になったとの痛切な自覚に基づいている。ここ数年の精神神経学雑誌を見ると，ヤスパースの精神病理学の精神療法的側面への関心が表されている。そのいくつかを見てみよう。「伝統的精神医学とDSM」（古茶，2017）においては，DSM精神医学とそれ以前のドイツ精神医学，とくにヤスパースの精神病理学が対比されている。診断的にはDSMが横断的な症状，状態像の把握に基づくのに対して，伝統的精神医学においては縦断的に病像と経過を把握して了解的関連が吟味され診断がなされる。DSMでは客観的な態度で症状を把握するのに対して，伝統的精神医学では，感情移入しながら患者に何が起きているかが把握されるから，患者の主観性が認知されるし，症状を体験する患者の人格が認められるので精神療法的でもあると論じられている。

　「ヤスパースの精神療法論」（佐藤，2020）は「保険診療下で短時間にならざるを得ない外来をこなしているわれわれは，例えば精神分析やCBTなどの技法の研修をうけて用いることは困難である。……精神分析発足以前の，いわば「生の精神療法」を知ることは無駄でない」と述べられるように，外来診療で行える精神療法を求めてヤスパースの精神病理学を詳細に読み解いた力作であって，学会誌の原著として評価された。

　ヤスパースは初め精神療法を「教育療法」と呼んで，了解心理学との関連で論じている。「基礎として了解分析が重要であって，患者個人を十分に理解することが大事である。……どこで（患者の）意志に介入すべきか，そのままにする必要があるかが最も重要である」。ヤスパースにとって精神療法は，一方で医師が患者を教育するという関係性と他方で患者の自由意志の尊重という矛盾を含んだものであったことがわかる。その精神療法論は彼の実存哲学の探求の影響を受けて，やがて心理的了解を超えて，実存的交わりにおける自己開明をめざす精神療法という方向をとっていったのである。

　ヤスパースの精神療法論の発展を辿ることによって，精神分析の出現以前の「生の精神療法」を明らかにしようとした佐藤は，実存的精神療法とも言える到達点についてどう感じているのだろうか。私の印象では，臨床の場では了解分析に基づいて，患者個人を十分に理解しようとすることの精神療法的意義を再発見したのでないだろうか。

　ヤスパースの了解の概念を臨床的観点から批判的に検討したのが「精神病理学の基本問題」（内海，2021）である。そこでは了解が行き止まりになると自然科学的説明に移行するというヤスパースに反対して，了解不能の衝撃から精神科医としての仕事が始まるという観点からヤスパースを再検討する。彼に欠如しているのは「感じる」ことだと述べて，患者のこころへの医師からの能動的な感情移入に対して，その英訳語のエンパシーが患者からの苦痛を感じ取ることである点を指摘して医師・患者の関係性を逆転させる。感情移入は医師が患者のこころに入り込んで描き出すのに対して，エンパシーは医師が心を開いて患者からの感情を受けとめることであるとその重要性を強調している。そうすることで了解に感情的実質を与えることができて，ヤスパース理論の換骨脱胎を企てるのである。

　ヤスパースは精神分析を激しく批判したが，私は以上のように批判的に評価された了解概念を臨床の場で活かすためには精神分析の考え方と方法が必要であると思う。

Ⅲ　現在の精神科臨床と精神分析

　精神分析への関心の高まりは，精神医学の臨床との関わりよりも，1970年代高度成長を遂げつつある日本社会の不安のなかで，不安の精神分析としてであった。それは現代日本の思春期青年期の病理の深層を鮮やかに解明しているように感じられた。土居健郎の『甘えの構造』や河合隼雄の『母性社会日本の病理』がその代表である。精神分析は思春期における境界例の病理の理解と臨床にきわめて有用であると期待されて，新たな専門職としての臨床心理学に多くの人材が集まって分析的心理療法の訓練を受けた。

　それだけではない。薬物療法の進展によって精神分裂病は軽症化され，青年期のみならず社会人の職場の対人関係のストレスに起因するうつ病は入院ではなく，社会の中での外来精神医療が要請されて，通院精神療法が保険点数化された政策もあって，精神科クリニックが大都市では急増した。問題は精神科医であれ臨床心理士であれ，精神分析的な精神療法が多大な訓練と治療時間を要することであった。

　ところが1980年代末には，DSMが精神医学の診断基準として確立されて，ドイツ精神病理学の影響力が失われた。横断的な症状確認による診断と薬物療法による治療は，外来診療から患者の主観を尊重する精神療法的アプローチを排除したのである。その影響は精神分析的な観点のみならず，CBTについても言えることである。それは日本の精神科診療の貧困さによるとも言えるが，短い診療時間と期間で効果的な精神療法が社会的に期待されているのは現代社会の，とりわけ日本社会の現実なのである。私たち専門家はそのなかで適応していかなければならない。残念なことに精神分析は，こうした日本的現実のなかで厳密な治療構造にこだわって，精神科医療に精神分析的思考を活かすことにあまり関心がなかった。私は精神分析を活かすことによって，DSMの科学的客観主義による精神科診療の貧困化を修復して，それをより豊かにできると考えている。それこそ本論考の主題である。

Ⅳ　精神分析の考え方

1．治療契約と枠組みの必要性

　精神分析的精神療法は50分週1回の構造の治療的意義を強調するが，それを聞くだけで精神分析は保険診療には使えないと多くの精神科医は拒否感を抱いてきたであろう。私はもっと短い15〜30分の面接であっても月1回というように定期的なものとして，それを最初に約束することが重要であると考えている。私がこうしたことを話すと，精神療法に関心を持つ精神科医から，患者がもっと話したがっているとき，時間になったからと終わりにはできないとよく言われるが，患者は次にまた話せるとわかっていると安心して終われるのである。医師と患者が合意した枠組だからである。もっともこうした治療構造は伝統的精神医学における精神療法では考えられていなかった。当然，精神療法的関わりが終結するときには，1-2カ月前に伝える必要がある。突然，今日で終わりと伝えると，見捨てられ不安を喚起するからである。

2．客観的な行動観察と理解

　精神分析と言うとカウチに横たわった患者は，頭の後ろ側の治療者を見ることができず，治療者は患者の自由連想に傾聴して，解釈を与えるというイメージが広まっている。精神科診察でも傾聴の大切さが強調されるが，出会ったときの患者の外見，表情や態度，面接の場で語るときの様子をそれとなく観察しなければならない。電子カルテが導入されていると医師はPC画面ばかり見ている危険性があるので，目を合わせてちゃんと挨拶するのみならず，訴えている患

者と目を合わせることは相手をみとめることに繋がる大切なことである。

3．患者への感情反応に治療者は注意すること

　精神分析ではフロイトが外科医の手術に喩えたように冷静で客観的な態度で分析をすることが強調されてきて，分析家が感情的に反応をする逆転移は克服されるべきと信じられていた。ところが1950年にポーラ・ハイマンという女性分析家が逆転移の重要性を主張して以来逆転移は患者の無意識を知る重要な手がかりであると考えられるようになった。

　例えば，患者は熱心に意味あることを話してくれるが眠くなったり，つまらないと感じたりするとき，治療者の個人的疲れのためかもしれないが，患者への反応かもしれない。患者はよい子のように話していることが実はどうでもいいと密かに感じていて，それが治療者に伝わってくる無意識的コミュニケーションのせいかもしれない。こういうと，信じがたいことと思われるかもしれない。しかし患者の話を身近に聴いていると，医師は大きな影響をうける。自らの感情反応を通じて患者の苦痛な気持ちに接近できる可能性がある。

4．治療関係の「今ここで」と現実生活のいま

　精神分析は，治療関係の「今ここで」の空想や夢，幼いころの思い出など内的なものを重視して，それを通して患者の無意識を分析しようとする。現実生活の出来事を話しても，治療者はそれ自体の意義を認めないで，内的なものの比ゆ的表現と理解したり，行動化としてとらえたりする。週1回の精神療法においては，現実生活と治療的な今ここでの体験の双方への複眼的観点が必要となる。ましてや外来精神科診療では，現実生活での出来事——仕事や家族関係の話に医師の関心が向けられなければならない。ただ大切なことは，出来事だけでなく，それをどう体験したかに注意することである。客観的出来事が語られていても，本人にとっての主観

的体験を聴きとるようにすることである。

5．薬の効果と副作用

　外来の短い診療では薬の効果や副作用は重要な主題である。処方薬への不満や副作用の訴えには，医師は耳を傾けなければならない。そのやり取りには精神療法的意味がある。この薬にはそのような副作用はないと科学的客観的な対応のみをするならば，患者は医師が聴く耳をもっていないと感じるかもしれない。薬の効果はプラセボ効果と切り離せないが，副作用の訴えは治療者への不満と結びついているかもしれず，その気持ちを受けとめることによって治療関係が少しずつ築かれていくであろう。薬物療法は精神療法と不可分である。

V　事例——女性Aさん（30代後半）

1．精神科クリニックでの診療

　外来受診の1年前，急性精神病状態でAさんは郷里の精神病院に入院，統合失調症と診断されて抗精神病薬投与で急速に改善して2カ月後には退院。しばらくして東京での仕事（自営デザイナー）に復帰して，外来は元の病院に通院していたが，通院に便利な私の精神科クリニックに転院した。前医から処方された抗精神病薬（エビリファイ24mg）をきちんと服用していて，仕事はやれていたが，入院後喜怒哀楽がなくなっていて，今後精神病エピソードが繰り返されることの不安を訴えた。

　救急入院時は妄想気分，思考化声，幻聴，注察妄想など幻覚妄想状態で不穏であったことが紹介状からわかったものの，発症状況として交際相手から別れを告げられた直後であると簡単に記されているのみであった。事情を聴くと，長く親密な関係であったが彼の不倫が発覚したので1年かけて話し合い最終的に別れに合意したこと，また当時は仕事が多忙であったため2時間睡眠が2週間も続いていたことがわかった。喪失のストレスのみならず，長期の睡眠障害による軽度の意識障害のなかでの幻覚妄想状態で

あった可能性があるので，統合失調症の診断は慎重でなければならなかった。しかも抗精神病薬の使用で急速に異常体験が消失したことを考えると，統合失調症だから一生服薬しなければならないとの医師の A さんへの指示は不適切のように思われた。

　一つの問題は，喜怒哀楽がなくなったという訴えが統合失調症の陰性症状なのか，薬の副作用であるかであった。私の診断は急性一過性精神病障害であって，喜怒哀楽の欠如は薬の影響である可能性であった。2 週に 1 回 15 分の診察をすることにして，退院時処方を維持して，仕事や感情の状態を見ていくことにした。すこぶる安定した状態と生活が続いたものの，喜怒哀楽の欠如は改善せず睡眠リズムが不規則になりがちであったが，3 カ月たった時点で表情がいくらか生き生きとしてきたので，エビリファイ 3mg の減量を提案した。本人は減量に不安ではあったが，それを希望した。減量後も仕事は順調に行い，TV を楽しめ海外旅行もするようになった。1 年後，「客観的にも主観的にも元の自分に戻った」と話したので，さらに 3mg 減量した。

　自営の仕事にも意欲的で経営も安定，A さんは結婚など将来のことを考えるようになった。睡眠リズムの不規則さも仕事の仕方の工夫によって改善した。友だちとの交流も活発になって「前の私に戻ったと友達から言われる」と報告，やがて「初めてデートした。交際を求められてもずっと断っていたが，付き合っていいかなと感じた」と話した。彼との付き合いが進んでいったが，病気のことをどう話すかと気にしていた。また元カレとの別れの体験に触れることが必要になってきた。別れてから全く悲しめなくなったというように，喪失のモーニングワークがなされてこなかったのである。ある日，「彼ができた。病気のことも話せた」と報告した。それは親しい友達の飼い猫が死んで悲しみから泣いたという，喪失の悲しみに触れる体験とほぼ同時であった。

　彼との結婚と子どもをつくることを考えるようになった頃，抗精神病薬は少量になっていたが，薬は極小量にした。丁度その頃，私が医院を閉じざるを得なかったので，治療者との別れは A さんの喪失の苦痛を喚起する可能性が危惧されたので 3 カ月前に予告した。精神的には安定していて治療は終結になった。

　事例の問題点：A さんの現実的な人生と生活に対して，私は助言したり方向付けたりすることをほとんどしないで，現実的な体験に私は関心をもって傾聴した。新たな異性関係には，元カレとの関係の破綻と喪失の苦痛が反復される可能性があったが，精神病的体験を超えて人生に希望をもって，新しい男性との関係にチャレンジする姿勢を私は肯定的に評価した。

2．精神療法的面接

　診察終了から 2 年後，A さんから突然私の精神療法クリニックに連絡があって，会うと，一見して生き生きとした表情になっていることに強く印象付けられた。交際していた彼とはすでに入籍していたものの，彼の地方の実家での仕事もあって別居していたが，2 カ月前に彼が上京して一緒に結婚生活を始めた。独創的なデザイン作品の制作を目指していた夫の存在は A さんにとって会社相手の交渉などに同席してもらって大きな助けとなっているものの，家事などを巡ってケンカばかりの生活になって，最近自分が殺されるような悪夢を見たので，私との面接を望んだと言った。高齢出産になるので早く子どもが欲しいと焦ってもいた。私は二人の共同生活の安定がまず優先されるべきことを伝えて，そのために月 1 回 30 分の彼女との面接を提案。私が第三者として A さんの話を聞くことによって，彼女が夫との関係について考えられるようになることを目的とした。

　現実に二人が別々の仕事をしながら共同生活をすることには実際的な困難があったが，それには元カレとの関係の破綻の体験の影がかかっていることは，A さんも意識していた。夫の

作品制作や発表に協力しつつも，自分の仕事にも追われているから，「結婚していく意義があるのか」と疑念を抱いていると言う。元カレとの関係でも彼の仕事のサポートに尽力して，不倫で裏切られて，結局別れることになった直後に精神病を発症したことを物語った。その概要は以前に聞いていたが，いまやAさんは同じようなことが夫との間でも進行している体験を語っているから私に伝わる切迫感が違う。過去を繰り返したくないとの言葉を聴きながら，私は強い危機感に襲われて，緊急時に接触できるように私のメールアドレスを伝えた。

　1カ月後の面接では，ニアーミス寸前で危機を回避したことを語った。Aさんは過去の失敗との関連で今回は危機の自覚があったし，自分自身の仕事の重要さを夫に主張しているので，危機を反復しないで済んだと言った。もっとも夫とのけんかは続いていたし，何よりもこの頃，治療関係が極めて不安定になった。私は面接時間にダブルブッキングをしてしまい，Aさんの方も来るとき電車を乗り間違えて面接時間に大きく遅れたりした。Aさんの不安は大きく，それを私は抱えられないで，Aさんのことを忘れる行動化を通して，改めてAさんの危機の重さを考えることができた。前述の内海のヤスパース批判における受動的なエンパシーの重要さとの関連で言うと，治療者が受けとめるべき苦痛が圧倒的であると，治療者自身が行動化によって回避してしまい，私たちができることはエンパシー不能の体験を通して，患者の苦痛の大きさを改めて考えていくことであろう。

　次回にAさんは仕事のためオフィスを借りたと報告して，それから夫に言われたことを語った。「元カレへの怒りが未解決なので，それをぼくに向けているのでないか」。Aさんもそれに気づいて，ひどい目に合わされたことの怒りがあると言う。彼女は喜怒哀楽が感じられると言っていたが，元カレへの怒りは抑えてきたという。私は元カレへの感情をいま問題にすべきかと考えた。〈いま元カレへの怒りをここで扱ったら　夫との関係に悪影響を及ぼす可能性があると思う。むしろ夫との今の関係を話のテーマにして，夫への気持ちに入り込んでくる元カレへの怒りを区別していくことにしよう〉。Aさんはそれを了承した。

　元カレへの未解決な感情はその後どう解決されていったであろうか。私はAさんが語る夫婦の仕事や生活の体験に関心をもって耳を傾け，彼女の態度を観察していった。二人の仕事は大変にうまくいって，結婚して各々の人生の夢が実現できていると語って，結婚生活への満足感を表した。それを聞いて私もクリエイティブな達成であると嬉しく感じつつも，二人の創造性（作品と人生）の実現は了解可能なものかと疑問にもなった。創造性とは了解不能かも知れない。

　元カレへの未解決な怒りが夫から指摘されて6カ月後，Aさんはのんびりした生活が送れていると語って，「懐かしい感じがする。自分の家ができた」と感慨を表した。私はそれが幼児期の体験を語っていると感じたので，幼いときの思い出を聞いてみた。Aさんは，幼児のとき病気で実父を失ったが，専門職であった母親は新しい家を建てて，それから再婚した。幼いAさんは継父にとても懐いたことを物語った。それは最初の父との別れの苦痛と，次の父との希望の再生を意味している。その反復を自らの現実生活の中で生きていくことによって，Aさんは精神病のトラウマから脱却できた。「病気になって脳が壊れて，創造的な仕事ができなくなったと不安であったが，それから脱却できた」と年の暮れにしみじみと語った。

　しかし新年の面接にくると，Aさんはフラッシュバックを訴えた。一つは元カレから嫌なことを言われたことが今更のように現実的に感じられた体験であり，もう一つは35歳で子どもを産んだ友だちから，もう年だから子どもは無理よと言われて腹を立てている体験であった。話を聞くと，問題は不妊治療を巡っての夫との考え方の違いであることがわかった。そのこと

で夫に何も言えなくなってしまう自分は，元カレとの関係と同じだと A さんは憤った。私はこう応えた。〈フラッシュバックというより，いまの二人の問題を過去に投影しているのだと思う〉。その後，二人はよく話し合い協力して不妊治療に取り組んで，予想外に早く妊娠，経過も順調で無事出産することができた。出産時に睡眠障害や抑うつに陥ることが予期されたが，それらは容易に対処可能な程度であった。

Ⅵ　おわりに

　現代の精神科臨床においては，エンパシーと了解がきわめて困難な不安や苦痛を医師は受けとめ抱えていかねばならない。それには精神分析的な思考や態度が必要である。例示した事例において，横断的な症状に関しては静的に了解不能であったが，元カレとの関係の破綻と対象喪失のトラウマへの反応として了解できた。それでは，夫との関係が危機的状態になったときの苦痛は治療者の私にエンパシー可能であったろうか。実際は彼女の苦痛は圧倒的で私は抱えることができず，行動化によって無意識的に回避してしまったが，それを通して私は彼女の苦痛の大きさを思い知ることで治療者として生き

残ることができて，了解しがたい苦悩に関与し続けられた。この事例のように了解困難な体験に巻き込まれながらも，観察し了解しようとする治療者との関わりの中で，患者は自らも了解しがたい苦痛から脱却して創造的人生を生きる可能性に開かれるのである。

謝辞：事例の掲載を快く許可してくださった A さんに感謝いたします。

注：精神医学の歴史的展開を考察する文のなかで，その当時精神分裂病という病名が使われていたので，その用語を本論文のなかで使用した。

文　献

土居健郎（1977）方法としての面接―臨床家のために．医学書院．

古茶大樹（2017）伝統的精神医学と DSM―共通点，違い，診断，長所と短所．精神神経学雑誌，119（11）；837-845.

佐藤晋爾（2020）Jaspers, K.の精神療法論―『Allgemeine Psychopathologie』初版から第四版までの変遷．精神神経学雑誌，122（10）；734-748.

内海健（2021）精神病理学の基本問題―ヤスパースの「了解」概念をめぐって．精神神経学雑誌，123（9）；545-554.

こころの臨床，現場から

Yasuhiro Yamanaka

山中　康裕*

これまで，我が国をたびたび襲った天然痘は，オルソポックスウイルス（Orthopoxviruses）属の一種である天然痘ウイルス（Poxvirus variolae）によって引き起こされたものであるが，その症状についてはすでに『日本書紀』に記載がみられ，敏達天皇が585年に崩御された原因も天然痘だったのではないかと言われているし，20世紀，世界では，この天然痘によって3億人から5億人が死亡したとも言われている。

また，ペストは1899年に日本に初めて上陸したエルシニア（Yersinia）属細菌の一種，ペスト菌（Yersinia pestis）感染に起因する全身性の侵襲性感染症で，一時期，酷くたくさんの人が亡くなった。……わが敬愛する漱石も3歳の時に天然痘に罹患したが，50パーセントは死に至ると言われていたのに幸いにも一命はとりとめた，が，しかし，鼻の横に残った痘痕の痣のことを気にして，写真を撮るのを嫌ったという話はあまりにも有名である。

こういった，いわば自然発生の疾病の蔓延は，いかに，それが大きな蔓延を一時期見せても，やがては収束していくものである。が，しかし，現今のCOVID-19，いわゆる新型コロナは，筆者の考えでは，実は発生は自然とはいえず，むしろ生物兵器として人為的に悪意を持って作成

されている最中に，中間宿主の蝙蝠が逃げ出すことによって発生したものなので，よって，全く自然発来のものではなく，人工的なものであるから，簡単には収束しないし，ワクチンもそこまで期待できないと踏んでいるのだ。

こうした場合，evidenceを見せろとの囂々とした声が上がるのだが，これも筆者の見るところ，最初にやばいと気づいたのも，その発生にあずかった当事国であり，極秘裏に火炎放射器で全ての施設を焼却し，その上で全てを爆破して，全く完全に隠滅してしまったので，後になって派遣された国連の調査団によっても，何ら証拠を示すことができなかったのだったから，今さら証拠は出しようがないのである。

さらには，昨今のロシアによる，というより，プーチンという，80年前のヒトラーにも似た，たった一人の大変に困った男の，将に狂信的な自分勝手な思い込みからのウクライナ侵攻，いや，そんな生やさしい言いぐさでは尽きず，これは明らかに侵略戦争だし，莫大なる暴挙としか言いようのない大愚行であるが，もう，これについては酷い怒りが込み上げてくるだけで言葉が出てこない……。

ここにおいて，こんな社会ニュースを書くのが筆者の任ではないので，このくらいにして，このCOVID-19蔓延化の際の，ある，クライ

*京都ヘルメス研究所／京都大学名誉教授
〒611-0021　宇治市宇治字文字27-2-408

エントとのやり取りの一端を示すことにしたい。彼女は，縁あって，私のところを尋ねてこられた，診断学的には，昔なら境界例的パーソナリティディスオーダー，現今の診断基準では，複雑性PTSDとして同定される方だったが……彼女は，何とこの2年以上にわたって，ほぼ毎週通ってくれて，夢分析を施しているのだが，一度も，休まれたことがない。いや，むしろ，筆者の方が肺がんのオペレーションだとか，不整脈でのカテーテルによるアビュレーションとかでの入院を余儀なくされるときにはしっかりと待って下さり，本当に頭の下がるくらいの地道な影の努力がみられたが，

（あなた自身はコロナには罹ったの？）いえ，私は罹っていませんが。関係している人たちの中には，罹った人がいて，それはいろいろ困ったんです。（どんなふうに？）第一，感染者に触れた人たちには，全く接触してはいけないのだし，それがクラスターだったら，それこそ，凄い広範な範囲で，何もやれなくて，……仕事が仕事にならないんです。

　私とのやり取りも，急な不安が湧いたりするときなどは，勢い，メールやLINEなどの現今流行りの電子的方法論を駆使したやり取りにならざるを得ないことが現出する。筆者は，元来，こうした超現代的な機械類には，車一つ運転できないことでも容易に知られるごとく，全く不器用な超音痴で，実に，惨憺たる結果が付随してくるのだが，不思議と，このクライエントとは，この方法でも，何とかスムーズにケータイで連絡が取れるのだった。以下に，それらから，ほんの一部を抜粋することにしたい。

　……私は今一体何をしているんだろう。闇の中で，時間も感覚も止まってしまったような。とにかく怖くて……この時間，何も無い中に，急に誰かの大きな音が出たりするんじゃないかって想像して，それがまた怖くって……普通の

人はこんなこと考えないから，やっぱり私はおかしい……と……（ええ，闇はいろいろな不安を生み出しますね，ほんの少しの物音が，大きな不安を生み出す。そんな時間は，誰もが，そういう状態に陥ります。あなただけがおかしいわけではありません。朝の光がやってくれば，不安は消えます。今，私が聴いているジョバンニ・ピエルルイジ・パレストリーナの「モテトス，愛でたき天の星」のごとく，夜の星が輝き，そして，それが消えたら，朝の光がやって来る。……で，起き上がって，窓を開いたら，何と屋根に雪が積もっていました！）私だけじゃなかったのですね。闇にいても，刻々と，次の日へのカウントダウンを感じます。……時間感覚も混沌の中で，空洞のような，そんな世界ですので……むしろ，昔は，朝さえ来なければ良かったのに，なんて考えていたこともあります。それでも，頭の中では，ゲームのことで一杯だったり……（私は，ゲームに熱中したことがないので，よく分かりませんが，……娘がゲーム音楽の仕事に関わっているので，責任は感じていますが……）ゲームは悪いモノじゃないと思うし，本当にいいものもたくさんあって……オリンピックでゲームの音楽が使われるくらい，芸術的に感動させるものもあるし，結局，それとどう付き合うかで，主体性がないと，軸がないと，私みたいに空っぽなスカスカなのは，簡単に取り込まれたり，呑み込まれたり，ぬるま湯に浸かろうとしたり，それで保てていければいいんでしょうけど，なかなか……吐くにも，反動をつけた方が楽なので，ある程度の量のあるモノや，水分を取り込んで，どこかで計算しながら，吐く前提で食べていることも……クッキーだったり，パン，アイス，お菓子，カップラーメンなどは吐きやすくて，逆に辛いモノ，カレーとか，激辛の食べ物とか，カサのないものは吐きにくいし吐いた後もしんどいので避けたり，胃液まで出さないとか，食べてから時間を置きすぎないで吐くとか，そういう変な癖もついてて，変だなと思いながら，結局，様子見

るしかないんです……眠いのに寝付けないし，最近は，夢見たのに，前よりも，深い処にあって，夢見たことははっきりしているのに，その内容が掴めなくて，以前にも，そういうことはあったけど，その割合が変化してきてて，眠気もあって，吐くから朝と昼しか栄養取ってないとすると，やっぱりそれでは不十分なのか，とか，目も，最近なんかすごくよく傷がついて，なんか変なんです……リストカットするときも，左は要らないから，左ばかり傷つけるとか，結局，それは右にも波及するんだけど……自分の内側にある，深い感情を，私と同じ名前の他人に，全てをぶつけて，深い翳が見えると……（……あなたのお書きになったこと，全て拝見したけど，だから，あなたはおかしいという結論は出て来ない……いずれにせよ，こうして，お会いしていくうちに，あなたはご自分で，これらを乗り越えていく力をはぐくみ，必ず乗り越えていかれる筈だから，そこまでは，付き合っていくつもりですので……）……私，運がよかったのかしら？（結論として，そう言えるところまでは行きましょうね……）はい……。

期せずして，最近の私の臨床の現実と，私の，昨今の考えの一端が垣間見えたであろうが，傘寿を超えた今，筆者は，細々とながら，こうした臨床を確実に続けているのだ……。

精神療法 増刊第9号 2022

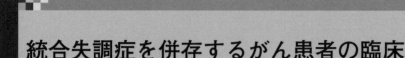

統合失調症を併存するがん患者の臨床

Norifumi Kishimoto

岸本 寛史*

I　がんと統合失調症の併存

　重なる時は重なるもので，20床の緩和ケア病棟に，がんと統合失調症とを患っていた患者が三人，同時に入院されていたことがあった。うち二人は私が主治医だった。もう一人の30代女性の患者は私は担当ではなかったが，私と話したいと言っていると主治医から話があり，病室に伺った。身体の方は膵臓がんが進行し，残された時間が短めの週単位と予測される厳しい状況だった。統合失調症の病歴は10年以上におよび，緩和ケア病棟に入院するまでは精神科にも通院しておられ，多種類の薬が十分量処方されていた（当時，その病院に常勤精神科医はおらず，通院されていた別の病院から出されていた処方が継続されていた）。結婚されていて，小学生の娘さんがおられた。

　訪室すると，彼女は，回診の時の様子から私に話したいと思った，主人にも話したことがない話なので，そのつもりでお願いします，と言われて次のような話をされた。結婚する前にある仕事をしていて，その時，深いトラウマとなるような出来事があった（ここではその内容は伏せる）。その後から声が聞こえるようになった。それまではそんなことはなかった。精神科

でお薬をもらってなんとか日常生活を過ごせるようになり，主人と出会って子どもも授かった。その仕事とトラウマのことは誰にも言えなくて主人にはずっと悪いと思っていた。この思いを誰かに聞いておいてほしくて，とのことだった。

　概要だけ示すと素気ないが，私は心の深いところをえぐられる感じがした。最初は淡々と，次第に涙が溢れてくるのを抑えきれず，涙を拭うこともせずに，訥々と話された。娘にまだ病気が悪いことは話せていないので，この後話そうと思います，と言われた。翌日，娘さんに話をされ，1週間後にご主人と娘さんに見守られて亡くなられた。

II　症状の奥にあるもの

　当時の私は，果たして彼女は統合失調症だったのだろうか，トラウマが強く影響したのではないか，と思った。チューリッヒ大学附属病院で長らく小児の心理療法に携わっていたユング派分析家スーザン・バッハ（Susan Bach）が，統合失調症で前頭葉切断術を予定されていた少女が描いた絵をたまたま見てトラウマの影響があるのではないかと直感し，手術の延期を主治医に直談判して，彼女から事の真相を聞き出して回復に至った事例（Bach, 1990）が思い起こされた。

　私に打ち明けたいと言った患者も，DSMに

＊静岡県立総合病院
　〒 20-8527　静岡市葵区北安東4丁目27番1号

よれば確かに統合失調症と診断されてもおかしくない状態だったのかもしれないが，原因を問わず症状のセットに基づいて診断を行うという操作的診断基準の姿勢が，病態の本質を見ようとする視点を殺いでしまっているのではないかと思っていた（「本質」という言葉はポストモダンの洗礼を浴びて使いづらくなった言葉だが）。もし発病当時，彼女がちゃんと話を聞いてくれる人と出会っていたら，統合失調症という病名を背負って生きることもなかったのではないかとも思った。

　現在の私は，それでも，話はそう簡単ではなかったかもしれないとも考える。彼女が大変な状況の中，なんとか日常生活が送れるようになり，結婚もすることができて，ここまでやって来れたのは，精神科医が伴走してくれたからではないかという思いもしてくる。死が差し迫った状況だからこそ，彼女は心の内を話す力が湧いてきたのかもしれない。だとすれば，一概に聞き手がいなかったことを責められないという気もしてくる。さらに言えば，踏み込んで聞かなかったからこそ，彼女は自分を保てたのではないかとの考えも浮かんでくる。それでも，DSM の発想だけで果たしてよいのだろうかという気持ちは残る。

Ⅲ　緩和ケア病棟への紹介

　統合失調症の診断もなされていた他の二人のがん患者は，緩和ケア病棟に移られてからは私が主治医を担当した。そのうちの一人は乳がんで，年の瀬も押し迫った 12 月 19 日に乳腺外科の主治医 A 先生から連絡を受けて訪室した（その時はまだ一般病棟に入院中であった）。

　彼女（仮に市野さんとする）は 60 代の女性で，統合失調症と診断されたのは 18 歳の時，以後入退院を繰り返していた。乳がんで当院に紹介されてきた際の精神科からの処方はクエチアピン 700mg/d，カルバマゼピン 600mg/d，バルプロ酸 600mg/d，フルボキサミン 150mg/d などであった。抗精神病薬のクエチアピンは

極量に近い量で，さらに抗うつ薬や抗てんかん薬がそれなりに入っており，錠剤の数も，クエチアピンは 25mg 錠を一日 28 錠，精神科関係の薬だけでも一日 40 錠！　を超えていた。精神科医ならば驚かないのかもしれないが，内科医の私からすると，処方を見ただけでも構えてしまうような状態だった。

　病歴としては，X-1 年 2 月に B 病院（精神科単科の病院，主治医は C 先生）に入院中に乳房のしこりに気づき，同年 2 月に当院外科に紹介となった。乳がんと診断されて 3 月に両側乳房切除術と腋窩郭清が施行された。その後は（抗がん効果のある）ホルモン療法を受けておられた。X 年 4 月に前胸部に局所再発を認め，薬も変更して抗がん剤治療などもなされていたが，効果は認められず，病状は徐々に進行していた。X 年 11 月に頸部痛で受診され，精査の結果頸椎転移が判明。左右の胸も腫瘍で覆われている状態であった。抗がん治療は限界と判断され，ご家族と相談されて緩和医療を中心とする方針となり，緩和ケア病棟への転棟も打診されていた。

Ⅳ　主治医からの紹介状

　統合失調症の状況については，乳腺外科の主治医（A 先生）からの依頼内容にとても適切にかつ簡潔にまとめられていたのでここで引用しておこう。

　「本人様は統合失調症を 18 歳？　頃より発症され，長く経過されていますが，基本的には明朗な方で，時に沈黙，行動停止されてしまったり，ガーゼを引き剥がしたりすることはありますが，自傷，他傷など粗暴な行為は認めません。今回の緩和の受診の件も本人さんにも説明はしています。理解力は？？　な部分もありますが，基本的にはご家族の意向にそう形かと思います」。当時，常勤の精神科医はいなかったため，入院中は非常勤で週に一度来院されていた D 先生（精神科）にも診ていただいていて，落ち着かない時の投薬の指示も出されていた。緩

和医療科には，緩和病棟への転棟をお願いしたいとのことだった。

病棟に行くと，看護師長から夫と弟さんが先に面談を希望しているとのことで，本人に先に会う方がよいのではとも思ったが，家族から聞いた話はすべて懐にしまって本人に会うと心を決め直して，まず，家族と面談することにした。

ご主人は，これまで乳がんの治療を受けてきたが，がんの方も進んできたとのことで今後は楽に過ごさせてやりたいと思っているとのことだった。弟さんは今回入院時に病状が厳しいという話を聞いてショックだった，今後は自宅で過ごすのは厳しそうで，緩和ケア病棟にお願いしたいとのことであった。緩和ケア病棟は，以前，知人の見舞いで中に入ったことがあり，こういうところで最期を楽に過ごさせてやりたいと思ったと。本人の実母が老人ホームにいるが一度会わせてやりたい，と話され，よく理解されていた。この後，ご本人にお会いした。

「岸本といいます。A 先生と一緒にいろいろとご相談に乗らせてもらうことになりました。宜しくお願いします」「宜しくお願いします。この部屋は落ち着かないですね。いろいろと気になります」「痛みはどうですか？」「痛みは大丈夫です」「夜は眠れますか？」「夜は眠れます」「食事もとれていますか？」「はい。食べています」。

視線は合い，会話もスムーズであった。緩和病棟のことはすぐに話題にはせず，少し遠くから見守る感じで，症状のことを簡単に伺って終わりとした。緩和ケア病棟の病室が準備できる間に本人にも少しずつ相談していく方針とした。

V　距離のとり方

翌日の 12 月 20 日，訪室すると，下半身には何も付けず，ベッドでうとうとしておられる状態だった。病棟看護師に着衣を促され，手伝ってもらって服を着られた。

「眠いですか？」「ええ」「昨日は大変でしたね。痛みはどうですか？」「胸のところが痛い

ですね」「痛みが強い時にはお薬もらってください。でもたくさんお薬飲んでおられるから大変ですよね」と言うとニコッとされる。「昨日は大変でしたね」という私の言葉は，前夜，不安と興奮が強くて大変だったことを踏まえての言葉である。病棟スタッフは距離を取りながらうまく対応していた。

12 月 21 日は，ベッドの端に腰掛け，視線は定まらず，頚椎カラーをバイトブロックのように口に咥えて不動の状態。「今日は調子はどうですか」，と声をかけるが返事はなく，さらに「しんどいですか？」には，わずかにうなずかれるが反応は乏しい。昨夜は比較的落ち着いておられたようだが，今朝はフリーズした状態で，視線は合わず，声かけにも反応は乏しい。病棟看護師によると，こういう状態の時はあまり侵入的にならないように見守る方が落ち着かれるとのことで，病棟スタッフも侵襲的にならないようにうまく距離を取りながら対応していた。

12 月 25 日も座ったまま固まっていて，看護師に促されて横になるが，声をかけても返答はなかった。12 月 26 日，訪室すると，自ら話し始められた。「今日は，ティッシュが無くなって，夫が 1,000 円置いていってくれたから，看護師さんにも話して，ティッシュを買ってきたいと思います。あと，A 先生が，胸の方の治療もいろいろ考えてくださっていて，それを頑張ってやりたいなと。今日はその二つです」。

12 月 27 日。「今日はね，A 先生も D 先生もここにずっと居たらいいよ，心配ないよといってくださって，本当に安心なんですが，それでも不安が出てきて……」。

12 月 28 日。「今日はどうですか？」「胸の治療を昨日してもらいました。痛みがあったので痛み止めをもらいました。今日も治療をしてもらうと思います。いつも来ていただいてありがとうございます」。疎通性がよくなってきた。胸の処置の時に痛みが強くなるが，事前に痛み止めを飲んで対処されている。

12 月 29 日。「この部屋にいられるかが不安

で……主人も 10 時半に来ることになっている
のですが何の連絡もないので，本当にくるのだ
ろうかと不安で……」。

　12 月 30 日。訪室すると，ベッドサイドに小
物をおいて整理をしておられる。声を掛けるが
返事はなく，黙々と整理をしておられるためし
ばらく見守ると，小物を片付けられ，今度は化
粧道具を取り出して口紅をつけられる。そして
準備が整ったところで話し始められる。「昨日，
主人が来ました。治療の方もちゃんとしていた
だいていて，ありがたいです。ここの看護師さ
んにもすごくよくみてもらっているので，感謝
しています」。病棟看護師によると，痛みの訴
えも自分からされてうまく薬も使えるようにな
ってきているとのこと。

　年が明けて 1 月 4 日は，訪室すると化粧の途
中。挨拶をすると話し始められる。「痛みとか
も，ここは一人部屋なので，看護師さんに自分
から伝えないとならないのですが，お薬持って
きてもらっています」と落ち着いて話される。

　1 月 7 日は，横になっておられたが，挨拶す
ると座って話される。「昨日，主人が来ると聞
いていたのですが明日になったみたいで，明日
まで自分の気持ちが持つかなあと心配です。こ
こでもすごくよくしてもらっているんです」。
翌日に緩和ケア病棟に移れることになり，夫と
弟に来院してもらい，A 先生と一緒に転棟の
ことを伝えた。弟さんは施設に入っている 84
歳の本人の母や親戚と面会する時間を作りたい
と希望されていた。

Ⅵ　家族の面会

　1 月 8 日。緩和病棟に移られて早速訪室する
と，「こんなきれいで明るいところに入れてい
ただいて，ありがとうございます。絵もお花も
好きで（ラウンジに絵が飾られており，その大
きな窓越しにベランダの花々が見える），すて
きですね。ゆっくりできます」「絵は好きなん
ですか」「はい，絵もお花も好きです。とても

嬉しいです」。その後，日中は落ち着いておら
れたが，夜はいつもより痛みが強かったようで
夜間に 3 回ほど痛み止めの頓用を使われた。

　その後，多少の波はあるが徐々に病棟にも慣
れていかれた。

　1 月 13 日の日曜日には夫と実母，弟さんな
どが見舞いに来られ，ラウンジでしばらく過ご
すことができた。1 月 14 日に A 先生が回診さ
れた時の記録では「昨日の家族の集まりについ
て，嬉しそうに話される。実母とは数年ぶりだ
ったようで，感激したと。弟さん，ご主人がこ
ういう配慮をしてくれて感謝していると。60 歳
を超えてから，こんなに嬉しいことがあるなん
て，病気していても幸せを感じると。体調もお
おむね良く，食事も OK。上肢浮腫も昨日程度」。

　その後，数日間は少し気分が高揚したような
様子も見られていたが，1 月 17 日は起床後か
ら落ち着きがなく，朝訪室した時には，アクロ
バットをしているかのような手足が絡まった状
態で身動きが取れなくなっており，看護師にも
手伝ってもらって，声をかけながら徐々に身体
をほぐして座位に戻す。その後もティッシュの
中身を一枚ずつ，空になるまで放り出したり，
トイレットペーパーを撒き出してトイレに流そ
うとするのを制止されるなど，落ち着かず。午
後に訪室した時には少し落ち着いておられ，そ
ばでしばらく見守っていると，「こんなによく
してもらっているのに申し訳ない，隣の人は家
族が来ているのに，寂しい」などの言葉も聞か
れ，その後は落ち着かれた。家族の面会があっ
た後，少しテンションが高い日が続いていたの
で，その反動が出ているようにも思われた。そ
の後しばらくは，多少の波はあるが落ち着いて
過ごされていた。

Ⅶ　病状の進行

　1 月 29 日くらいから動作時の息切れを自覚
するようになり 2 月 1 日にレントゲンを撮影し
たところ，両肺野で胸水が増量しており，がん
の転移が進行していることが判明した。酸素投

与も必要となった。夫と弟さんにはそれぞれに現状を説明し，残された時間が1カ月はないと思われる状況になってきたことを伝えた。呼吸苦にはモルヒネの水薬がよく効き，薬をうまく使いながら過ごされていた。

　2月6日は，声を掛けてもしばらく固まったまま。傍でしばらく見守っているとポツリポツリ話し始められる。「体が重くなってきた。思うように動けません。ここにいていいよと言われるのに，皆に責められる声が聞こえてきて（これが幻聴と思われる），お前が悪いと，繰り返し言われるのが辛い。本当に皆によくしてもらっているし看護師さんにも優しくしてもらっている。めがねのケースだけがね，どこいったか（と突然話題が変わるがまた戻る）。先生ともこうしてお話できる時間が段々短くなっている。お話できる時間がないことが悔しい（と話しながら嗚咽され握手を求められる）。先生に会う前に歯磨きもして綺麗にしてと思っていたのに，それができなくなったのが辛いです」。病状が悪化し，残された時間が短くなっていることを感じておられることが伝わってきた。2月7日から9日まで，私が出張で不在となることはあらかじめ伝えていたので，最後になるかもしれないという思いで握手を求められたように感じた。

　2月7日は病巣部からの出血がありA先生が処置をしてくださったが，気分は沈みがちであった。翌2月8日は少し調子が戻り，花を見て元気ももらったと表情もよい。

　2月10日に訪室すると，朝食中で，夫も来ておられ，「先生，日曜日なのに来てくれたんですか。また食べているところで恥ずかしい。ぽちぽちやりますね」と時間をかけて食事を頑張って摂っておられた。そわそわして落ち着きがなくなった時には適宜，D先生からの指示のリスペリドンを使って過ごせていた。

　翌2月11日は酸素化が悪化して呼吸苦が強くなったためモルヒネの持続皮下注射に切り替えた。話す元気はないが，夫とご主人に見守ら

れ，穏やかな表情をしておられた。この日の夜，23時18分に亡くなられたが，この夜はA先生が当直で，A先生に看取っていただいた。ご主人と弟さんは，苦しまずに穏やかに最期を迎えられて，本当にありがとうございましたと言っておられたとのこと。2月19日には弟さんから私に話したいと病院に電話があり，「2月14日に告別式を済ませました。最後苦しまずに本当に家族が望んだとおりの楽な最期でありがとうございました」との言葉をいただいた。

Ⅷ　山中の自閉症論

　冒頭で述べたように，筆者は精神科医ではなく，統合失調症患者の診療の経験は極めて限定されたものにとどまる。たまに統合失調症とがんを併せ持った患者がホスピスに紹介されてくることはあるが，精神科医に相談すると，意外に落ち着いて最期を迎えられる方が多いですよというアドバイスをいただけることも多い。とはいえ，市野さんのように多剤多量の精神科関係の処方がなされており，下半身は素裸のままでフリーズしてしまう状態（12月20日）を目の当たりにして，どのように関係を結んでいったらよいか，戸惑うことも多かった。

　その際，私の助けとなったのは，山中の自閉症論（山中，1976）である。この中で山中は，自閉の本質を「本来自己が成立すべきところに他者が出現してしまう事態」と捉え，さらに，「心理的には無限大の距離をおくことによって自らを守っている」と解釈している。したがって，「視線が合わないのではなく逸らしている」ので「不用意な接近は脅威を与える」と，児への接近の仕方に，自閉症の本質的な理解に基づいたアドバイスを与えている。

　私にはこれらの論考が非常に助けになった。12月20日にフリーズしている市野さんの姿を見て，「距離を置くことによって自らを守っている」と捉え，「不用意な接近は脅威を与える」との理解があったから，腰を落ち着けて距離をとりながら見守ることができた。主治医と病棟

のスタッフはこういう時にはそっとしておく方が落ち着かれるということを，経験的に学んでいた（これもすばらしい）が，私は山中の自閉症論が念頭にあったので，その理由も自分なりに納得しながら，距離をとることができた。

こうして，一定の距離を保ちつつ，毎日同じような時間に顔を見に行くということを繰り返していくことで，市野さんから見て，侵襲的な存在ではないと徐々に認識してもらえるようになったと思われる。最初にお会いして1週間以上経った12月28日になってようやく会話の風通しが良くなってきたと感じられるようになった。

Ⅸ　感謝の言葉の背後に

こうしてしっかりと関係ができてきたので，緩和ケア病棟に移ってからも大きく混乱されることはなかった。精神疾患のないがん患者でも，緩和ケア病棟に移ると急に不安が強くなり，せん妄を生じたり，痛みが急に強くなるといった変化が見られることが少なくないが，市野さんは多少の波はあるものの，大きな乱れは見られなかった。

病状の悪化を自覚された2月6日は，翌日から3日間，岸本が出張で不在になることも手伝って，胸の内を正直に話してくださったように感じた。その中で，「ここにいていいよと言われるのに，皆に責められる声が聞こえてきて，お前が悪いと，繰り返し言われるのが辛い」と言われたのを聞いて，（これが幻聴ということになるのだろうが），だから市原さんはスタッフにも私にも繰り返し感謝の言葉を述べておられたのだと合点がいった。感謝の言葉の背後にはこのような思いが隠れていることもあるのだと学んだ。

なお，三人目のがんと統合失調症を併せ持っていた患者は，60代の肺がんの女性で，緩和病棟に移られて大きく精神状態が崩れることはなかったが，他のホスピスに転院したいと希望され，2週間ほどで転院された。その1カ月後に再び彼女から連絡があり，やはり最期は当院で過ごしたいと思い直したとのことで入院を希望され，再入院された。この時は前回とは別人のようで，最後まで凛とした佇まいで過ごされたのが印象に残っている。

文　献

Bach S（1990）Life Paints Its Own Span : On the significance of spontaneous paintings by severely ill children. Daimon Verlag.（老松克博・角野善宏訳（1998）生命はその生涯を描く―重病の子どもが描く自由画の意味．誠信書房）
山中康裕（1976）早期幼児自閉症の分裂病論およびその治療への試み．（笠原嘉編）分裂病の精神病理5．pp.147-192，東京大学出版会．

探求方法としての書くこと

Yasunaga Komori

小森　康永＊

I　2022 年 2 月 7 日，

　MK からメールが届いた。彼女はエイズ病棟で働いていた看護師で，その時の体験をグラフィック・メモワールに描いた，今やグラフィック・メディスン（GM）の立派なリーダーである（Czerwiec, 2017；Czerwiec et al., 2015）。認知症の母の介護を描いたディナが日本語への翻訳を希望しているという。その著作『アリスハイマーの』（Walrath, 2016），実は 5 年前に GM を知った時に買い集めた何冊かの一冊で，以来，積読の憂き目に合っていた。それもひとえに，コマ割りのないビジュアル・ナラティヴは，当時，コマこそマンガの基本文法と信じた私には魅力に欠けていたから。カバーを供覧しよう（図 1）。グレーの闇に浮遊するかのような謎の人物がメイルストロムの渦を覗き込んでいるところへ，朱色のレーザー光線が探索を入れる。一見，かわいいというよりは多少不気味な絵である。タイトルの「アリスハイマーの」は「鏡の国のアルツハイマー病」という副題と相まって，人を食った感さえある。序文を読むと，本書の作成過程自体がパラレルワールドだとわかる。ディナは母を施設に入れた後まず左頁に配置された 27 枚のアートを描き，次いで，

その隣に文章を付け加えた。別個に読んでも，一緒に読んでもよし。本文に入ると，まずは，タイトルに潜む意味の数々に惹かれる。アルツハイマー病の母の名前がアリス。アリスの着ているバスローブ（p.8）に『不思議の国のアリス』のペーパーバックの切り抜きを貼ったことで，ディナは母の声を得る。クレペリンが一剖検例を報告した弟子の名を冠して疾患単位として「アルツハイマー病」と命名したのに対し，家族であるディナは変わりゆくアリスをいかなる思いで「アリスハイマー」と呼んだのか。タイトル，および一節毎の末尾の "Aliceheimer's" の後に来るのは，disease か daughter か。これは疾患単位の内在化と外在化の脱構築か？

　冒頭，ディナは，アルツハイマー病の母を閉鎖施設に入れるか自宅に引き取るかの選択を迫られ，「未解決の問題」を解決すべく，母を彼女が住み慣れたニューヨークからヴァーモントの田舎の自宅に迎える。しかし，ここに書かれたその後の展開は，優しいはずの母親と再会する日本的四畳半ドラマをはるかに凌駕する。

　本書の中核的読者は医療人類学に興味のある人々であろうが，書物としてのクオリティの高さによって，多くの一般読者をも獲得するだろう。特に，アルツハイマー病の医学心理教育は喫緊の課題である。そこで活用できるテキストであることは間違いない。

＊愛知県がんセンター
　〒464-8681　名古屋市千種区鹿子殿 1 番 1 号

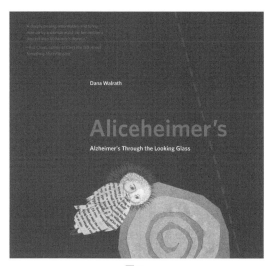
図1

バイオサイコソーシャルな視点に沿って本書の魅力を辿ることは容易い。さらに歴史的視点。後半，アリスがアルメニア移民であり，その両親が1915年の大虐殺のサバイバーであることが明かされる。メソポタミアの砂漠へ食料もなく空腹を抱えた何十万のアルメニア人が死への行進を余儀なくされた集団的記憶が，アリスのアルツハイマー病の典型的症状としての空腹と結びつけて考察される。アリスが英語を覚えるとすぐに近所の肉屋まで使いにやらされた記憶（1938年，犬用に無料の骨をくださいは，スープの出汁を取るための方便）によって，幼年期の空腹感は再燃するか。言うは易く行うは難しの永遠の課題，尊厳は端的に，アリスのニードを満たすこととされる。例えば，徘徊症状にどう対処するか。母は愛犬の散歩をギリギリまで許される。命がけである。その覚悟はもちろん娘の覚悟でもある（p.31）。夕方症候群が出たからといって，（医者の勧める通り）夕食を5時にずらしたりしない（p.35）。

本書はLancetで紹介されたばかりか（Walrath & Lawlor, 2019），New York Timesなど各種メディア受けも良く，物語は二幕オペラにもされ，その一部は既にネット上で視聴できる。

追って送られてきたコミック版『世代間トラウマを変容させる』（Walrath, 2022）には，それまで秘匿されてきた家族の秘密が，母親の病気を機に一気に明かされる様子が描かれている。記憶を喪失するアルツハイマー病によって，家族の秘密が開示され，逆説的にリ・メンバリングされていく展開はいかにも人間的でスリリングだ。昨年後半，『がんと嘘と秘密』（小森・岸本，2022年出版予定）執筆に専念したことと，がんセンター転勤の準備としてヘツキとウィンズレイドの『人生のリ・メンバリング』を訳したことなど，私の人生とディナの人生はここで決定的に交差する。これは「読むこと」による発見であり，自らの職業人としての意味がこれほど共鳴することも珍しい。

II　思えば，精神療法に期待する人々は，

「対話」というものの価値をア・プリオリに信じている。「読むこと」も著者との対話であり一脈通じている。では，同じく文学の一技術である「書くこと」は，これもまた無条件に，そこに発見的価値があると信じられているだろうか？　どうもそうではないようだ。自身による推敲はモノローグ同様ある範囲を超えないだろうし，そもそも書くこと自体，おおよその結論を持ってして書き始めることがしばしばである。特に，研究論文ともなれば。

書くことが探求の方法であることは，小説などの創作部門であれば珍しくない。ただ，大まかに質的研究と呼ばれる領域では，そうでもないだろう。そこに最初に異議申し立てをしたのはローレル・リチャードソンらしい。成書には，彼女の主張をそのままタイトルにした論考が掲載されている。「書く：ひとつの探求方法」（Richardson, 2000）はこう始まる。「不遜なことかもしれないが私は質的研究に敬意を込めつつ，著述（writing）とは探求の方法だと考えている。書くこと（writing）は自分自身や自分の課題を見つける方法なのだと考えている。私たちはふつう，書くことは社会的世界についての「語り」のモードの問題だと思っている。

しかし，書くことは研究の終わりにくる総ざらいの営みではない。書くことは「知る」方法でもある。つまり，発見と分析の方法でもある。書き方が違えば，私たちは自分が話題にしていることを新しい面からみることになり，自分とその話題との関係をも新しく見直すことになる。形式と内容は不可分なのだ」（邦訳，p.315）。その舌鋒は以下により推して知るべしであろう。「一つ告白しなければならない。過去 30 年のあいだ，質的研究の代表作とされているものをいくら読んでも，私は退屈だった。……書き方が，急性また慢性の受動性に冒されていたのだ……生きのいいテクストを，私たちはいかに創造できるか。どうしたら注意を払ってもらえるだろうか。どうしたら差異を生むことができるだろうか。そのようなテクストを創造する一つの方法が，探求の方法としての著述に転じることだと思うのである。私が何かを書くのは，何かを見出したいからである」（邦訳，pp.316 〜 317）。

私はパラレルチャート（Charon, 2006）・ユーザーである。しかも，書くことで発見することの価値を最近，ますます感じている。書かなければ発見できないことがあるとしたら，書かねばならない。パラレルチャートは，カルテに書けないけれどどこかに書かねばならないことを書く訳だから，書き手の内的真実ではあろう。年々，守秘義務遵守が厳しくなる中，ひとしきりの会話なら一字一句はそのままに，それでもその背景や文脈は寓話化しつつ，書くことは治療の中核に迫ろうとする以上，そこには嘘もフィクションも混じる。

自分の働く臨床領域のせいであろうか，いつの頃からか患者について書くことは追悼文を書くようなものになった。だからデリダの『そのたびごとにただ一つ，世界の終焉』の背表紙は，いつでも見えるところにあってほしいと思う。結局，それは，書くことで，（社会ではなく）自分にとっての今が明確化されていく過程である。だとしたら，この原稿の今は "いま" ではなくなってしまう。

Ⅲ　本特集の原稿依頼をもらって

最初に考えたのが，副題にある "いま" である。きっと新型コロナがらみの何かが期待されている。だとすれば，いまとは，人はいつ死んでもおかしくないのだという当たり前のことが自覚されている時代のことだ。死の自覚とくれば，スピリチュアリティである。スピリチュアリティから程遠い者がそんなことを書くのは，それが生業の一部として時に期待されるからに他ならない。今時の同業者はどうしているのだろうと『みんなのスピリチュアリティ』（Goodwood & Hartley, 2017）を訳出し，本家本元はどうだったかと『私のスピリチュアリティ』（Saunders, 2002）を訳したからには，自分のことも語る番ではないか。前者の編者たちが書き手に要求した以下の 4 つのお題に沿えばいい。

1）スピリチュアリティについての個人的理解を述べよ。個人的かつ職業的に，自らの人生においてスピリチュアリティがどのような場所を占めているかを提示し，それによるレジリエンスの維持，および職場への還元について議論せよ。2）シシリー・ソンダースの「トータルペイン」モデルについての自身の見方を述べ，死にゆく人との仕事における 4 つのペインの分離ないしオーバーラップを書け。3）職業人としての人生に関連づけて，自分が理解しているスピリチュアリティについて考察し，スピリチュアリティへの自らのアプローチを定義する洞察を症例報告で提示せよ。4）スピリチュアルケアを構成するものについての自身の見方を提示せよ。最上のスピリチュアルケアの提供方法，多職種におけるスピリチュアルケア提供のための働き方について考察せよ。

しかし，気乗りのしないうちに，『私のスピリチュアリティ』のゲラが届いた。一番印象深かったのはここだ。

今日のホスピスや緩和ケアは，宗教的な答えが回答とならない多くの人々によって実践

されています。それにもかかわらず，彼らは多くのスピリチュアルな援助をするのです。私の牧師に彼の仕事の真の土台は何であるか尋ねたところ，彼は 'brokenness'「壊れること」とだけ答えました。彼は，言うべきことは何もないものの，自分が聴く人であると示すことを意味したのです（Saunders, 2002）。

文献渉猟してみると，brokenness は「人としての全体性の喪失」（loss of wholeness）とされている（Stillion & Attig, 2014, p.8）。それは Cassell E（1982）の "destruction of person" からの借用のようだ。しかし，この線で進むとベタな臭いがしそうで止める。

私の勤める職場では，緩和ケアセンター主催の夏休み読書感想文コンクール（愛知県がんセンター, 2021）が細々と続いている。『母のがん』（Fies, 2006）を課題図書とする，がん教育の一環だ。ある日，一般部門で金賞を受賞した患者さんが外来に来た。再発治療のセカンドラインが著効したと喜んでいたので，「そのままスキップして帰ったらいいよ」と言ったほどだが，なぜだか上記の brokenness の話になった。すると彼女は，「先生の基本は何ですか？」と質問した。私は言葉に詰まり，苦し紛れに「あなたはどう思ってる？」と訊き返した。すると，「距離感」と即答。これは，いいのか悪いのかドキッとするわけだが，それはどういうことかと私はまた問い返す。

はじめてお会いしたときに，自分の問題は自分でなんとかしていくものだと感じることができたんですよ。カウンセリングのイメージとは大違いでしたね，寄り添うとか今流行りの感じで近づいてこられたらだめだったと思うんですよ
それは agency って呼ばれているものだね
エージェント？
そう，主体性と訳すと違うから，行為体って訳されていることが多い。自分が自分を動かしていくこと。でも精神論とは違うんだよね

そうなんだ。先生のところで話していると，まあいろんな話題が出るじゃないですか，それって，柱みたいなものなんですよね。そういうのが何本も立つわけです。だから，その柱の影に隠れて，がんを覗いている。不安とか恐怖とか，そんなものも。で，ちょっと覗いてみて，お，今ならいいか，みたいな感じでこっちも動くわけ。そんな柱をここで何本か立ててもらっている感じかな。でも，先生，どの患者さんともこんな話をしているわけじゃないんでしょ？
まあね，でも遊び心はいいよね，今の話だって缶蹴りみたいじゃない

この会話を最後の自分の反応は伏せて，同業者に話したところ，「まるでパルテノン神殿にやってきた旅人みたいだなあ」と返された。その数日後，四方田犬彦の『人，中年に到る』に以下の文章を見つけた。この時は，彼女の痛みをよりリアルに感じないわけにはいかなかった。「死を前にした友人と会わずにすますことは，しばしば後悔を招くものである。……やがてこちらの内側に澱のように溜まってくるのは，時間の多少の前後こそあれ，いずれは自分も彼と同じ道を辿ることになるという苦い認識である。柔弱な思いはやがて確信となり，頑固な鉱物のように心の空虚のあちこちに石柱を築くようになる。死者をめぐる喪失感と折り合いをつけるためには，実はこの石柱が必要なのだろう。心はそうみずからにいい聞かせる。死がもはや他人事ではなく，つねに身近に迫っているということを」（四方田, 2010, p.23）。このような共鳴による他者理解を私たちは「ナラティヴ・コンサルテーション」（小森・安達, 2022）と呼んでいるが，その中核はパラレルチャートに対するリフレクティングである。

さて，「距離感」。あの会話の後で，私にとって brokenness というのは「空っぽな感じ」であることを思い出した。それは，四元康祐の『偽詩人の世にも奇妙な栄光』を読んではっきり自覚したし，どうせ自分の中には碌なものな

どありはしないという三流意識は，藤谷治の『世界でいちばん美しい』に間違えようのない形で提示されている。

Ⅳ　先の文献渉猟時に

読み直したのがニック・ケイヴの『ラブソングの秘密の生活』であった（Cave, 1998）。パラレルチャートとラブソングはどこが，どれほど違うのか。ケイヴによれば，ラブソングには，過去を作り直し，現在の足元に置くという，それ自身の不気味な知性がある。これは追悼文的パラレルチャートも同様だと思う。しかし，以下のような凄みを持って，書くことについて同意を表明できる者はどれほどいるのか。

「私は，言葉を使うことで，神の存在を書き込んでいることに気づきました。言語は，私が目に見えない人間にかける毛布となり，彼に形と姿を与えました。ラブソングという媒体を通じて神を実現することが，アーティストとしての私の最大のモチベーションであり続けています。……父を失ったことで，私の人生には真空状態が生まれ，そこに私の言葉が浮遊し，集まり，目的を見出すようになったのです。WHオーデンは，『いわゆるトラウマ体験とは，事故ではなく，子供が辛抱強く待っていた機会である。もしそれが起こらなかったら，その子は人生が真剣に生きるに値するものだと知るために，別のものを見つけていただろう』と述べています（Auden, 1941）。私にとって父の死は，この〈トラウマ体験〉であり，神が埋めるべき穴を残したのです。私たちは自分自身の破局を自ら作り出し，そのために私たちの中にある創造的な力が役立っているという考え方は，なんと美しいことでしょう」（Cave, 1998）。

この高みを目指して，書くことに精進できれば，どんなにか幸福だろう。ケイヴのような宗教性もなくスピリチュアリティからも遠い大方の人間の身の丈に合ったものは，また別個に求められるべきなのかもしれない。「空っぽな感じ」vs.「真空状態」

Ⅴ　2022 年 4 月 25 日，

本稿のゲラを読み直して，なんとか一貫した話にできないものかと頭を捻る。認知症と書くこと，そしてコロナ。これらを結ぶものはないのか？　あった。ディナのマンガ版を収録した編者たちの問題意識だ。「認知症と政治的・道徳的責任の問題との関連は，第二次世界大戦やホロコーストの文脈で特に顕著かもしれないが，人種差別，性的暴力，強制移住，自然災害や原子力災害など，社会構造を破壊する他のトラウマ体験の文化交渉でも現れる」（Krüger-Fürhoff et al., 2022）

来るべきポストコロナの時代にそれはどう語られ続けるのか。深刻な表情で悲劇的報道原稿を読んだ後に一転，観光地の楽しい話題を伝えるアナウンサーの身振りは嫌なもの。そこにあるのはやはり記憶の問題か。

「ペンを取ってください。あなたの物語を語ってください。そして，アルツハイマー病やその他の変化した異なる状態にある人々の顔，生きられた経験，日々の現実を提示することが，偏見を取り除き，彼らの人間性を回復させることだと覚えておいてください。変容した現実にやすらぎを見つけてください。儀式や魔法を好きになってください。権威に対して批判的な姿勢をとってください。医療制度は文化制度であり，規則は恣意的であると同時に社会的相互作用の中心であることを理解してください。誕生と死は単なる生物学的な出来事ではないことを知ってください。自分自身の人生の人類学者になってください」（Walrath, 2016）。

嘘の書けないペンがあったらどんなに素敵だろう。もちろん，それに気づくには嘘を書いてみなければわからない。自分が書いた文章にどんな嘘がどんなフィクションが混じったが故に，ペンの動きが止まったり止まらなかったりしたのか。

文　献

愛知県がんセンター（2021）第3回「夏休み読書感想文コンクール」結果発表.（https://cancer-c.pref.aichi.jp/site/folder3/1260.html ［2022年4月25日閲覧]）

Auden WH（1941）The Wandering Jew. The New Republic, 10 February.

Cassell EJ（1982）The nature of suffering and the goals of medicine. NEJM, 306（11）；639-645.

Cave N（1999）The secret life of love song. Mute US. Also In：N Cave（2013）The Complete Lyrics 1978-2013. Viking.

Charon R（2006）Narrative Medicine：Honoring the stories of illness. Oxford University Press.（斎藤清二・岸本寛史・宮田靖志, 他訳（2011）ナラティブ・メディスン―物語能力が医療を変える. 医学書院）

Czerwiec MK（2017）Taking Turns：Stories from HIV/AIDS care unit 371. Penn State University Press.（中垣恒太郎・濱田真紀訳（2022）テイキング・ターンズ：HIV/エイズケア371病棟の物語. サウザンブックス社）

Czerwiec MK et al.（2015）Graphic Medicine Manifesto. Penn State University Press.（小森康永・平沢慎也・安達映子, 他訳（2019）グラフィック・メディスン・マニフェスト―マンガで医療が変わる. 北大路書房）

Denzin NK & Lincoln YS（eds.）（2017）The Sage Handbook of Qualitative Research. 5th edition. Sage Publication.

Fies B（2006）Mom's Cancer. Abrams.（高木萌訳（2016）母のがん. ちとせプレス）

Goodwood A & Hartley N（Eds.）（2017）Spirituality in Hospice Care：How staff and volunteers can support the dying and their families. Jessica Kingsley Publishers.（小森康永・改田明子・岸本寛史, 他訳（2020）みんなのスピリチュアリティ―シシリー・ソンダース, トータルペインの現在. 北大路書房）

小森康永・安達映子（2022）ナラティヴ・コンサルテーション―書くことがひらく臨床空間. 金剛出版.

小森康永・岸本寛史（2022年出版予定）がんと嘘と秘密. 遠見書房.

Krüger-Fürhoff IM, Schmidt N & Vice S（2022）Introduction：Refracting history, trauma and the generations through the prism of dementia. In：IM Krüger-Fürhoff, N Schmidt & S Vice（Eds.）（2022）The Politics of Dementia：Forgetting and remembering the violent past in literature, film and graphic narratives. Volume 32 in the series Media and Cultural Memory.

Richardson L（2000）Writing：A method of inquiry. In：NK Denzin & YS Lincoln（Eds.）The Sage Handbook of Qualitative Research. Second edition. Sage Publication.（平山満義・大谷尚・伊藤勇訳（2006）第13章　書く：ひとつの探求方法. 質的研究ハンドブック第三巻　第二版. 北大路書房）

Saunders C（2002）Watch with Me. Observatory Publications.（小森康永訳（2022）シシリー・ソンダース, ケアを語る―私のスピリチュアリティ. 北大路書房）

Stillion J & Attig T（Eds.）（2014）Death, Dying, and Bereavement. Springer Publishing.

四方田犬彦（2010）人、中年に到る. 白水社.

Walrath D（2016）Aliceheimer's：Alzheimer's through the looking glass. Penn State University Press.

Walrath D（2022）Transmuting transgenerational trauma：Dementia, storytelling and healing. In：IM Krüger-Fürhoff, N Schmidt & S Vice（Eds.）（2022）The Politics of Dementia：Forgetting and remembering the violent past in literature, film and graphic narratives. Volume 32 in the series Media and Cultural Memory.

Walrath D & Lawlor B（2019）The art of medicine. Dementia：Towards a new republic of hope. Lancet, 394.

精神分析的精神療法と未来

▶ Pluriverse とローカルなもの

Koichi Togashi

富樫　公一*

I　はじめに

本稿には結論がない。これはただの問いかけである。結論を示すことは，何かを一般化することである。それは，本稿の主旨に合わない。私の問いかけは，「私たちは，どのように精神分析的精神療法をデザインすることができるのか」である。つまらない問いだと思った方もいるかもしれない。そんなことは，初学者時代に習った，と。しかしこれは，精神分析的精神療法の設定を尋ねたものではない。これはスペキュラティヴな問いである（富樫，2021b）。この問いは，患者に向き合う臨床家＝専門家が，何に縛られ，何のために臨床実践をしているのかを考えるためのものである。スペキュラティヴな問いは，倫理的問いかけである。この対話で私は，精神分析的精神療法の定義をしようとか，その本質を明らかにしようとは考えていない。そうした試み自体が，倫理的転回（富樫，2018, 2021a）の姿勢とは異なる。

なぜこれが倫理的問いかけなのだろうか。この問いに「どのようにでもできるとしたら」という文言を付け加えてみよう。この問いを「私たちは，どのようにでもできるとしたら，どのように精神分析的精神療法をデザインすること

＊甲南大学
　〒658-0072　神戸市東灘区岡本8-9-1

ができるのか」と記述してみるわけである。こうすると，「精神分析的精神療法とはこういうものだ」という既成の考えに縛られた自分が浮かび上がりやすくなるかもしれない。人によっては不安を感じ，「精神分析的精神療法は，どのようにもデザインできるものではない」と述べるかもしれない。初めの問いも日本語としては問題がない。追加の文言がなくとも，問いは成立している。私たちが自律的主体性を有している限り，どのようにでも自分の考えを述べれば良いからである。しかし私たちは，そう問いかけられると，自由な回答をしない。私たちは大抵ある形式を語り始める。

私の場合はおそらく，「精神分析ならば，週3，4回の頻度で患者にカウチに横になってもらい，1時間程度自由連想で話をしてもらい，自分は背後で患者が示す抵抗や転移の分析をして，患者の内的世界を探索する」と述べたくなる。そして，「精神分析的精神療法の場合は，カウチを使用しなかったり，頻度が少なかったりと，精神分析の基準を満たさないが，精神分析の基本的な考え方で仕事を進める」と述べるだろう。

これは，初めの問いに対する答えではない。確かにこれは，各種団体が定める精神分析や精神分析的精神療法の定義または基準である。しかしこれは，私がその人との専門的な仕事をど

のようにデザインするのかを示したものではない。それは，私が心の中に準備している精神分析的精神療法の外形的枠組みである。それは，私が米国の研究所で訓練を受け，日本を含むさまざまな場所で学習し，そういうものだと教えられ，今ではすっかり自分の一部になり，それを疑うこともなくなった一つのデザインである。

日本には，精神分析的精神療法に関心を持つ臨床家が多くいるだろう。彼らの多くが患者をみているのは，開業分析オフィスにおいてだろうか。彼らの患者の中に，精神分析的な手続きで治療を進めている人はどれくらいいるだろうか。彼らが初学者の頃に習った治療モデルに沿ってよくなっていく患者はどれくらいいるだろうか。彼らの中には，学校や福祉施設，刑務所，ボランティア組織，就労支援，匿名の電話相談，ホームレスのシェルター，女性のためのワンストップ相談室，あるいは，企業の心理相談室などで仕事をしている方もいるだろう。中には，お金がないとか，知的障害があるとか，定期的に来られないとか，受刑者とか，生まれたばかりの乳児を連れてくるしかないとか，言葉を発することができない，という患者を担当している場合もあるだろう。患者とは保護室の柵越しに話すしかないとか，立ち話しかできないとか，LINE でしかやり取りができない，といった場合もあるだろう。それでも臨床家が精神分析的精神療法に関心を持っているならば，そこに何らかの可能性を見ているわけである。患者もそうだろう。

そうした場所や状況，相手と仕事をする読者に初めの問いをしてみよう。私たちは，どのように精神分析的精神療法をデザインすることができるのか——いやいや，私のいる場所では，精神分析的精神療法などというものはできないのです，と答える方もいるかもしれない。では，そのような場所や状況において，そのような相手に，精神分析的精神療法はデザインできないとする根拠は何だろうか。毎週会えないからだろうか。自由連想ができないからだろうか。解

釈ができないからだろうか。言葉が使えないからだろうか。継続的に会えないからだろうか。有料ではないからだろうか。匿名だからだろうか。しかし，精神分析が必ずしも言語的に行われるわけではないことは，乳幼児や児童を対象とした精神分析がそれを証明している。短期の精神分析的精神療法もある。頻度の問題も，週一回のセッションを行う場合しか精神分析的精神療法と呼ばないという基準は国際的には定められていない——いや，形式を問題にしているのではなく，ある程度の頻度，期間にわたってワークしなければ，転移や抵抗は扱えないから，少ない頻度の精神療法は精神分析的だと呼べないのだよ，といった主張もあるかもしれない——たしかに，カウチに横になって週に複数回来談するケースの転移や抵抗の分析と，週一回の対面のセッションでのそれとは質が異なるという議論もある。しかし，それを主張するのであれば，週一回に「精神分析的」と名づけることも本来適切ではなかったはずである。月一回しか来ないから，転移や抵抗の分析ができないと主張するのであれば，週一回でさえ，もともとの精神分析の転移や抵抗の分析と同じことをしていないはずだからだ。

週一回という頻度は，極めて現実的な理由から作られたデザインである。7 日に一度の頻度ならば，8.5 日よりも精神分析的な仕事ができるとする根拠はどこにもない。7 日に一回なのは，私たちが 7 日を一週間としてデザインされた暦を使用しているからである。そして，Freud やその周辺の人たちが 100 年前のウィーンでみていた患者たちとは違い，戦後における欧米先進国の分析家がみるようになった患者の多くが，上流から中流階級の人たちで，収入とライフスタイルから週一回が現実的になっただけのことである。それを「精神分析的精神療法」と名づけることを受け入れたのは，分析家たちが生計を立てるために患者をみなければならなかったからである。彼らは，社会経済状況に合わせて，臨床作業を新たな形でデザインし，

それを「精神分析的」と名づけることをオーソライズすることで，職域を拡大しただけである。時代や場所が変われば，消費者の需要が変わるのは当然である。私たちは，分析オフィスにこもっている欧米の分析家よりも，ずっと広い経済層の人たちを対象に仕事をしている。もう一度問いたい。私たちは，どのように精神分析的精神療法をデザインすることができるだろうか。

私は以前，「正しい精神分析だとか，本当の精神分析が何かなど誰も知ることができない」と述べた（富樫，2021a）。私たちが日本で日本語を話しながら行っている精神分析的精神療法は，欧米の人たちがそれぞれの土地で行っているものと同じかどうかわからない。私たちの臨床実践は，ローカルな状況と事情においてしかデザインできない。私たちは，どのようにもできるとしたら，どんな精神分析的精神療法をデザインすることができるのか，と自分に問うても良いはずである——私はそんなことはよくわかっている。だから，自分の仕事は偉い先生たちが分析オフィスで行う「正当な」精神分析ではないが，現場で工夫しながらやっている，と言う方もいるだろう。

しかし，そう述べるとき，私たちはそこに引け目のようなものを感じていないだろうか。逆に，分析オフィスでカウチを用いて複数回の高額のセッションをしている人は，そのように述べるときに，ある種のプライドのようなものを感じていないだろうか。——正直に言う。私の中にはそのようなものがある。

その引け目や傲慢なプライドは，どこから来るのだろうか。それは，私たち自身の中にある権威主義から来ているかもしれない。それは「この条件がそろわなければ精神分析ではない」と表現される権威である。それは，精神分析コミュニティが信じる形式に適合した自分は正当で，そうではない他者は正当ではないという植民地主義，啓蒙主義である。私たちの中にそのような権威主義があるならば，それは患者との関係にも影響する。それは，自分は正当な精神分析をしているという傲慢なプライドを持つ専門家だけでなく，自分は正当なことをしていないと引け目を感じる専門家も同様である。どちらも，どこかに正当な精神分析＝権威者がいると信じる人だからである。

重要なのは，この権威主義が「唯一のもの」を想定していることである。「こうでなければ精神分析ではない」という発想が出てくるのは，そこに一つの世界を想定しているからだ。さらに重要なのは，それを決めているのが患者ではないことである。訓練分析の場合などを除き，ほとんどの患者は自分がしていることが「正当な」精神分析かどうかには関心がないだろう。それはあくまでも，専門家がこだわる正しさである。専門家は，それによって自分たちの実践を分類するが，その分類はただの分類ではない。「正当か，それ以外か」の分類は，専門家としての価値まで規定することになるからだ。そのような分類をする者は，自身の価値を分類するだけでなく，患者の価値も分類する。自分の仕事を「正当か，それ以外か」に分類すると，その仕事の相手も「正当な患者か，それ以外か」に分類されるからである。

もう一度，問うてみよう。私たちは，どのように精神分析的精神療法をデザインすることができるだろうか。仕事場は分析オフィスではないし，患者は十分に言語的なやりとりができないし，毎週来談することができない。そのとき私たちは，どのようにしてそれをデザインすることができるだろうか。

「その仕事を精神分析的精神療法だとする必要はないではないか。精神療法で良いのではないか」と思う読者もいるかもしれない。確かに，概念としてはそうかもしれない。しかしその主張は，そのまま裏返って戻ってくる。「それなら，週 4 回カウチで行うセッションも，精神分析という必要はないではないか」と。これはスペキュラティヴな問いである。こう問われると，読者の中に何が生じるのだろう。それを問われると，精神分析的精神療法が自分にとってどの

ようなもので，自分が患者をどう分類し，評価
し，判断しているのかが浮かんでこないだろう
か。つまり私は，読者が「精神療法で良いので
はないか」と即座に答えを出したときの，その
背後にあるものを尋ねているわけである。この
点について読者と対話するため「多元世界」と
「移行デザイン」について述べたい。

II　単一世界と多元世界

「多元世界」とは，Pluriverse を日本語にし
たものである。それは Universe の対義語とし
て用いられる。これは Plural（複数の）と
（Uni）verse（世界）を合わせた造語である。
Universe は一つの（uni）の世界だが，これは
複数の世界を意味する。多元世界のためのデザ
イン論を展開する文化人類学者の Escobar
（2018）は，以下のように述べる。

　　私の最優先の関心は，差異とともにあると
　いえるだろう……特にここで強調したいのは
　――存在論的差異，つまり多元世界（pluriv-
　erse）である。多元世界の概念を最もはっき
　りと具体化してくれるものが，差異である。
　多元世界とはしたがって……**そこに多くの世界
　たち worlds が適合する一つの世界 a world**
　である。
　　　　　　　　（Escobar, 2018, xvi, 強調は富樫）

Escobar（2018）はデザインの力を検証する
うえで，私たちの世界が，いかに欧米中心・科
学中心・人間中心に作られていて，いかに「欧
米の価値観対それ以外」「科学対それ以外」そ
して「人間対それ以外」といった二分法で定義
されているのかを論じることから始めている。
彼は，人は世界のさまざまな問題に対して，抽
象的で普遍的（universal）な解決法を求めて
きたが，それによって局地的で現在に根ざした
洞察が失われてきたと主張する。グローバリゼ
ーションによって欧米の価値観と社会経済シス
テムが世界規模に拡大しても，各地の問題は解
決されず，かえって問題が作り出された。

Escobar（2018）の議論は，環境問題や社会
的差異，植民地主義といった地球規模の問題に
対して，デザインが貢献できる力について述べ
たものである。この考え方をそのまま臨床実践
に当てはめることはできないが，彼の深い考察
は私たちが参照すべき考えを提供してくれる。
その一つが，存在論的デザインである。それは，
私たちが何かをデザインするとき，私たち自身
もそれによってデザインされていると考えるこ
とである。スマートフォンを持ち，ツイッター
にアクセスできる私たちは，それによってデザ
インされている。それによって，私たちの生活
スタイルから人とのコミュニケーション方法ま
でがデザインされ，私たち自身がいつの間にか
メディアそのものになっている。

私たちがデザインした精神分析は，私たち自
身や患者，そしてその周辺の人たち，さらにそ
れを用いる組織のあり方をデザインする。精神
分析という一つの産業システムを作り出した人
間は，それによってどのようにデザインされて
いるだろうか。その訓練システムは，私たち専
門家とそれを利用する人をどのようにデザイン
しているだろうか（富樫，2021b）。「精神分析」
から考えるのが難しければ，こう問うてみよう。
精神医学や臨床心理学という産業を生み出した
人間は，それによって，自分たちの健康の概念，
生き方，理念，宗教，夫婦や家族関係，子育て，
病気，問題をデザインされているところはない
か，と。もっと身近な例で表現するなら，私た
ちがデザインした育児書によって，私たち自身
やその子育て，子どもたちがデザインされてい
ないかということである。

私は「精神病や発達障害は，精神医学が作り
出した」といった反精神医学的な主張をしてい
るわけではない。精神に関する専門性をデザイ
ンした私たちは，それによって，子育てや発達，
学習の仕方，パートナーの選び方，宗教への態
度，生き方や死に方までをデザインされる中に
存在していると述べているだけである。私たち

の世界では，定期的に何らかの心理学的知見が流行する——カウンセリングマインドも，アダルトチルドレンも，アドラーも，HSP もそうだろう。その概念に基づいて，個人も，職場の人間関係も，友人関係も，愛情関係も定期的に問い直される。「いやいや，あれは専門的なものではなく，一時の流行りだよ」という人がいるかもしれない。しかし，その考え方自体が一つの価値観である。仮に一時の流行だとしても，複雑系システムの社会では，それがどのように専門的価値観に影響し，どんなものとして現れるのかは誰にもわからない。

　重要なのは，こうした産業システムが，唯一の普遍的な（universal）価値観を前提にデザインされていることである。しかし精神分析は 19 世紀末のドイツ文化圏における同化したユダヤ人の価値観に基づいている。第二次世界大戦後に精神分析がさらに発展すると，最初期に作られた価値観の一部は否定され，より広い価値観や文化を取り入れられるようになったが，世界的に見ればそれは，大戦後の力関係の中で特権的地位を得た英語・フランス語圏の一部の価値観を中心に作られている。「私たちは日本独自の考え方を持っているから，そこまで西欧文化によって作られていない」という声もあるかもしれない。しかし，それ以前に西洋列強の脅威にさらされていた日本は，すでに西洋文化や価値観を理想化し，その文化に組み込まれている（富樫，2021a；Togashi, 2020, in press）。

　私は，西欧的な伝統によってデザインされた精神分析を否定し，拒絶しているわけではない。Escobar（2018）は，「新しいテクノロジーに関する問いを存在論的に再構築することは，それを完全に拒否するということではなく，そのテクノロジーの起源となった文化的伝統を方向転換するということである」（p.109）と述べる。多元世界のためのデザインは，私たちが組み込まれている伝統の起源を振り返り，そこで私たちがどのようにデザインされてきたのかを知り，私たちが何のために，どのようにそれを守って

きたのかを認識し，それによる患者や社会への影響をとらえるためものである。

　Escobar（2018）は，こうした考え方は，啓蒙主義（持続不可能，脱未来化，脱世界化，破壊）から持続主義（未来化，再世界化，創造）への移行のための戦略だと述べる。彼によれば，移行デザインはただのものづくりではなく，デザインする私たち自身がデザインされるプロセスを見るものである。それを可能にするのが，西欧的なデザインの伝統全体を，脱植民地主義的に見ることである。私たちはそこで，西欧的価値観も含めて，ある文化や価値観を排除するのではなく，複数の世界がそこにあることをあらかじめ考慮する必要がある。そのデザインは，その場所固有のアクティビズムを基盤とする自律的なものになる。ローカルな場に生まれる自律性は，彼にとって多元性と同じである。

　私たちが，単一の普遍的価値観があると考える西欧的デザインによって作られた精神分析の訓練システムと，それによる精神分析実践を改めて問い，私たちが日々出会う目の前の患者と，患者に出会う自分を見つめなおしたとき，そのローカルな場にはどのような精神分析が生まれるのだろうか。もしそこに，その場所固有にデザインされた精神分析が自律的に作られるのだとしたら，それはどのようなものになるのだろうか。

Ⅲ　移行デザイン

　移行デザインとは，単一で普遍的な価値観に基づき，特定の文化を良いものと考える従来のパラダイムに挑戦するデザインで，そこに，新しい多くのパラダイムを生み出すようなものである。デザインはいつも，何かに対する解決策だが，移行デザインは専門的見地から一方向的に提供されるものではない。移行デザインは，大きな社会問題の解決やその変化を導くためのものだが，人間の生活が社会的，経済的，政治的，自然的システムの中の相互的結びつきや，相互依存的なものであるという理解をもとに，

その土地に根差して個々に自律的に生じるものである。

移行デザインは、多元世界のためのデザインである。それは、持続主義に基づくデザインで、全体的な繁栄を目指し、複雑な関係性の動的バランスを考えながら水平的な意思決定を行うようなものである。スペキュラティヴな問いを生む移行デザインは、倫理的なものとも言える。それによって私たちが、自分が組み込まれた価値観や文化的文脈について、改めて問い直すことになるからだ。その文化や価値観が良いかどうかを問うのではなく、その中にいる自分がどのように世界とかかわり、どのように世界を傷つけているのかを問うことになるからである。

Irwin（2015）は、これを「でき上がった形のサービスのためのデザイン」から「発達する形式の社会的イノベーションのためのデザイン」へと向かったデザインが、さらに新生の形式の移行デザイン」へ向かう流れとして概念化する。これは時代とともに変化してきたデザインの姿でもある。「サービスのためのデザイン」とは、そのときの社会経済的・政治的パラダイムの中のデザインで、解決法はビジネス領域と、そのとき優勢な経済パラダイムの中にある。それは「これが椅子だ。便利でしょう」とデザイナーが消費者に提供するようなデザインで、一方向的なものである。それは、企業が消費者に消費行動を促すために用いるデザインである。

「社会的イノベーションのためのデザイン」は、そのときの社会経済・政治的パラダイムに挑戦するもので、新しいパラダイムとオルタナティブな経済モデルのためのデザインを代表する。それは、それによって意味のある肯定的な社会変化を導こうとするものである。これは、学際的な共同作業を通して、これまで注目されなかったことに新たな意味や価値を提供するようなもので、わかりやすい例でいえば、「ユニバーサルデザイン」である。ユニバーサルデザインは、専門家がこれは良いものだと提供するという意味では一方向的なものであり、そこに

ユニバーサルな傘をさそうとしている限り、必ずそこから排除される人たちを生み出す。

そうした流れを批判的に再検証して提案された「移行デザイン」は、個々のライフスタイルに基づき、私たちの生活をより持続可能なものにするための実践や研究である。Irwin（2015）はそれを、コスモポリタン・ローカリズムへのニードに焦点を当てたものとしている。世界的問題の解決法は、ローカルな社会・環境状態に適切になるようにデザインされる。これは一つの概念でもあり、実践そのものでもある。具体例を挙げることは難しいが、専門家がユニバーサルな方法をデザインしても解決できなかった不登校問題が、COVID-19の蔓延を避けるために作られた家庭学習や分散登校、ハイブリッド授業の中で、不登校生徒それぞれに合った学習スタイルがデザインされ、結果的に不登校が全体として減るようなものである。こうしたデザインは、ローカルな場に自律的、相互交流的に浮かび上がるもので、そこでは誰もがデザイナーである。専門家としてのデザイナーとそれ以外との区別はなく、専門家に何かデザインすることができるものがあるすれば、それは、デザインする状況をデザインすることである。

この流れに合わせてみると、精神分析はどのようなデザインになっているだろうか。精神分析はまず、19世紀末の社会経済的・政治的パラダイムの中で作られた。ヒステリー患者に対して求められた治療法を探索する中で、FreudやBreuerは、そのニーズに応えるための専門的な方法を提案した。その意味では、当初の精神分析の基本的デザインは「サービスのためのデザイン」である。

やがて、その伝統的なパラダイムに挑戦するかたちで、新しいパラダイムとオルタナティブな方法論が論じられるようになる。それが、フェミニズムや関係論といったポストモダニズムの考え方を背景とする精神分析である。彼らは、伝統的精神分析が前提としている19世紀の西洋的価値観に挑戦し、そのデザインに内包され

たセクシュアリティや個人主義，道徳観の問題を認識し始めたわけである。彼らは，フェミニズムや哲学，神学との学際的な議論の中で，現代のニーズに合わせた患者中心で民主的な対話による精神分析や精神分析的精神療法をデザインした。しかし，伝統に挑戦したそのデザインもまた，ユニバーサルなものを提案しようとしている点では，一方向的である。患者はそこでも，専門家が作ったデザインを利用する消費者で，デザイナーとしての位置は与えられていない。これは「社会的イノベーションのためのデザイン」である。

　さて，今私たちは，精神分析的精神療法の「移行デザイン」とは何かを問われている。移行デザインは，単一で普遍的な価値観と，特定の文化を良いものと考えるこれまでのパラダイムに挑戦する。このデザインでは，これが精神分析的精神療法であり，このように治療するものであり，このように考えるもので，これが健康・不健康だといった単一な見方をしない。移行デザインは，多元世界の考え方に基づくもので，そこに自律的に新しい多くのパラダイムを生み出す。それは，そこにさまざまな精神分析的精神療法があることを認めるもので，個々の治療関係の中に自律的に生まれるものだと考える。移行デザインはまた，ローカルな場所に根差した脱植民地主義的なもので，そこにさまざまな価値観やライフスタイルがあることを認める。移行デザインは，一方向的なものではない。精神分析的精神療法は，治療者だけでなく，患者によってもデザインされる。治療プロセスや考え方，解釈，精神分析的精神療法の定義はすべて，患者と治療者双方がデザインするものになる。

　私たちは，移行デザインとしての精神分析的精神療法にオープンになることができるだろう

か。私たちがある場所にいる。そこに患者が現れた。患者は座って私たちに話しかけても良いし，寝転んで眠ってしまってもかまわないだろう。あるいは，私たちを無視してプラモデルを作り始めてもかまわないし，自分を教育してくれと依頼しても良いだろう。その場から立ち去ってもかまわない。そこで，患者と治療者はどのように精神分析的精神療法をデザインすることができるだろうか。

謝　辞

本稿は，2021 年度 JFPSP 第 1 回公開セミナーで「精神分析と未来：Pluriverse と Localization」として発表されたものを加筆修正したものである。指定討論の山崎孝明先生をはじめ，当日ディスカッションに加わっていただいた皆様に感謝したい。

文　献

Escobar A（2018）Designs for the Pluriverse : Radical interdependence, autonomy, and the making of worlds. Duke University Press.

Irwin T（2015）Transition Design : A proposal for a new area of design practice, study, and research. Design and Culture, 7（2）; 229-246.

Togashi K（2020）The Psychoanalytic Zero : A decolonizing study of therapeutic dialogues. Routledge.

Togashi K（in press）Psychoanalyses in Asia. In B Huppertz（ed.）Underlying Assumptions in Psychoanalysis, Chapter 24. Routledge.

富樫公一（2018）精神分析が生まれるところ―間主観性理論が導く出会いの原点. 岩崎学術出版社.

富樫公一（2021a）当事者としての両者―差別と支配への恐れと欲望. 岩崎学術出版社.

富樫公一（2021b）臨床家の加害性―「治療者は患者を治せるか」という問いをめぐって. 2021 年度 JFPSP 第一回公開セミナー発表原稿.

富樫公一（2021c）精神分析の訓練と文化の問題.「職域・地域架橋型－価値に基づく支援者育成」TICPOC 第 4 回公開シンポジウム発表原稿.

情緒が息づく空間　その温もり

Sachiko Mori

森　さち子*

I　はじめに

　2カ月ぶりに足を踏み入れると，そこは別世界だった。許されたものだけが束の間，身を置くことのできる，まばゆい緑の世界は，どこまでもゆったりと広がっていた。その中に吸い込まれそうになりながら，心には寂寥感が染みわたる。

　それは 2020 年春から初夏にかけて，教材を自宅に運ぶためにキャンパスを訪れた時の風景である。いつもなら，この時期のキャンパスは，最も活気があり，あちらこちらで，挨拶を交わす声や談笑が聞こえてくる。そして鴨が浮かぶ池のほとりには，腰をおろしてくつろぐ（このキャンパス（SFC）では，"かもる"と言う）学生の姿がのどかに目に入ってくる。そんないつものキャンパスを失ってしまった。

　2年前の春学期，誰もいないキャンパスに立ち，その緑が美しすぎて，喪失感がいっそう募ったことが，鮮明に蘇る。これは，コロナ禍における私の原風景である。

II　臨床空間の再構造化

　ここで，場面を切り替えて，私たちが開室し

＊慶應義塾大学　総合政策学部／医学部精神・神経科学教室
　／サイコセラピー・プロセス研究所
　〒 252-0882　藤沢市遠藤 5332 ／
　〒 160-0016　新宿区信濃町 3　エスコートビル 302

ている信濃町の臨床オフィス，サイコセラピー・プロセス研究所に目を向ける。COVID-19 感染対策のため，やむを得ずそれぞれのセラピストの判断のもと，オフィスの利用時間は徐々に少なくなっていった。そして緊急事態宣言解除以降も，感染状況に鑑みながら面接はリモートに切り替わったまま続けられることが多かった。それまでの日常とは異なる状況の中，面接のためにオフィスに行き，その扉を開けるといつも肌に感じるのは，ひんやりとした空気だった。そして各部屋のドアは閉まったまま，あるいは空虚に開いたままである。あれほど馴染んだ空間がよそよそしいものになってしまっていた。

　クライアントが訪れるまでに，窓を開け放ち，アルコール消毒など一連の作業を済ませながら，面接空間を自分に馴染ませていく。ほんとうにフィットした感覚で感じられるようになるのは，クライアントが入室し，二人が揃ってこの空間の中におさまる時である。

　「今日の面接をここで迎えられた」……そうした思いで始まるセッションは，その 1 回 1 回，特別な感じがする。コロナ以前にはごく自然だったことが，今は，まさにありがたいことと感じる。感染状況を表す数字をにらみながら，対面で行えるのか，それともリモートに切り替えて行うほうがよいか，クライアントはどちらを望むのか，クライアントの感じ方，価値観もそ

れぞれ異なっている中での，オーダーメイドの再構造化が続く。「いつもの空間」を守ることに苦慮しながらも，できる限り恒常性のある空間を維持することを模索し続ける。それは，クライアントとの信頼関係，それまでの基盤を足がかりに，状況に応じながら柔軟性ある治療構造を創り出す作業である。

　この間，私はリモートで新規に心理療法を始めることはなかった。対面での関係を積み重ねることなく，初回からリモートで行う心理療法は，できる限り避けたいという思いもあった。

Ⅲ　リモート面接

　感染状況が厳しくなる中，とうとう，選択の余地なくリモート面接を余儀なくされた。何十回，何百回も継続しているクライアントであると，比較的安心してリモート面接に移行できたように思う。それ以前の対面による相互交流の中で培った，"共にあるあり方"の積み重ねによって，リモートでは得られない情報を相互に補い合う機能を二人が自然に身につけているのかもしれない。そうであったとしても，人工的な媒介を通して交わされる対話において，何かを失っていることをいつもとても感じるのである。

　私の場合は，面接時のクライアントの家族の存在と部屋の状況，家のネット環境などを考慮し，クライアントの希望をうかがいながら，面接はeメール，電話，FaceTime，Zoom を用いるなどさまざまな形態が取り入れられた。カメラを伴う形態で行う際は，はじめと終わりの時だけ，お互いにカメラをオンにして，自由連想に入る時には，お互いにオフにするというやり方を導入したりした。カメラをオンにした状態で繋がって，「こんにちは，では始めましょう」と告げた後，二人は，カメラをオフにする。そして「時間になりましたね」と告げると同時に二人はカメラをオンにして，別れの挨拶を交わすという流れである。上半身を含むとしても，特に顔を中心に互いに画面を見つめながらの面接は，とても不自然に感じられるので，面接中はいったん，カメラをオフにして，お互いに声だけに集中する方が自然な連想が浮かぶように感じられてのことである。携帯電話を用いるとき，私自身がセラピールームにいてセッションができる時には，クライアントの声がいつもの方向から届くようにクライアントがいつも座る椅子に携帯電話を置いて面接をする。

　対面の状況に近づけようといくら工夫しても，リモートでは常に情報がこぼれ落ちている。全体の雰囲気，体の姿勢，動き，表情の変化，しぐさ，そしてクライアントの周りに漂う空気……リモートではそうしたものから，繊細な情緒の動きを感じ取ることは難しい。何が，どのように語られるのか，つまりどのような内容が，どのような声音，リズムや抑揚で語られるのかは，もちろん大切なことである。そしてそれらは，リモートであっても，いちおうキャッチできると思う。でも，そうした明示的な情報からすり抜けてしまうもの，その言葉にし難いものこそ，いっそう大切にしたい。そこに，心の臨床家はこだわりがある。

Ⅳ　私における精神分析的臨床

1．精神分析的臨床の洗礼をいつ受けたか

　二人の間に生起する，言葉にし難いものになぜこだわるのか，なぜそれを求めるのか。換言すれば，なぜそれほどまでに，共にいる空間を大切にしたいと思うのか。それは身をもって学んできた，私の精神分析的臨床の根幹にかかわるものだからである。さらにそれは，私が小此木啓吾先生から精神分析的臨床の洗礼を受けた時代背景に大きくかかわっている。その 1980 年代後半から 1990 年代は，乳幼児の直接観察に基づく母子相互作用に関する研究からの知見を精神分析がどのように受けとめるかという時代を迎えていた（小此木，1988；小此木・丸田，1989；小此木・岩崎，1993）。その母子の二者関係をめぐる詳細な研究は，言語を獲得する以前の乳児の心の世界について深い理解をもたら

した。そこで得られた言語を介さない情動交流に関する知見は，セラピーにおける二者関係の理解に新たな光をあてることになった。一方，すでに1980年代には対象関係論が日本の臨床実践にも積極的に取り入れられていた（北山，1989；衣笠，1990；松木，1989，他）。さらに1990年代以降，乳幼児研究と密接に結びついた間主観性理論が丸田俊彦先生を中心に，次々と日本に紹介された（丸田，1992, 1995, 他）。

そして狩野力八郎先生は，精神分析の日本における，この歴史的展開を非常に的確に捉えておられた。すなわち，こうした対象関係論，そして間主観性理論の世界的動向に注目して，精神分析は情緒的コミュニケーションの概念化と臨床への応用手段の開発に向かって，また非解釈的要素をめぐって展開していると，精神分析史を概観している（狩野，1992, 2000）。そして，それは転移を中心とする治療関係の理解やその扱い方が変化し，治療機序として holding（Winnicott, 1965）や containing（Bion, 1962）が提唱されたこと，さらにこうした変化を基盤に，クライアントとセラピストとの間に力動的な関係が起こることそのものに治療的意味を認めるようになった，画期的な事実を指摘している。とくに"情動と言語化"という観点から，小此木（2000）は，精神分析における知的洞察か情緒的洞察かをめぐる論議の歴史を重視している。その中で1990年代には，最も基本的な治療機序は，言語的解釈を通しての洞察なのか，情動反応を基盤とする新たな関係性を通しての患者の変化なのか，という二者択一的な相互排除的議論の段階を経て，むしろこの二つは両立すること，そして共存する流れが生まれたことを見出している。さらに小此木は，治療的洞察を治療者・患者間の対話的構成の所産（Freud, 1937）とみなす観点に基づき，そうした構成の過程について，「それは決して，治療者が静的に対象化した無意識を解釈する閉ざされたものではない。患者との動的な開かれた発展過程であり，治療者自身の主体的な変化を媒介にし

て初めて発展し得るものである」（小此木，2002, p.119）という見解を明らかにした。このように二者関係の相互作用における豊かな発現プロセスの中に治療機序を見出す観点は，母と子の言葉以前の複雑で繊細な相互交流をめぐる乳幼児発達研究の知見が精神分析的な臨床実践に生かされる動向と軌を一にしている。

こうした歴史的流れの中で迎えた一つの時代に，精神分析的臨床世界に出会い，学ぶ機会を得たことによって，私の精神分析的臨床スタイルが，前言語的情動交流に向かったのはきわめて自然なことかもしれない。このことが，まさに対面の心理療法にこだわる所以である。

2．情動交流の臨床的意義

乳幼児研究がもたらした精神分析の展開は，クライアントとセラピストが創出する言葉以前のかかわりあいの現象を浮かび上がらせた。ここでもう一歩踏み込んで，その情動交流の臨床的意義に触れたい。

母子間に生起する情動交流プロセスにおいて，限りない"ずれ"，そして折り合いをつける相互作用が繰り広げられる。そこで経験される情動状態の共有が乳児に安寧感をもたらし自己感の一貫性を高めると共に，その体験領域を広げる（BCPSG, 2010）。また陽性の情動（positive affect）が乳児の情緒的な自己の発達を促進し，かつ，開かれた対人交流の契機になる（Emde, 2000）。こうした乳幼児研究における発達促進的な情動交流の観点から精神分析的臨床を考察することは，"今，ここで"の治療関係の理解と共に，治療者が自覚しないままにかかわっているそのありかたへの気づきをもたらす。このテーマと密接につながる"治療関係の内在化"モデルに関して，狩野（1991）は，Bion WR の container 理論に準拠した Ogden T の見解，すなわち患者の対象表象や自己表象，対人関係のパターンの修正を促す，治療者の「夢想する能力」（＝乳児の感覚を適切に察知し，空腹を満足へ，痛みを喜びへ，孤独を人とのつながり

へ，恐怖を平和へと変形する母親の能力）と共に，holding, emotional availability, affect attunement の発達的意義を取り上げている。同時に，患者の回復や発達を確信するという治療者の positive な投影同一視もこのモデルに本質的な要素であるとし，クライアントの中にある発達的動機を読み取り，促す，治療者のかかわりをめぐり，まずクライアントに内在化されるのは介入の内容ではなく，それを伝達する時の治療者の態度であると指摘する。一方，関係性の新たな展開に向けて発達促進的交流を臨床実践に生かすことを説くボストン変化プロセス研究会（BCPSG, 2010）は，実際の関係も，間主観的な場を改変するプロセスを介して，直接，治療的変化の対象となることに着目する。その際，クライアントとセラピストにおける"共にある在り方"に変化が起こる相互プロセスは，分析的共感作用によって過去の共感不全を修正することはないし，過去の欠損を埋め合わせもしないと明記する。その上で新しい形の相互交流が二人の間で起こる可能性が浮上するのを相互に感じ合うこと，そこに生まれる情動の高まりが新しい可能性の発現をもたらすことに，治療機序を見出している。この観点は，間主観性理論の実践家 Jaenicke C（2008）の見解にもつながる。つまり，情動を中心とする相互交流プロセスそのものを中心的な治療機序ととらえる場合にも，セラピストに求められることは完璧な共感者になることでも，発達上の欠損を修復しようとすることでもない。新しい主観性の展開，すなわちクライアントの情緒的世界の拡大を可能にする，間主観的な場を創るプロセスが重視されるのである。

精神分析的なかかわりにおいて，言葉は非常に重要である。それに疑いの余地はない。一方，自己感の発達を支える言葉以前の情動交流プロセスは，臨床実践のやはり中核であると信じている私は，クライアントと過ごす時間は，同じ空気を共にしたいと願う。言葉と言葉以前の交流が織りなす治療関係を繊細に，濃やかに経験

したい。いつまで続くかわからない，このコロナ禍において，思いはそこに集約される。

3．言語のくさび

セラピーの中で私が最も大切にしている"体験の言語化"を考える時，自己感の高まりを促す言語は，両刃の剣でもあるということである。つまり，言語的世界は他者と共にあるありかたを広げるかわりに，自己体験を遠ざけることにもなる。"言葉は体験の連続性を断ち切る"ことをめぐって，印象深い一節を紹介したい〈Stern, 1990（亀井，1992, pp.166-173）〉。

　　二歳近くになるジョーイという男の子が，朝のお日さまの光に魅せられ，光の輝き，動きに音楽を感じ，ゆっくりとダンスしているみたい，明るくて深くてきれいでその中にいるとプールにいるみたい……といった様々な感触を味わいながら，お日さまの光を見て考えているところに，お母さんがやってきて，ジョーイが床に口をつけているのを発見し，びっくりして「やめなさい！　お日さまの光があたっているだけよ。このお日さまは食べられないの！　ばっちいの！」と介入しました。ジョーイは，光の強烈さ，あたたかさ，振動，明るさなど，様々な感覚を体験しながら夢想していましたが，ジョーイの夢想はことごとく消え，明るかった世界は凍りつきます。「それはお日さまの光があたっているだけ」というお母さんの言葉は，ジョーイの経験を視覚というたった一つの感覚だけに押し込めてしまいます。そして，「ばっちい」という言葉は，〈悪いことをする行為〉に押し込めてしまいます。お母さんの言葉は，こうしてジョーイの体験世界をより狭いものにしてしまいます。

以上の記述は，無様式知覚を自在に体験する赤ちゃんの世界を Stern D が想像的に翻訳したものである。しかし，それは赤ちゃんと母親の

関係にとどまらない，臨床世界に応用できる豊かな示唆を与える。セラピストがクライアントの体験，情緒の動きを言語化する時，ジョーイのお母さんのように，クライアントの体験を狭めるものになっていないだろうか，ある方向性にもっていってしまっていないだろうかと思うことがある。リモート面接において，特に言葉のやりとりが優勢になる形式においてはいっそう，そのように感じられる。掬いとれていないことがたくさんあるだろうと思いながら，大雑把な言語化になっている感じがしてならない。だからこそ，ジョーイの体験にみられたような言葉以前の体験とその交流の世界を，セラピストはクライアントとの間でどのように共にするかという時，それでなくても体験に近づくことは難しいのだから，せめて対面で，そこに漂う空気感を感じとりながら交流したいと思うのである。

4．「空間を共にする」こと

　ここで，かつてクライアントと，その場に一緒にいたからこそ，経験できたと思う，心に残る交流について触れたい。

　心的外傷を負い記憶を一部失っていたクライアントとの交流の中で，二人の間にぎこちない言語的なやりとりが生じてしまった時のことである。それは，「だから，すごくたいへんだった」とクライアントが告げた後の，私の介入によって引き起こされたと思われた。その時，私は「すごくたいへんだった」クライアントの気持ちの状態に，しばらくの間とどまることをせずに，比較的すぐに，それまでにクライアントが語っていた内容から推測した解釈を伝えた。それに対しクライアントは，いったんは知性的に応じたが言葉に詰まってしまった。その時，お互いの間のずれは明らかだった。それまでにも私の中にあった漠然とした危惧（クライアントの理解の早さに頼って私が先走って言語化してしまう傾向）が，この時，まさにはっきりとした形で実感された。このような私の介入は，

無造作に言葉を投げ入れて無理な情緒体験をクライアントに強いてしまうと思われた。

　ここで立ち止まる必要を感じて，こんなふうにクライアントにたずねた。[ここでお話ししていると，自然にというより，無理に思い出してしまうことになるかな？] すると，クライアントはそれを肯定して，「自然な水の流れとは違う感じ……ブルドーザーでざくっとするような……気持ちがついていかない」と素直に認めた。"ブルドーザーでざくっとするようなたいへんさ"について話し合う中で，クライアントは「心の方が……私はいつも遅いんです」と言い，さらに先の言葉を加えようとした。その時，窓の外から，近くの広場で練習しているクラリネットの拙い音が聞こえてきた。その滑稽なリズムに二人はしばし耳を澄ませた。それから彼女は，再び何かを言いかけたのだが，そのクラリネットのぎこちないリズムがあまりにもおかしかったので，目が合うと同時に同じタイミングで二人で吹き出してしまった。その時ブルドーザーでざくっとされたような，面接場面の緊張がほころび，その音に誘われて，笑いの空間が生まれた。そのうちにクラリネットの音も静まり，クライアントは，自分のペースを取り戻し，自身の実感を言葉にすることに気持ちを向けていった。

　二人の間に生じたぎくしゃくした感じについて共有したことを引き金に，それまで自分の情動が動くことへの恐怖があったクライアントは，自身の感じ方について生き生きと言葉にしてこのセッションを終えた。今までにない自由な空気がそこにはあった。そして彼女が面接室を退室した直後，またあのクラリネットの転びそうなリズムが聞こえてきた。その音に，彼女とのやりとりを思いながら私は，たぶん彼女も扉を開けて面接室を後にしながら，この音を再び聞いて，私と同じように私とのことを思い出しているのではないかという気がした。

　それは，クライアントとセラピストが，"同じ瞬間を生きている"ことを相互に感じあえる

体験だったと思う。情動の即時性，直接性が双方向的に体験される"空間"であるからこそ，味わえる臨床の醍醐味である。

V おわりに

私は大学で，学生相談関連を担当すると同時に，体験に重きを置く授業も受け持っている。その科目名，すなわち「応用臨床心理」「相互交流と間主観性」「イメージと精神分析」に表されるように，キャンパスで行う授業も私にとって精神分析的臨床の大切な応用場面である。

2021 年度の学期末，内的なグループ体験を重視する「イメージと精神分析」の最後の時間，学生一人ひとりに「心を動かされた体験」を語ってもらっていた時のことである。この授業は，コロナ 2 年目の秋を迎え，なんとかオンキャンパスで行えた授業であった。その発表の際，学部 2 年の学生が，教壇に進み出て話を始めてまもなく，涙を流していた。その学生は緊急事態宣言のため，入学時からオンライン授業だけを経験し，オンキャンパスの大学生活を知らぬまま 2 年生になっていた学生の一人だった。彼女は，とつとつと，入学してから経験していた自身の孤独感を語った。そしてその後に，ようやく大学に来ることができ，この授業で，学生同士の対面交流が毎週できたこと，さらにその体験をめぐるインパクトを話している時に，涙になっていた。その発表に対する，1 年から 4 年までの学生たちの応答は温かい共感性にあふれていた。キャンパスで行われた対面授業，そこで展開した学生間の交流は，一人ひとりの学生にどれほどの深い情緒的影響をもたらしていたかということがしみじみと感じられた。半円形の階段教室は情緒が息づく，温もりに満ちた空間と化していた。

文 献

Bion WR（1962）Learning from Exoerience. Heinemann.（福本修訳（1999）経験から学ぶこと. 精神分析の方法 I セヴン・サーヴァンツ. 法政大学出版局）

Bion WR（1967）Second Thoughts. Heinemann.（松木邦裕監訳，中川慎一郎訳（2013）新装版 再考：精神病の精神分析論. 金剛出版）

Boston Change Process Study Group（BCPSG）（2010）Change in Psychotherapy ; A unifiying paradigm. W.W.Norton & Company.（丸田俊彦訳（2011）解釈を越えて—サイコセラピーにおける治療的変化プロセス. 岩崎学術出版社）

Call JD, Galenson E, Tyson R et al.（1983）Frontiers of Infant Psychiatry. Basic Books.（小此木啓吾監訳，慶応乳幼児精神医学研究グループ訳（1988）乳幼児精神医学. 岩崎学術出版社）

Emde RN, 北山ユリ訳（2000）発達と情動. 精神分析研究，44（1）; 7-16.

Freud S（1937）Konstructionen in der Analyse. ⅩⅥ.（小此木啓吾訳（1983）分析技法における構成の仕事. フロイト著作集 第 9 巻. 人文書院）

Jaenicke C（2008）The Risk of Relatedness ; Intersubjectivity theory in clinical practice. Jason Aronson.（丸田俊彦監訳，森さち子監修，小野田暁子・志村優子・住山眞由美訳（2014）関わることのリスク—間主観性の臨床. 誠信書房）

狩野力八郎（1991）治療者の支持的役割—治療状況における退行の意味を認識すること. シンポジウム特集：治療的退行と治療者の役割. 精神分析研究，35（1）; 47-57.

狩野力八郎（1992）特集にあたって. 特集：精神分析的精神療法における共感と解釈のバランス. 精神分析研究，35（5）; 449.

狩野力八郎（2000）精神分析の二重性. 精神分析研究，44（1）; 66-70.

衣笠隆幸（1990）自由連想と治療回数をめぐって—英国及び日本での経験から. 精神分析研究，33（5）; 373-378.

北山修（1989）自虐的世話役について. 精神分析研究，33（2）; 93-102.

松木邦裕（1989）逆転移について. 精神分析研究，33（3）; 155-160.

松木邦裕（1992）共感することと解釈. 特集：精神分析的精神療法における共感と解釈のバランス. 精神分析研究，35（5）; 458-466.

丸田俊彦（1992）コフート理論とその周辺—自己心理学をめぐって. 岩崎学術出版社.

丸田俊彦（2002）間主観的感性—現代精神分析の最先端. 岩崎学術出版社.

丸田俊彦・森さち子（2005）間主観性の軌跡―治療プロセス理論と症例のアーティキュレーション．岩崎学術出版社．

小此木啓吾（2000）特集　精神療法における情動と言語化　特集にあたって．精神分析研究，44（1）；2-6．

小此木啓吾（2002）フロイト的治療態度の再検討―特に中立性，禁欲規則，隠れ身をめぐって―．（特集：中立性―禁欲規則をどうとらえるか）精神分析研究，46（2）；109-122．

小此木啓吾・岩崎徹也（1993）特集　精神分析と乳幼児精神医学．精神分析研究，36（5）

Stolorow RD, Brandchaft B & Atwood GE（1987）Psychoanalytic Treatment : An intersubjective approach. The Analytic Press.（丸田俊彦訳（1995）間主観的アプローチ―コフートの自己心理学を越えて．岩崎学術出版社）

Stern DN（1985）The Interpersonal World of the Infant. Basic Books.（小此木啓吾・丸田俊彦監訳，神庭靖子・神庭重信訳（1989）乳児の対人世界理論編．岩崎学術出版社）

Stern DN（1990）Diary of a Baby : What your child sees, feels, and experiences. Basic Books.（亀井よし子訳（1992）もし，赤ちゃんが日記を書いたら．草思社）

Winnicott DW（1965）The Maturational Process and the Fascilitating Envionment. Hogarth Press.（牛島定信訳（1977）情緒発達の精神分析理論．岩崎学術出版社）

好評既刊

Ψ金剛出版
〒112-0005　東京都文京区水道1-5-16　Tel. 03-3815-6661　Fax. 03-3818-6848
e-mail eigyo@kongoshuppan.co.jp　URL https://www.kongoshuppan.co.jp/

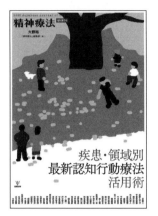

精神療法増刊第7号

疾患・領域別
最新認知行動療法活用術

［編］大野 裕＋精神療法編集部

近年，認知行動療法は，さまざまな領域やさまざまな立場の人によって活用されつつある。それに伴い，現場の方からは，認知行動療法ないしは認知行動療法アプローチを具体的な実践例から学習することで理解を深めたいという希望が増えている。そこで本書では，すでに実践されている専門家の方々に，ご自身の実践例を交えながら現実場面での進め方やポイント，注意点等を解説していただく。　　　　　　　　　　　　　　　　　　定価3,080円

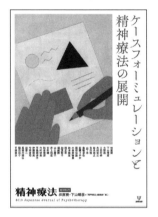

精神療法増刊第6号

ケースフォーミュレーションと
精神療法の展開

［編］林 直樹・下山晴彦＋精神療法編集部

領域にとらわれずに，ケースフォーミュレーションをどんどん活用していこう！　ケースフォーミュレーションとは，治療の出発点として利用される患者の個別的な把握の様式，もしくはそれに基づいて行われるアセスメントのことである。それは，治療と強く関連付けられたアセスメントと表現することができる。本増刊号では，基本的な考え方を解説しつつ，実践の場での活用に関する議論，また精神障害や問題行動に基づく個別の組み立て方に関しての議論を深めつつ，今後の課題点を浮き彫りにしていく。　　　定価3,080円

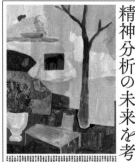

精神療法増刊第5号

精神分析の未来を考える

［編］妙木浩之＋精神療法編集部

精神分析は現在，衰退期に入っているという議論がしばしば国際的に言われる。経済が低成長期に入った英米の国々は，時間とお金と空間とが必要なセラピー文化を削減する方向にあるからだろう。しかし，南米やアジアには，精神分析の勢力が広がりつつあり，発展途上の経済成長や潜在的な発展の可能性のある文化には，こころの健康についてのセラピー文化が不可欠であるというこれまでの知見に基づいて，今後も都市部を中心に精神的健康を抱えるための文化として発展し続けていくだろう。精神分析は長期療法としてその一翼を担っていくという予測とともに，これからの精神分析の可能性について，未来地図を描くというのが今回の特集の意図である。　　　定価3,080円

価格は10％税込です。

第2部

こころの臨床とメディア

精神科医がSNSで発言することの社会的意義について

Tamaki Saito

斎藤　環*

I　発信する理由

　筆者は本業の傍ら，副業文筆家として，主に依頼原稿を書く機会が多い。実はこちらは，かなり受け身的な活動なのだが，最近は自発的に発信をする機会も増えてきた。以前はブログを活用していたが，最近ではTwitter（短文を投稿するSNS）とnote（長文の記事を投稿するためのサービス）を使うことが多い。即時発信すべきと思ったときはTwitterを使い，ある程度考察を深めて意見表明する場合はnoteを用いている。

　筆者は現在大学教員という立場ではあるが，本業意識は一貫して臨床にあり，アカデミアよりジャーナリズムに親和性が高い人間である。もともと一般向けの著作を多数書いていたこともあって，一般受けする発信のツボは自分なりに心得ているつもりである。現在筆者のTwitterのフォロワーは66,000人で，これは同業の中では比較的多いほうであろう。むろん「アルファツイッタラー」を名乗れるようなレベルではなく，界隈では小物もいいところ，ではあるのだが。

　とはいえ，Twitter界では「フォロワー1万人を超えたらメディアと考えるべし」とされており，筆者も弱小ながらインフルエンサーの末席を汚す立場ではある。ネット上では「発信力

＊筑波大学医学医療系
　〒305-8577　つくば市天王台1-1-1

のある専門家」は一種の権威になってしまうため，発信には一定の責任と倫理性が要請される。すくなくとも筆者は現在，そうした自覚を持って呟き続けている。なおTwitter参入期間は「東日本大震災の被災期間限定」にしてしまったため，当分はやめられそうにない。

　現在，筆者がTwitterを活用する主たる目的は下記の通りである。

(1) 専門分野である精神医学，とりわけ，ひきこもりや不登校，オープンダイアローグに関する啓発活動
(2) 専門分野ではないが，やや政治的な意見表明
(3) 自身の，あるいは関係者が主催する有意義なイベントの広報活動
(4) 映画，漫画，小説，音楽など，愛好する作品の推薦と宣伝のため

　このうち最も重要かつ本稿のテーマと関連が深いのは（1）であろう。この領域で筆者が積極的に発信を続けているのは，「ひきこもり」と「オープンダイアローグ」に関するテーマである。

II　暴力的な「支援」批判

　ひきこもり問題は，これまで数多の偏見にさらされてきた経緯がある。筆者は大学院生当時からひきこもりの研究と治療的支援に関わっており，多くの論文や関連書籍を出版してきた。

世間的にも筆者は「ひきこもりの専門家」として認知されている。

ひきこもり関連のツイートで最初に「バズった」のは，ひきこもり当事者を暴力的に拉致監禁する悪質な業者の批判だった。

2016年，ある民放の人気トーク番組において，ひきこもり当事者の部屋のドアを破壊して中に入り込み，当事者を説教して強引に部屋から連れ出し，強制的に入寮させるという手法の「支援」業者が肯定的に取り上げられた。このタイプの悪質な業者の存在自体は別に目新しいものではない。古くは戸塚ヨットスクール，不動塾，風の子学園，コロンブスアカデミーなどがあり，2000年代には長田塾などが同様の手法で当事者を虐待していた経緯はよく知られている。筆者には，2000年代に「長田塾」的なものをきちんと批判せず，結果的に同様の手法をとっていた「アイ・メンタルスクール」で一人の当事者が殺害される悲劇を許してしまったという悔恨があった。あのような悲劇を二度と繰り返してはならない。

筆者はTwitter上でどのような戦略が取り得るかを熟考した上で，業者本体ではなく，業者を肯定的に取り上げた番組を批判する連ツイ（連続してツイートすること）を開始した。ツイッター民（Twitterの日常的なユーザー）はこうした批判や告発が大好物である。また，テレビを始めとするマスコミは彼らの仮想敵である。筆者の連続ツイートは広く読まれ，その連ツイを自発的にまとめてくれる人まで出現し，そのまとめがまた人気を呼んで広く読まれるという現象が起こった。つまり筆者は，強い確信と意図を持ってこの番組を「炎上」させたのである。この炎上がきっかけで，複数のラジオ番組で発言する機会も与えられた。筆者は最終的に，他のジャーナリストや当事者も招いて，この種の暴力的な業者をマスコミが持ち上げることを徹底批判する記者会見を開き，複数の新聞がその記事を掲載した。

こうした活動の成果かどうかは不明だが，この記者会見以降，同様の暴力的な支援場面がテレビに登場することはほぼなくなった。これもTwitterの効能だが，筆者の立場を支持してくれるフォロワーが，同様の番組が放映されるとすぐにメンションで知らせてくれる。おかげでテレビをほとんど見ない筆者にも，おおよその状況は把握できるのである。その後も同様の業者がテレビに出演すれば，ただちに事実関係を確認し，批判を繰り返した。

これを専門家による「弱い者いじめ」と誤解されても困るので，大前提を確認しておくと，この手の暴力的支援業者は，手口にそもそも合法性がない。拉致監禁だけが問題なわけではなく，被害者の家族には，しばしば業者から「訪問支援（内実は拉致監禁）」の謝金として数百万円が請求される。この手口は，記者会見に参加した弁護士によれば，拉致監禁以外にも，不法侵入，不退去罪，強要罪などに該当する可能性があるという。

しかし世間には，一部の精神科医を含め，いまだにひきこもりを自己責任であり親を苦しめる迷惑な存在と考える人々が数多くおり，そうした人々はひきこもり当事者が拉致監禁同然の仕打ちを受けても，「自業自得」「いい薬」くらいに考えがちである。ひきこもり当事者のアドヴォケーターはまだまだ少ない。幸いなことに近年では，ひきこもり当事者が声を上げ発信する機会も増えてきたので，かなり共闘しやすくなった。厚労省の方針も，従来の医療化路線から当事者に伴走する方向に変わりつつある。この機会に，メディアにもひきこもり報道のあり方を見直してもらいたいと考えて，報道ガイドラインの素案をnoteに掲載した（斎藤，2020）。

以上のような「成功体験」から，筆者はTwitterを，使いようで社会に一定の影響を及ぼすことが可能なメディアであると確信した。トピックを限定し，ソースとエヴィデンスを明示しつつ批判し，その批判が一定の賛同を集めれば，一介の発信者が社会に影響を及ぼすことも不可能ではないのである。

筆者はこれ以降も，いじめや不登校対策批判，

体罰批判，HPV ワクチンの勧奨支持，いまだに人工妊娠中絶で掻爬術が主流の産婦人科業界批判など，さまざまな分野で批判的発言を続けてきた。その中で，意外にも反響が大きかったツイートは，2019 年 5 月に練馬で起きた，家庭内暴力を振るう息子を元官僚の父親が殺害した事件に関連するものだった。

ひきこもりと犯罪はほぼ無関係だが，ひきこもりの約 10％には家庭内暴力が伴う。筆者の経験からは，このタイプの「子から親への家庭内暴力」は家族対応だけで確実に沈静化できるため，その方法について発信した。約 20 年前に書いた文章が勤務先の HP に掲載されていたのでそこにリンクを貼ってみたところ，予想以上に広く読まれ，リンクを貼ったツイートも 1 万回以上リツイートされた。最終的にはこのツイート内容が，大手新聞の生活面に図解付きで紹介され（斎藤，2019），大手月刊誌にも掲載された。

子から親への家庭内暴力は，過去にもこれに起因する「子殺し」事件が何度か報道されており，行政や専門家の支援が手薄な分野である。それだけに，あまり意味のない精神科病院への非自発入院につながったり，悪質な支援業者のターゲットになったりしやすかった。筆者の提唱する手法が広がることで，問題解決の可能性が少しでも広がってほしいと考えている。

このように筆者の Twitter 活動は，マスコミから情報を得る　→　自分なりの解釈や批判を加えてツイートする　→　そのツイートがバズる　→　マスメディアの取材を経て記事化される　というサイクルに入ることを目的としてなされている。

先にも述べたが，現在筆者が最も力を入れている発信は，フィンランド発のケアの手法／システム／思想である「オープンダイアローグ」の普及啓発である。筆者はオープンダイアローグ・ネットワーク・ジャパン（ODNJP）の共同代表でもあるので，ODNJP 会員の募集やイベントの告知，出版物の宣伝などにも Twitter を駆使している。

Ⅲ　アンチスティグマ活動

筆者の発信のもう一つの柱は「アンチスティグマ」である。ひきこもりに限った話ではなく，わが国では精神障害者への偏見は依然として根強い。映画やドラマでも，現実にはあり得ないようなステレオタイプの「精神病者」が登場して人を殺傷したりする。

最近の例では，テレビ朝日系の人気ドラマ『相棒 Season17』の「シャブ山シャブ子 17 歳」登場回（2018 年 11 月 7 日放送）がある。この回に登場する「シャブ山シャブ子」を名乗る覚せい剤依存症の女性が，登場するなりハンマーで刑事を殺害し，奇声を上げて高笑いするという演技が評判になった。この女優の演技は「迫真」のものとして，雑誌記事などで絶賛されていた。しかしその後，依存症の専門家らから「実際の依存症患者とは著しくかけはなれた描写であり，差別を助長する」と厳しく批判された。「迫真」と言いつつそこに実体はなかったのだ。この女優が演じようとしたのは「私たちの幻想の中の覚せい剤依存症患者」の表象，つまりステレオタイプだったのである。もちろん責任は女優だけではなく，脚本家や演出家，ディレクター全員が負うべきものである。本件については，松本俊彦氏が的確に批判している（松本，2018）。批判を受けてか，この回は現在，欠番になっている。

これに関連して，最近，私自身が関わったアンチスティグマ活動について記しておこう。

ヒット作「チェンソーマン」で知られる漫画家・藤本タツキが 2021 年 7 月にウェブで公開した漫画「ルックバック」についてである。本作は公開直後から大きな反響を呼び，2021 年で最も評価されたウェブ漫画となった。ストーリーは女性二人の漫画家コンビの出会いと別れを描くもので，作品自体は紛れもない傑作だった。

しかし一点のみ，「問題」があった。本作の後半に，多数の命を奪ったとされる「通り魔」が登場する。筆者はこの「通り魔」の造形には

一抹の不安と懸念を覚えた。この犯人が,「独語のように幻聴を示唆する言葉」を呟き,「自分の作品を盗まれたという被害妄想らしき言葉」を口にしつつ,犯行を犯す。個人的な背景を欠いた「意思疎通が不可能な狂人」として描かれている。他の人物造形に比べ,ここだけはひどく凡庸な狂気のイメージに思えた。

そこで私は,本作が傑作であることを認めた上で,次のようにツイートした。

「ただし1点だけ。やむを得ないとは思うけれど通り魔の描写だけネガティブなステレオタイプ,つまりスティグマ的になっている。単行本化に際してはご配慮いただければ」

私のツイートと前後して,何人かの当事者と思しい人も抗議の声を上げていた。短文では説明しきれなかった批判の意図については,noteに詳しく記した(斎藤,2021)。話はそれで終わらなかった。なんと,出版社が作家と相談して,作品の科白が改変されたのである。その結果,犯人像から露骨に精神障害をほのめかす要素が取り除かれ,「自分の絵を盗作されたと思い込んだ男」に変えられた。この改変がまた大きな反響を呼んだ。要するに「炎上」したのである。

改変した出版社,編集者はもちろん,私にも厖大な数の批判が寄せられた。「表現の自由を規制した」「作品を殺した」「現場を知らない医者は黙ってろ」「お前はもう漫画について発言するな」などなど。不思議なことにほとんど匿名(ハンドル名含む)のリプライであり,筆者は匿名のコメントはすべてスルー(無視)することにしているので,炎上のダメージは少なかった。ただ,私と同時に抗議の声を上げた当事者と思しい人たちまでが差別的な罵倒を受けたのは残念なことだった。私としてはもう少し同業者からの援護や支持があるかと思ったが,残念ながら,そちらはほとんど無かった。

こうした批判をしていると「そんなところまでうるさく言われたら作品が作れない」という反論がしばしば返ってくる。それについて筆者は「ステレオタイプを失うことが創造性を衰弱

させるとは思えない」としか答えられない。

ちなみに,私が作品における精神障害の描写が偏見をあおっていると判断する場合の基準は,次の通りである。

● そのキャラクターがほぼ匿名の存在として描かれ,きわだった属性として精神障害者であることのみが強調されている。

● たとえ「診断名」への言及がなくとも,精神障害者であるという認識を誘導する形でステレオタイプな描写がなされている。

● 精神障害者への偏見を強化するようなステレオタイプとは,以下のようなものである。すなわち,暴力的,非理性的,話が通じない,遺伝する,治らない,病識がない,など。

● 精神障害者の犯罪が描かれること自体は偏見を助長しない。犯罪に至る個人的な動機や状況が描写されていれば偏見にはつながらない。だから映画「ジョーカー」で主人公が精神障害者として描かれていても私は批判しない。逆に,犯罪の理由がひとえに精神障害であるかのように誘導する描写は差別的と考える。

要するに,「精神障害という属性」を,安易に「悪」や「穢れ」,あるいや「暴力性」や「有害性」に結びつけるような描写を私は問題にしているのである。

以上のような視点から,今後もメジャーな作品中に偏見を煽る描写がなされている場合は,SNS上などで抗議と批判を続けていきたいと考えている。

Ⅳ　精神医療批判

さて,私がSNSを用いてわずかなりとも変化を起こしたいと考えている本命のターゲットは,わが国の精神医療の現状である。いかんせん対象が巨大すぎるので,変化はおろか爪痕すらも残せない可能性はある。しかし,私が夢想しているオープンダイアローグの普及啓発には,精神医療が構造的に変化することが必要なのである。

筆者は大学で社会精神保健学の授業を担当しているが,日本の精神医療の現状を学生に教える

際に，批判的な言葉を使わずに済ますことはきわめて難しい。厚労省は 2004 年 9 月，「入院中心から地域生活中心へ」と「精神保健医療福祉の改革ビジョン」を公表したが，その後の精神保健医療福祉の状況はいまだ旧態依然とみるほかはなく，改革は実質的にはほとんど進んでいない。障害者自立支援法を障害者総合支援法へと改正し，医療計画に精神疾患を加え，諸外国に大幅に後れを取りつつも障害者権利条約を批准し，精神保健福祉法を改正するなどの変化はあったものの，精神科病床数は依然としてきわめて高い水準であり，平均在院日数も短縮傾向はあるものの依然 274.7 日と高止まりしている（厚生労働省，2018）。これには日本の精神科病院の 90% 以上が民間経営であることも一因とされている。ことに全世界の 20% を占めると言われる精神科病床数は依然として 33.8 万床と，ほとんどスキャンダラスな水準と言うほかはない（厚生労働省，2018）。

筆者はこうした現状を Twitter 上で折に触れ批判してきた。同時に，精神科病院でなされている患者の人権を侵害する行為が報じられるたびに，その記事の拡散につとめている。精神保健指定医は，理由があれば合法的に成人の行動制限をすることが可能な数少ない職業の一つ（あとは警察官くらいだろうか）であり，その職権はしばしば濫用されている。この現実を SNS という拡声器で広く世間に知らしめることが筆者の務めである。もっとも，この活動により，筆者は提訴され，現在裁判で係争中である。その経緯について簡単に記しておく。

先述した通り，ひきこもりに対して拉致監禁まがいの手法で介入する，暴力的「支援」施設が存在する。都内在住の 30 代男性 A さんは精神疾患の既往を持っていなかったが，就労しないことを心配した両親がこの種の事業所 B に依頼したため拉致監禁された。収容されてから抗議の意味もあって食事を取らずにいたところ，B の職員によって都内の C 病院に搬送された。医師に助けを求めたが一方的に医療保護入院が決定され，それを拒絶すると隔離室で身体拘束

をされた。その後閉鎖病棟に 50 日間入院させられ，退院後は B の施設に戻ることを約束させられた。A さんはその後，弁護士らの援助でセンターを抜け出し，センターと C 病院の職員・医師らを逮捕監禁罪などで刑事告訴した（平山，2020）。

事業所 B の職員は，あろうことか「ひきこもりの専門家」という肩書きでたびたびテレビに登場していたが，その後 B は経営が破綻し倒産した。筆者はもちろん SNS 上で B の批判を名指しで繰り返していたが，その影響があったかどうかは定かではない。

筆者はこの事件が報じられるや，ただちにその記事を Twitter で拡散した。もちろん記事にあった通り，C 病院の実名も出した。本件は，精神科病院が非合法的な自立支援ビジネス業者と結託して個人の人権と尊厳を侵害した，きわめて悪質な事件である。私見では本件に関与した C 病院の精神科医の責任は，B の業者以上に重大である。しかるに批判された C 病院の院長は，筆者を名誉毀損で提訴した。一審の判決で C 病院の主張（謝罪文の掲載，高額な慰謝料）は八割方却下されたが，一点，ある単語の使用が不適切であるとして筆者にも慰謝料の支払いを命ずる判決が下された。この判決を不服として，筆者は現在控訴中である。

もはや SNS 発信どころではないきな臭い話になってしまったが，発信の効能とリスクの双方を理解してもらうべく，あえて記した。今回の一件で筆者は批判の際の言葉遣いなどについて学ぶところが大きかったが，報道を引用したツイートは名誉毀損に該当しないことがはっきりしたので，今後も同様の事案が起こるたびに，表現に配慮しつつも批判的拡声器の機能を務め続ける所存である。それが，専門家として一定の社会的影響力を持ってしまった者の務めであると信ずるからである。

V　SNS での発信に際して気をつけていること

現在筆者が特に配慮しているのは，以下の点

である。

- 硬軟とりまぜた内容のツイートをコンスタントに呟き続ける。硬い内容ばかりではそもそも読まれないし，頻度が少ないとアクティブなユーザーとして認知されない。もっとも筆者のツイート数は12年目にしてようやく1万を少し越えるレベルなので，ヘビーユーザーには程遠い。
- 自分宛てのメンションやリプライには基本的に反応しない。質問にもあまり答えない。たまにエゴサーチ（自分の名前の入ったツイートを検索すること）はするが，批判にも肯定的意見にも積極的な反応は控える。要するにモノローグの呟きに徹する。
- 政治的な立場に固執しない。筆者にはどちらかと言えばリベラル，左派よりの発言が多いと思うが，例えばHPVワクチンについては明確に推進派であり，原発被害についてはLNT仮説を採らない点で左派らしからぬ発言もしている。要するに，党派性にとらわれないフェアネス（と信じられる方針）を基本姿勢としている。このほか，自身の旗幟を鮮明にする目的で発信することも多い。
- 批判に際しては必ずソースを明示し，医療関係なら可能な限りエビデンスを示す。そのうえで批判対象には直接的な罵倒や中傷は控えつつ，皮肉，嫌味，あてこすり，褒め殺しなどの技巧を尽くして間接的に叩く。批判に際しては，さる批評家のひそみに倣い「自分のことは棚上げ」にするのが基本姿勢である。
- Twitterを「個人の呟きなんだから，何を言おうと勝手」とは考えない。筆者はTwitterを，決して大げさではなしに公益のため，つまり「世界を少しでも良くするため」に用いたいと考えている。

　現在，筆者のほぼ唯一の懸念は，実名での発信が筆者の担当患者に及ぼす影響についてのものである。これまで数名ではあるが，筆者のツイートに「自分のことが書かれている」と思い込んでしまった患者がいた。もちろんその都度

「あなたに向けて書いていないし，そもそも誰かに向けて書くことはしない」と伝え，「あまりにも気になるようであれば，少しSNSとは距離をとってみては」と提案はしてきた。幸い，今のところはそれで解決しているし，さらに思い込みが発展するような事態は起きていない。しかしそれは，筆者に訴えることができた患者に限ってのことであり，影響があっても筆者に言えずにいる患者が存在する可能性は否定できない。これは言うまでもなく，「嫌なら見なければ良い」「Twitter発信をしない医師に転医すれば良い」という問題ではない。

　迷いがないとは言えないが，しかし筆者は，そのことをもって，さしあたりTwitterをやめようとは思わない。患者のことは書かない，一般論としても患者批判はしない，精神医療ユーザー寄りの発言につとめ，ユーザーのアドヴォケーターとしての役割を担い続けることで，今後の発信の継続を許してもらいたいと考えている。

文　献

平山知子（2020）悪質な民間業者・精神科病院とたたかう!!．（http://www.acacialaw.org/event/2020/202007.pdf［2022年3月11日閲覧]）

厚生労働省（2018）第1回精神保健福祉士の養成の在り方等に関する検討会　平成30年12月18日　資料2．（https://www.mhlw.go.jp/content/12200000/000462293.pdf［2022年3月11日閲覧]）

松本俊彦（2018）名演と絶賛されたが…「シャブ山シャブ子」を信じてはいけない．（https://prcsidcnt.jp/articles/-/26708?page=1［2022年3月11日閲覧]）

斎藤環（2019）【イラスト解説】ひきこもり→家庭内暴力収める「7つの道筋」NGは．（https://withnews.jp/article/f0190709001qq000000000000000G00110101qq000019431A）

斎藤環（2020）ひきこもり報道に希望すること．（https://note.com/tamakisaito/n/nf4c9d9ef44aa）

斎藤環（2021）「意思疎通できない殺人鬼」はどこにいるのか？．（https://note.com/tamakisaito/n/nbeac7a25626b）

専門家として情報発信すること

Toshihiko Matsumoto

松本　俊彦*

I　はじめに——何が薬物依存症の治療を難しくしているのか

　長年，薬物依存症臨床に従事してきて，ずっと感じてきたことがある。それは，一般に考えられているよりも，実は薬物依存症の治療は難しくない，ということだ。もちろん，併存するさまざまな精神医学的問題——ことにトラウマ関連障害——には非常に苦慮しているものの，純粋に「薬物依存症」に限っていえば，その治療は決して難しくはない。いや，むしろ比較的たやすいといってよい気がしている。

　薬物依存症に比べれば，同じ依存症でもアルコールの依存症の方がはるかに治療は大変だと思う。なにしろ，アルコールは内臓障害や神経毒性が顕著であり，実際，身体医学的治療を要するアルコール依存症患者は非常に多い。それに比べると，薬物依存症患者はおおむね身体的には元気である（一部で HIV や C 型肝炎といった感染症への配慮を要する者がいるものの，この二つの治療については近年治療の進歩が著しく，何ら悲観すべき問題ではなくなった）。それにまた，わが国最大の乱用薬物である覚せい剤に関していえば，アルコールのような激し

い離脱を引き起こさない点で，解毒期の管理も容易だ。

　今日，依存症に関する国際的な認識は，再発と寛解をくりかえす慢性疾患というものだ。その認識に立てば，時々の再使用がありつつも，以前よりも薬物使用状況を多少マシな状態にすることは比較的容易である。ただし，その際，大切なのは，いかにして治療の中断を防ぐかである。というのも，依存症治療の効果は，どのような治療法を選択するかよりも，どのくらい長く継続するかにより強く影響されるからだ（Project MATCH Research Group, 1997）。

　しかし，それにもかかわらず，薬物依存症患者は非常に治療を中断しやすい。ある意味で，それは当然である。なにしろ，多くの薬物はわが国では使用そのものが犯罪を構成する行為である。そのため，再使用という最も治療的介入を要するタイミングで，「正直に告白すると，医者が警察に通報するのではないか」と不安になり，治療から離脱してしまうのだ。たとえ通報のおそれがなくとも，恥の意識から治療から遠ざかる患者は少なくない。それには，患者自身が抱えているセルフスティグマ——「自分は人間のクズだ」「どうせ俺はヤクチュウだし」という自身に対する恥の意識——が大きく影響している。

　したがって，もしも薬物依存症の治療にいく

＊国立精神・神経医療研究センター　精神保健研究所　薬物依存研究部
　〒 187-8553　小平市小川東町 4 丁目 1-1

ばくかの難しさがあるとすれば，それは患者自身のセルフスティグマによるところが大きい。筆者がメディアを通じて薬物依存症についてさまざまな情報発信をしているのは，最終的には当事者のセルフスティグマを低減させるためである。いささか大げさに聞こえるかもしれないが，2015年，現在の職位（ナショナル・センターの薬物依存研究部長）に昇任した際，筆者は，「これこそが，精神科医として残されたキャリアの中でなすべき最重要課題」と固く決意したのだった。

本稿では，そのあたりに関する筆者なりの思いと経験を述べてみたい。

II　薬物使用の犯罪化がもたらしたもの

セルフスティグマは，社会的なスティグマを内面化することによって醸成されるものである。そして，社会的スティグマは，ある行為が「犯罪化」されることを起点としてコミュニティに浸透していく。

たとえば，ある薬物の使用が犯罪と規定されれば，その薬物の使用者はコミュニティのなかで孤立し，治療・支援から疎外される。というのも，当事者は，つね周囲の人たちに嘘をつき，隠しごとをすることを余儀なくされるし，生活上の困りごとがあっても，薬物使用の露見を恐れて，相談機関にアクセスすることができなくなるからだ。実際，身体的健康に問題を感じても，医療アクセスを躊躇する者は意外に多い。

断っておくが，筆者は決して危険な薬物の規制そのものを全面的に否定しているわけではない。しかし，何のために，薬物の自己使用や少量の所持といった，「被害者なき犯罪」を刑罰の対象としたのか，その歴史的経緯を理解しておく必要はある。

なぜ薬物使用は犯罪化されているのであろうか？　あらかじめいっておくが，「反社会勢力への資金提供になる」という説明ではダメだ。違法化こそが，反社会勢力にアンダーグラウンドでのビジネスの機会を与えるのである。禁酒法時代の米国において，アル・カポネが密造酒で巨利を得たことを思い起こしてほしい。

では，なぜなのか？　今日の各国における薬物規制の根拠となっている国際条約，「麻薬に関する単一条約」（1961年）の前文に明記されているとおり，その理由は「人類の健康及び福祉に思いをいたし」たためだ。

しかし現在，国際社会は，犯罪化によって「人類の健康と福祉」の状況は悪化してしまったことに気づきはじめている。2011年に公表された薬物政策国際委員会のレビュー（Global Commission on Drug Policy, 2011）によれば，1961年以降50年間におよぶ薬物規制政策の結果，世界中のあへんやコカインの生産量は激増し，末端価格はより安価に，しかし純度は高くなったという。さらに，薬物犯罪で刑務所に収監される者は激増し，新たな刑務所建設のために巨額の税金が投入されるようになり，薬物の過量摂取による死亡者数，ならびに薬物使用を介したHIVの新規感染者は激増してきた。何よりも，薬物を密売する反社会勢力が巨利を得て，もはや政府がコントロールできないほど巨大な組織となってしまったのだ。

犯罪化がかえって否定的な結果をもたらしていることを示唆するデータは，わが国にも存在する。まず，犯罪白書を見ればわかるように，覚せい剤取締法違反による刑務所受刑者における「再入所者」の割合は年々増加しており，同時に，入所者の平均年齢は年々高くなっている。このことは，同じ人物がくりかえし刑務所に出たり入ったりしながら，無意味に年齢を重ねている現実を示している。

同じことは，法務省に蓄積された悉皆データを用いた二つの研究からも確認できる。それらの研究のうちの一つは，HazamaとKatsuta（2019）によるもので，刑務所出所者が再び覚せい剤取締法違反で逮捕されることを予測する要因は，服役期間の長さ，および服役回数の多さであることを明らかにしている。そしてもう一つは，嶋根ら（2019）によるもので，覚せい

剤取締法事犯者が服役回数が多くなるにともない, 薬物依存症が重症化している可能性を指摘している。

このように, 薬物使用を犯罪化することの問題点を明らかにしている研究は, 国内外ともに複数存在している。それにもかかわらず, わが国の多くの人々は, 薬物問題を法令と刑罰によってコントロールすることに疑問を抱くこともなく, 無邪気に刑罰の効果を信じているのだ。

III　薬物報道ガイドライン

犯罪化による社会的スティグマをさらに強化するのが, メディア報道ではあるまいか？　個人的な印象ではあるが, 2009 年の酒井法子さんの事件以降, 芸能人の薬物事件に対する報道のあり方は, 年々過激さを増してきたように思う。もちろん, それ以前にも芸能人の薬物事件は多数存在したが, 意外に簡単に芸能活動に復帰している。ここではあえて名前を挙げないでおくが, 現在, テレビに出演し, さも芸能界の大御所のように振る舞っている人のなかにも, 薬物犯罪で逮捕歴を持つ者はわりとあたりまえに存在する。

清純派で知られていた酒井法子さんの事件は, さまざまな点で衝撃的であり, その逃避行の挿話も含めて優れて劇場的であった。彼女以降, 保釈時には警察署の前で深々と頭を下げて謝罪するという行為が儀式化され, さらには, 保釈後のメディア関係者による車やバイク, ヘリコプターを動員した追跡も慣例化した。率直にいって, たとえ大物政治家の汚職であってもかくも執拗な追跡はしないだろう。

捜査・取締側もメディアに対するサービスを励行するようになった。身柄を警察署から検察庁, あるいは再場所に移す際には, 必ずといってよいほど移送に使われるワンボックス車の運転席後ろのカーテンをわざとらしく開け, 被疑者である芸能人の顔が見えるように配慮するようになった。さらに, 捜査情報や取り調べの際の供述の一部が, なぜかメディアに流れ, テレ

ビや週刊誌で報じられた。まだ, 裁判で犯罪事実が確定する前の, いわば「推定無罪」の身柄であることを考えると, これは明らかに守秘義務違反だろう。だが, それをおかしいと感じる人は少なく, 多くの人々はそうした情報をエンターテイメントとして享受している。

それだけではない。「どうやら専門病院で依存症の治療を受けるらしい」という噂が出回れば, 首都圏のめぼしい専門病院に多数の報道スタッフが詰めかけるし, 自宅に戻れば戻ったで, メディア関係者は自宅に押し寄せ, 家族にまでインタビューを試みようとする。明らかに人権侵害に相当する行為だが, 「これもまた社会的制裁の一部であり, こうした報道自体が乱用抑止に貢献している」と, 自分たちの私刑を正当しているメディア関係者も少なくない。

とりわけ腹立たしいのは, テレビのワイドショー番組だ。したり顔のコメンテーターたちは, 自分のことを棚にあげて, 逮捕された芸能人に辛辣な非難の言葉を浴びせ, ほとんど殺人事件の犯人のような扱いである。

メディア関係者には, こうした番組がいかに薬物依存症の当事者を傷つけ, その回復を妨げているのかをぜひとも知ってほしい。実際, 連日のワイドショー番組での厳しい論調を聞いているうちに, 「いくら頑張って薬物をやめても, 自分が戻れる場所はもうない」と絶望し, 治療意欲を阻喪してしまう患者は少なくない。そして, 番組で頻繁に挿入される, 覚せい剤を彷彿させる「白い粉と注射器」のイメージショットによって薬物渇望が刺激され, 薬物を再使用してしまった患者もいるのだ。

このような問題ある薬物事件報道が頂点に達したのは, 2016 年のことであった。この年は, 元プロ野球選手や俳優, 歌手など, 芸能人や著名人の薬物事件による逮捕が相次いだ 1 年であった。そこで筆者らは, メディア関係者には, こうした番組がいかに薬物依存症の当事者を傷つけ, その回復を妨げているのかを社会に伝えたいと考えるようになった。そのような思いか

表1　薬物報道ガイドライン（依存症問題の正しい報道を求めるネットワーク，2017）

【望ましいこと】
- 薬物依存症の当事者，治療中の患者，支援者およびその家族や子供などが，報道から強い影響を受けることを意識すること
- 依存症については，逮捕される犯罪という印象だけでなく，医療機関や相談機関を利用することで回復可能な病気であるという事実を伝えること
- 相談窓口を紹介し，警察や病院以外の「出口」が複数あることを伝えること
- 友人・知人・家族がまず専門機関に相談することが重要であることを強調すること
- 「犯罪からの更生」という文脈だけでなく，「病気からの回復」という文脈で取り扱うこと
- 薬物依存症に詳しい専門家の意見を取り上げること
- 依存症の危険性，および回復という道を伝えるため，回復した当事者の発言を紹介すること
- 依存症の背景には，貧困や虐待など，社会的な問題が根深く関わっていることを伝えること

【避けるべきこと】
- 「白い粉」や「注射器」といったイメージカットを用いないこと
- 薬物への興味を煽る結果になるような報道を行わないこと
- 「人間やめますか」のように，依存症患者の人格を否定するような表現は用いないこと
- 薬物依存症であることが発覚したからと言って，その者の雇用を奪うような行為をメディアが率先して行わないこと
- 逮捕された著名人が薬物依存に陥った理由を憶測し，転落や堕落の結果薬物を使用したという取り上げ方をしないこと
- 「がっかりした」「反省してほしい」といった街録・関係者談話などを使わないこと
- ヘリを飛ばして車を追う，家族を追いまわす，回復途上にある当事者を隠し撮りするなどの過剰報道を行わないこと
- 「薬物使用疑惑」をスクープとして取り扱わないこと
- 家族の支えで回復するかのような，美談に仕立て上げないこと

ら，依存症支援者を中心に「依存症問題の正しい報道を求めるネットワーク」を組織し，評論家の荻上チキさんの助力を得て公表したのが，「薬物報道ガイドライン」（依存症問題の正しい報道を求めるネットワーク，2017）だった。

このガイドラインは，その後，著名人の薬物事件が報じられるたびに，誰ともなく SNS 上でシェア，拡散されており，行き過ぎた報道に対し多少の抑止力にはなっているように思う。

Ⅳ　ドラマにおける恥辱的な表現

問題はワイドショー番組だけではない。ドラマや映画のなかで薬物依存症者を取り上げる際に，その姿を悪意ある恥辱的な表現で描写することである。

2018 年 11 月，テレビ朝日系の人気ドラマ『相棒』で，自ら「シャブ山シャブ子」と名乗る女性の覚せい剤依存症者が登場した。その女性は，完全に会話が成り立たない支離滅裂な状態で，皮膚寄生虫妄想があるのか腕や顔などのあちこちをかきむしり，たえず空笑を浮かべ，

しかも唐突に見知らぬ人に対する殺人衝動に駆られる……といった描かれ方をしていた。放送直後よりネット上では，演じた女優の演技力を「すごくリアル」と称賛する声が多く上がり，一時は，「シャブ山シャブ子」という言葉は，Twitter のトレンドワードに入るほど拡散した。

偶然，その番組を観ていた筆者は，その演技に愕然とした。「これは薬物依存症者じゃなくて，ただのゾンビだ」——それが率直な感想だった。筆者自身，これまで四半世紀，薬物依存症の臨床にかかわってきたが，あのような覚せい剤依存患者は会ったことがない。筆者はさっそくネット記事（松本，2018）を通じてその思いを投稿したところ，ある程度話題になった。

それにしても，なぜ一般の人々は「シャブ山シャブ子」の演技にリアリティを感じてしまったのだろうか？

海外の先進国に比べて，日本人の違法薬物の生涯経験率は驚くほど低く，おそらく国民の大半は，一度も「本物の薬物依存症者」と直接会ったことはない。そうであるにもかかわらず，

あのような偏見と差別意識に満ちたイメージを持っているのは，一体なぜなのか。

　筆者は，約 30 年前に民放連による啓発キャンペーンのコピー，「覚せい剤やめますか，それとも人間やめますか」や，学校における薬物乱用防止教室の影響は無視できないと考えている。そうした予防啓発では，薬物依存症者はきまってゾンビのような姿で描かれている。これは，戦時下の風刺画でよくあるように，敵国の人物を，悪意を持って醜く描き，人々の潜在意識に嫌悪感を植えつける手法だ。

　このような偏見に満ちたイメージを人々に植えつけた結果，いま国内各地では，依存症リハビリ施設建設の反対運動が散発的に起きている。なにしろ，薬物依存症者＝「人間をやめた人たち」「ゾンビのような人たち」と信じている人たちである。地域住民が反対するのはあたりまえだが，そのことが，地域における薬物依存症者支援の障壁を作ってしまっている。かつて「無瀬県運動」がハンセン病罹患者に対する排除や隔離といった人権侵害を引き起こしてきたことからもわかるように，行き過ぎた予防啓発は新たな差別と偏見を作り出すことを肝に銘じておく必要がある。

　ところで，「『シャブ山シャブ子』のような覚せい剤依存症患者はいない」という筆者の情報発信に対して，二つのグループから反論があった。

　一つは，主に精神科急性期治療を専門とする精神科医からだった。曰く，「『シャブ山シャブ子』みたいな危険な薬物依存症患者はざらにいる。『深川通り魔殺人事件』がよい例だ」と。

　確かに深川通り魔殺人事件の加害者には覚せい剤使用歴があった。しかし，鑑定書を精読すればわかるが，犯行に直接影響を与えた精神病症状（加害者の言葉を借りれば「電波」）は，彼が覚せい剤使用開始以前から存在し，覚せい剤使用の有無に関係なく，長期にわたって持続していたものであった。このようなケースを覚せい剤精神病と診断した精神鑑定そのものがまちがっているのだが，精神科医のあいだでもその誤謬は意外に知られていない。

　ここで断言しておかなければならないのは，精神科救急で遭遇する薬物誘発性精神病を呈する患者の多くは，典型的な薬物依存症患ではない，ということだ。もしもそのような覚せい剤を使用するたびに幻覚や妄想が出現していたら，年余にわたって覚せい剤を使い続けることはできず，皮肉にも，厳密な意味での依存症に罹患することなどできない。

　思うに，世の人々は理解不能な凶悪犯罪が発生すると，未知が引き起こす不安・恐怖を軽減しようとして，できるだけその責を薬物という外在物に帰そうとする傾向がある。2012 年に米国で発生した猟奇的傷害事件「マイアミ・ゾンビ事件」はその好例だろう。その事件は，加害者が全裸で通行人の顔にかみつき，左目，鼻，顔の皮膚の大半を失う大けがを負わせたものであった。加害者は駆けつけた警官が数発発砲しても被害者から離れなかったため，その場で射殺された。事件直後，「被害者の顔を食いちぎる」というグロテスクな凶行は，加害者が摂取した危険ドラッグ「バスソルト」の影響だと報じられた。ところが，事件の捜査資料によれば，加害者の体内から危険ドラッグの成分は検出されず，危険ドラッグが事件の原因ではなかったことがわかっている。

　さて，筆者の情報発信に反論したもう一つのグループについても，簡単に触れておきたい。反論したのは，なんと覚せい剤依存症当事者であった。二人の当事者が，それぞれ別々にSNSのダイレクトメッセージを送ってきたのだ。いずれも次のような趣旨であった。

　　「俺たちヤクチュウのために発言してくれるのはうれしいけど，たぶん一般国民の心には届かない。むしろかえってみんなを刺激して，俺たちヤクチュウへの反感が強まるだけだ。俺たちクズ人間は，何を言われても大人しく黙っていた方が得なんだ」

まさにセルフスティグマの塊のような意見だ。当事者からの反論を受けて，筆者はますます情報発信の必要性を痛感したのだった。

Ⅴ　意図せぬ情報発信

2019年大晦日の夜，筆者は，ネットサーフィン中に偶然目に入ったある記事を読んで，思わずわが膝を打った。その記事は，「ストロング系チューハイ裏話。国のいじめに酒造メーカーブチ切れ」（くられ『アリエナイ科学メルマ』，2019）というタイトルのもので，わが国の酒税方式を批判する内容だった。曰く，わが国は，アルコール度数が低いビールで最も課税率が高い，その高い税率を逃れるべく，安価な発泡酒が登場したのだが，その発泡酒が売れると，今度はそれに高い税を課す。その「税収ありき」の一念によるイタチごっこが，酒造メーカーを追い詰めて，ジュースに高濃度の合成アルコールを添加した，恐ろしく安価なアルコール飲料を作り出した……。

なるほど，そういう背景があったのか，と得心した。筆者も患者たちからあのストロング系チューハイのことはよく聞いていた。彼らは一様に，「あれはマジ，ヤヴァイです。飲む危険なドラッグですよ」と語った。トラブルを起こしていたのは，酒の味が苦手で，当然ながら飲酒習慣のない若者，特に若い女性が多かった。彼女たちは，「ジュースみたいだから，これなら私にも飲める」と勢いよく喉に流し込み，その結果，酩酊して路上で暴れたり，自宅のベランダから飛び降りようとしたりと，さまざまな警察沙汰を起こしていた。

そのような臨床実感があったことから，，筆者は，「ストロング〇〇は『危険ドラッグ』として規制したほうがよいのではないか。半ば本気でそう思うことがよくあります……」という文章で始まるコメントをつけて，Facebook上で例の記事をシェアしたのだった。すると，その記事にはまたたく間に，これまで見たことのないような数の「いいね」がついた。のみならず，次々に見知らぬ人たちによってシェアされていき，いわゆる「バズる」状態を呈したのだ。筆者は，途中で怖くなって，Facebookのアプリを閉じたのを覚えている。

もちろん，多くの人に知ってほしいという気持ちが皆無であったわけではないが，さすがにこれは想定外の事態だった。後日，知人から教えられたところによると，筆者の記事は「スクショ」され，その写真が添付された状態でTwitter上でも続々と拡散され，どうやら正月休み明けまでその動きは止まらなかったらしい。実際，正月休みが明けて職場に出勤すると，各種メディアからの取材依頼で研究室の電話は鳴りっぱなしの状態であった。筆者はそこで初めて慌てはじめた。特定の商品名を出したことで，企業から苦情，いや，それどころか，誹謗中傷や名誉毀損の咎で訴えられるのではないか，と不安になったからだ。

この意図せぬ情報発信には後日譚がある。投稿から3カ月あまりを経過した後，沖縄のビールメーカー，オリオンビールは，2020年4月にアルコール度数9%のストロング系チューハイの生産停止を発表したのだ（安藤，2020）。また，他の大手メーカーも，ストロング系チューハイの販売は続けていたものの，「微アルコール」系の新商品を発表し，今後は，低濃度アルコール飲料の開発に力を入れると宣言したのだ。

そう考えると，筆者の情報発信は，高濃度化の一途をたどっていたアルコール飲料開発に対して歯止めをかけ，医療者として，国民の健康増進への貢献に多少の貢献をしたといえなくもない。そして，今のところはメーカーから提訴されてはされていないという点では，筆者にとっては成功事例といえるのかもしれない。

Ⅵ　おわりにかえて——筆者なりの　　メディア関係者とのつきあい方

このあたりで，筆者なりのメディア関係者とのつきあいにおいて心がけていることを簡単に

述べておきたい。

まず，芸能人の薬物事件が起きると，多数のまったく面識のない新聞記者やワイドショー番組制作スタッフが「コメント」を求めて取材要請の連絡をしてくるが，基本的にこれはすべて断っている。というか，電話口で出て断ると変に粘られて説得に時間も気力も浪費することになるので，ほとんどの場合は「居留守」を使う。この手の人は，筆者の発言をどう切り取り，どのような文脈で使うのか予測がつかず，対応しても後で嫌な気持ちになることが少なくない。

影響力という点では，地上波テレビが最も強力だが，スポンサー企業の意向，さらには，テレビ視聴者（近年，若者のテレビ離れが進み，テレビの視聴者層の中心は高齢者）の価値観を意識するためか，非常に保守的なメディアという印象がある。その雰囲気では，筆者の主張はどうも過激感が出てしまうのか，出演しても発言にあれこれ制限が加えられることが多い。過去には，生放送の討論番組において，筆者の「不穏当な」発言を警戒した司会者が，本番でいっさい筆者に話を振らない，という非常に不愉快な経験もしたことがある。

最近，筆者が優先的に取材を受けているのは，新聞でもテレビでもなく，ネットメディアだ。ネットメディアは玉石混淆ではあるものの，BuzzFeed や HuffPost のように，力量のある記者たちが記事を通じて重要な問題提起を精力的に行うところも出てきた。そうした記者の多くは，かねてより薬物問題に関心を抱き，継続的に情報収集をしている。そして，芸能人の逮捕など社会の関心が集まるタイミングを見計らって，きわめて迅速に啓発的な記事を出してくれるのだ。そのせいか，記事は「Yahoo トップニュース」にランクインしたり（コメント欄の醜悪な批判には，時々心が折れそうになるが），SNS で「バズッ」たりすることが少なくない。そして，ここからが本番である。これらのネット記事を読んで関心を持った新聞記者が取材に来てくれるのだ。このようにすると，エ

スタブリッシュされたメディアである大手新聞の論調を方向づけることができる。

最後に，メディアで情報発信することによる診療や筆者生活への影響について述べておこう。まず，診療には否定的な影響はない。どちらかといえば，肯定的な影響があると思う。少なくとも違法薬物依存症患者の医療アクセスを高めるのには一役買っているはずだ。それから，私生活への影響についても，今のところは懸念すべき問題は生じていない（「週刊文春」が関心を持つほどには筆者に知名度がないのは，幸いである）。

ただ，一度だけ腰を抜かすほど驚いたことがある。夜遅くまで仕事をした帰路途上，深夜のラーメン屋で遅い夕食をとりながら，スマホ片手にエゴサーチしていたら，「いま○○駅前の『天下一品』で，精神科医の松本俊彦先生がものすごい勢いでラーメンを啜っている」というTweet が流れてきたのだ。もう少しで口から麺を噴き出すかと思った。さすがに，その後しばらくはメディア登場を自粛した記憶がある。

文　献

安藤健二（2020）オリオンビール，ストロング系チューハイから撤退.「外出自粛が進む中，消費者の健康に繋がれば」HuffPost 2020 年 4 月 23 日記事.（https://www.huffingtonpost.jp/entry/orion_jp_5ea12b47c5b69150246d7745 ［最終確認 2022 年 2 月 28 日］）

Global Commission on Drug Policy（2011）War on Drugs: Report of the Global Commission on Drug Policy.（file:///C:/Users/toshi/Downloads/global-commission-report-english-20110624.pdf ［最終確認 2022 年 2 月 28 日］）

Hazama K & Katsuta S（2019）Factors associated with drug-related recidivism among paroled amphetamine-type stimulant users in Japan. Asian Journal of Criminology.（https://doi.org/10.1007/s11417-019-09299-8 ［最終確認 2022 年 2 月 28 日］）

依存症問題の正しい報道を求めるネットワーク（2017）薬物報道ガイドライン.（http://izon-hodo.net/ ［最終確認 2022 年 2 月 28 日］）

くられ『アリエナイ科学メルマ』（2019）ストロング系チューハイ裏話。国のいじめに酒造メーカーブチ切れ．MAG2NEWS. 2019 年 10 月 20 日記事．https://www.mag2.com/p/news/420186［最終確認 2022 年 2 月 28 日］）

松本俊彦（2018）名演と絶賛されたが…「シャブ山シャブ子」を信じてはいけない．PRESIDENT Online.（https://president.jp/articles/-/26708［最終確認 2020 年 5 月 5 日］）

Project MATCH Research Group（1997）Matching alcoholism treatments to client heterogeneity : Project MATCH posttreatment drinking outcomes. Journal of Studies on Alcohol, 58（1）; 7-29.

嶋根卓也・高橋哲・竹下賀子，他（2019）覚せい剤事犯者における薬物依存の重症度と再犯との関連性―刑事施設への入所回数からみた再犯．日本アルコール・薬物医学会雑誌，54（5）; 211-221.

テレビの作り出す非適応思考にどう対処するか

Hideki Wada

和田　秀樹*

|||||||||||||||||||||||||||||||||||||||||||||||||||||||||||||||||||||||||||||||||||||||||||||||

　著者は，受験勉強法の著書がベストセラーになったことを契機に若いうちからマスメディアに登場する機会を多く得た。

　しかし，そこで求められているのは，とくにテレビメディアでは，いろいろな可能性を示唆することでなく，短時間でわかりやすい「決めつけ」を行うことであった。

　著者は，当初は精神分析を日米で学んできたが，日本に戻ってから，その実用性などから，認知療法と森田療法を学ぶこととし，実際の臨床でも用いてきた。

　そこで，この両者とも「かくあるべし思考」やほかの可能性を考えられない決めつけを問題視するのだが，まさにテレビメディアこそが，この思考パターンを助長するものと痛感することになった。今回のコロナ禍を通じて，よりその傾向が顕著になったものと考え，本稿の依頼を受けたことを契機に，その問題点と対処法を私なりに考えてみたい。

I　はじめに

　本誌の編集を担当される平島奈津子先生から新聞・雑誌・テレビと，SNS やネット情報配信など "メディア" と「こころの臨床，ならびに治療者との関係性などについて，自由に語っ

ていただきたく思います」というご依頼をいただいた。

　自由に語るということで，今回私が選んだテーマは，テレビが作り出す不適応思考の問題点と，それに心の臨床家がどのように対処できるかということである。

　というのは，もともと決めつけが激しく不適応思考を生み出しやすかったテレビメディアが，コロナ禍以降，その傾向が余計に激しくなり，多くの心の不調を生み出していると考えるようになったからだ。

　確かに，新型コロナウィルスは多くの人の命を奪い，長期間にわたって，かなり広い範囲での感染が起こったため，人々が不安になるのは不思議なことではない。ただ，その不安を背景にさまざまな，心理的問題行動が起こったのも確かだ。たとえば，自粛警察やマスク警察と呼ばれる人たちがいる。人々が自粛している時期に，会食をする，夜間に外出をするという人間を激しく糾弾するようなケースだ。あるいは，マスクをしていない人間を非難したり，無言の圧力をかけるということもあった。

　ワクチンに関しても，接種後の死者が 2022 年 4 月 1 日現在 1,500 人以上も出ている（これは例年のインフルエンザワクチン接種後死者数の 100 倍以上にあたる）上，若年者のコロナ感染後の死者がほとんど出ていないことから，ワ

＊国際医療福祉大学　赤坂心理学科
　〒 107-8402　港区赤坂 4-1-26

クチンを忌避したいという心理の人もいるだろう。しかし，多くの職場で，かなり強い圧力を受け，半強制的にワクチンを受けた人も少なくないという。このような強い同調圧力や，過度な正義感の押し付けは，メンタルヘルスに望ましいものではないだろう。

いっぽうで，コロナウィルスを過度に恐れ，外に出られなくなった人もいる。著者の本業は高齢者を専門とする精神科医であるが，長期間の自粛生活で，歩けなくなった人や，認知機能が大幅に落ちた人は確実に（しかも予想以上に数多く）存在する。いずれにせよ，長期間，不安を抱え続けたり，あるいは，さまざまな自由が奪われる形で，人との会話もはばかられる状況は，多くの人のメンタルヘルスに少なからぬ影響を与えたのは確かなことだろう。

そこで本稿では，今回のコロナ禍で著者が感じたマスメディア，あるいはネットメディアの問題点と，それに対して精神療法家が対処できることはないかを著者なりに考察してみたい。

Ⅱ　マスメディアの偏った正義

コロナ禍において，これまで以上に不自由を感じたのは，マスメディアが「正義」とされることを決め，それに反する発言を許さない傾向が顕著になったことだ。

たとえば，前述のようにワクチンについて危険である可能性（危険だと断言しているわけではない）に少しでも触れることは，ほとんどのテレビメディアで許されなかった。約1,500人のワクチン接種後の死亡が報告されているが，ワクチンと死亡の因果関係が認められないと専門家が評価したものはわずか9例，ワクチンと死亡の因果関係が否定できないと評価されたものは一例もなく，残りは「情報不足等によりワクチンと死亡との因果関係が評価できないもの」とされている（厚生労働省，2022）。

確かに9,000万人以上の人が接種を受けているわけだから，死亡の確率はきわめて低いし，無視していい数字と言えるかもしれない。しか

し，確率は極めて低いので，ワクチン接種のメリットのほうがはるかに大きいという，正直で誠実な説明をせずに，死者については隠蔽同然にほとんどテレビメディアでは報じられないことには強い違和感を覚えた。ワクチン接種を進めることが正義であり，それに邪魔になる情報は与えないというのは，いろいろな情報を与えた上で医療行為を受けるかどうかを判断するインフォームドコンセントの趣旨に反するものだ。実は，この正義については，日本に限ったものでないらしく，ワクチンの危険性をSNSなどで説くと，即座に削除されることが珍しくないという。

なぜ，この話を取り上げたかと言うと，コロナ禍以降，正義とされる考え方については，その弊害が論じられることがほとんど許されない絶対正義のような考え方がまかり通っている気がしてならないからだ。たとえば，コロナの感染者数を減らし，医療ひっ迫を防ぐためには，人流抑制が何よりも大切ということが「正義」になるとその弊害が顧みられることがない。このような「正義」のもとで，多くの高齢者が，外出を控え，人との接触を控えるわけだが，高齢者の場合，家に閉じこもり，歩く機会が激減すると，すぐにフレイルと言われる運動機能の低下が起こる。それをさらに続けていると要介護状態に陥ってしまう。

読者の方で感じておられる方もいらっしゃるだろうが，精神医学的な副作用も小さくない（和田，2020）。セロトニン仮説が正しければ，日光を浴びない生活はセロトニン不足を引き起こしやすく，うつ病のリスクは高まる。

また，自粛政策によって経済的な不況が続けば非正規雇用の人たちの失業が増える。実際，コロナ禍によって自殺が増えたとされるが，これらが原因である可能性は小さくない。

飲酒についても，一人飲みはアルコール依存のリスクを高める。もともと，日本という国は，2010年5月には，WHOの総会で，「アルコールの有害な使用を低減するための世界戦略」

（世界保健機構，2010）が承認されて，その中で酒類のコマーシャルの内容と量の規制が打ち出されているのに，それをまったくメディアが無視し続けている。アメリカでは蒸留酒のテレビ CM は禁止，ビールなどについては飲酒シーンは CM では放映しないという自主規制がある。フランスやスウェーデンでは，ほとんどのアルコール飲料の CM が禁止されている。それなのに，日本では飲酒シーンの CM が流し続けられているのだから，諸外国と比べてアルコールの誘惑が強いと言える。さらに，同じ「世界戦略」では，「小売店の営業日と時間を規制すること」などという形でアルコールの入手に規制を加えることを求めているが，日本の場合は，コンビニなどで 365 日，24 時間の入手が可能になっている（岡本・和田，2016）。このような状況下で，外で飲むことを禁止して，家飲みを進めることも危険と言える。少なくとも自粛政策に害（副作用）がないとは言えないだろう。

　しかしながら，東京のテレビメディアでは，この手の議論も許されなかった。著者も大阪の一番組にだけは呼ばれて，このような危険を論じる機会を得たが，大阪，名古屋，石川などわずかなエリアでしかオンエアされず，国家的危機状況においては，「大本営発表」ともいえる政府の方針に反するものや，人々が危険と感じるものについては多角的な議論が許されない報道のあり方に，脅威を覚えたのは著者の実感である。

　経済か命かという単純な図式で，自粛に反対するものは命を粗末にする経済優先論者のようなレッテル貼りも行われた。実際には，年間 1,000 人くらいの数とはいえ，自殺で亡くなる方も増えたわけであるし，高齢者が要介護状態になれば，将来の死亡リスクも高まる。

　命か経済かではなく，命か健康（とくに心理的健康）か，とか命か QOL かとか，現在の死者を減らすのか将来の死者を減らすのかという議論の軸もあり得るのに，そのような議論を封

殺することで，健全な思考が歪められるように思えてならない。比較的，問題がないと考えられがちなマスクであっても，熱射病のリスクを高めるし，実際マスクをして持久走を行って亡くなった子どもも報じられている。著者も心不全の持病を抱え，マスクをして歩いていると苦しいのだが，しないで歩いていると必ず，「ちゃんとマスクをしてください」と注意を受ける。あるいは，店に入るときはアルコール消毒が強要されるわけだが，採血や注射の際に必ず聞かれるアルコールアレルギーの有無はまったく無視されている。正義の名のもとに少数者の命の危険がまったく顧みられなくなったことに戦慄さえ覚える。

　フリーマンらは，二分割思考，過度の一般化，選択的抽出，肯定的な側面の否定，読心，占い，破局視，縮小死，情緒的理由づけ，「すべき」という言い方，レッテル貼り，自己関連付けの 12 の不適応思考を提唱した（Freeman et al, 1990）。

　もともとテレビメディアでは，正義と悪をわけたり，数件の高齢者の事故で高齢者の運転全体が危ない等の過度の一般化を行ったりと，不適応思考を行いがちな報道姿勢を有するメディアであるが，「正義」が決まってしまうと，それがさらにエスカレートする。少なくとも多様な考え方をもてるようにすることは認知療法の基本である。

　これまで私が論じてきたことにしても，それが正しいと言いたいわけでなく，その可能性も考えられるようになってほしいという意味で提示しただけだ。そういう信条の私にとって，現在のメディアのあり方に違和感を拭えない。さらにいうと，比較的自由な言論空間とされるネットメディアでも，「正義」に反するものは炎上などの形で排斥されるのが実態なのも，さらにやるせなさを感じてしまう。

Ⅲ　不死やゼロリスクはあり得ない

　精神療法を行う上で，たとえば飛行機に乗る

のが怖いという人に，自動車事故で死ぬ確率と比較をして説明することもあるだろう。あるいは，手洗い強迫の人にばい菌はゼロにすることはできないし，それが仮にゼロになっても空気に触れた瞬間にばい菌というのはついてしまうものだと教示することもあるだろう。

著者は，ふだん，高齢者の臨床を行っているので，認知症恐怖の人やがん恐怖の患者にもときどき接するが，85歳になると40％，90歳になると60％がテスト上は認知症になることや，私が浴風会病院という高齢者専門の病院に勤務していた際に年間100例の剖検検討会で経験した限りでは，85歳をすぎて体中にがんのない人はいなかったという話をすることがある。

場合によっては，人間の死の確率は100％であって，時期の早い遅いはあるがいつかは死ぬものだという意味のことを言う場合もある。もちろん，相手を選んで話すのだが，一般的には病状が重くない人，あるいは健康度の高い人のほうが，この手の論理的な説得は有効とされる。

私が過度なコロナ恐怖に，神経症的なものを感じるのは，人間が不死であるとか，ゼロリスクのようなあり得ないものを求めているように思えるからだ。私のように高齢者の臨床を行っていると，長年診てきているうちに，だいぶ弱ってきたなと思うような患者さんが，風邪をこじらすようなことをきっかけに亡くなることはときどき遭遇する。

実際，通常の年に毎年肺炎で10万人の方が亡くなっているが，その97％が高齢者である。誤嚥性肺炎も院内感染も高齢になると少なくないが，風邪やインフルエンザをこじらせて細菌性肺炎にいたる二次性肺炎はかなりの数でいることは想定される。仮に肺炎死の2割が二次性肺炎だったとすると，風邪をこじらせて亡くなる方は毎年2万人はいることになる。コロナウィルスと違い，風邪のウィルスは直接肺炎を起こすことはまずないので，死因が感冒とはされずに肺炎とされるだけで，実際は，風邪も虚弱高齢者には死につながる病気なのである。コロ

ナによる死者が2年間で23,472人（2022年2月27日現在）ということだから，風邪をこじらせて亡くなる方のほうがむしろ多いくらいだ。ついでにいうと，現在の統計では，交通事故で亡くなった方も，脳卒中で亡くなった方もコロナウィルスが検知されると，すべてコロナ感染死にカウントされる。この数字を見る限り，欧米はともかくとして日本では，致死性ということに関しては，通常の風邪やインフルエンザと大きな違いはなさそうとは言える。

コロナとインフルエンザや通常の風邪とどちらが怖いという不毛な議論をするつもりはない。

ただ，一つ言えることは，通常の年の風邪やインフルエンザは万単位の人の命を奪っていても，あるいは風邪であれば，コロナ以上の強い感染性をもつのに，死に至る怖い病気とは認識されず，かかっていない人までマスクを強要されたり，あるいは営業や移動，人との会話など，基本的人権を犠牲にするような自粛の強要はされないことだ。もちろん，ワクチンの強要もされない。

実際，入浴中の溺死が5,000人以上，ヒートショックや熱中症も含めて浴槽内の死者が毎年2万人出ていても，それを危険と感じている人はまずいないし，ましてや風呂を禁止してシャワー浴にすべきという話は出ていない。

このようにコロナに対する社会の受け止め方や対応は，心理的側面は小さくないものだ。あるいは，人間らしい生活の維持のため，どのくらいの死までは許容できるのかという議論も許されなくなった印象が拭えない。

また，コロナ禍の前は，尊厳死という美名で，寝たきりや長寿の高齢者に，延命治療は手控えようという考え方が強まっていた。実際，臨床現場でも，この手の高齢者は，人工呼吸器につないでも延命はできても，呼吸器が外せるレベルへの回復はきわめて少ないことは知られている。不死があり得ないのであれば，無理はしないほうが医療財政面でも，人間の生命の尊厳を考える上でも（これには著者は若干の違和感が

あるが），無理な治療をしないというコンセンサスができつつあった。

しかし，コロナ禍以降は，回復の期待ができないような弱い高齢者であっても，人工呼吸器どころか ECMO（体外式膜型人工肺）まで当たり前に使用されるようになった。いったん，人工呼吸器や ECMO につながれると弱い高齢者でも数カ月の延命が可能になるのだが，その分，長期間にわたってその器械が使えなくなる。その期間は他の人（とくに，もっと若くて回復の可能性のある人）に回せなくなる可能性があるということだ。このままコロナ感染が増えるとトリアージをしなくてはいけなくなると危機感が煽られたが，コロナ以前であれば，回復の可能性の低い弱い高齢者にはなるべく人工呼吸器は使わないようにして，必要な人に使うべきだというトリアージは暗黙の了解になっていたのである。

私自身，この手の器械をつながれてまで長生きするのは人間の尊厳を傷つけるとか，可哀想だからやめようという議論は，本人の意識がないのだから，少なくとも苦しくはないと考えている。つまり，これが弱い高齢者のためだというのは虚偽の言い訳と考えている。

しかしながら，限りある医療費や医療資源のために，治療の見込みの低い弱い高齢者には，ある程度我慢してほしいというコンセンサスは許容せざるを得ないとは考えていた。人間の命は限りあるものだという社会的合意や社会的認識は，少なくとも近い将来には必要になってくることだろう。コロナで逆戻りした，どんなことがあっても死者を出してはならないという発想が，病気や死の受容を困難にしないかが心配なのは著者の杞憂だろうか？

Ⅳ　コロナ禍後の認知の変化にこころの臨床のできること

コロナ禍後，さまざまな形で心理臨床の様相は変わっているだろう。コロナ感染への不安や死への不安を強く覚える人も少なくないだろう。

あるいは，自粛生活や失業そのほかの経済的苦境からうつに陥っている人も少なくないだろう。いつまで自粛が続くのかという不満もあるだろうし，ストレス解消のはけ口がなくなり，どうすればいいのかという悩みもあるだろう。自分が感染したとか，感染させるのではないかという罪悪感に苦しむ人もいるだろう。世間の同調圧力が息苦しいという訴えもあるだろう。それ以上に，外に出るのが，感染するのが怖くて，苦しんでいるのに受診や相談ができずに，その声を心の臨床家に届けられない人もいるだろう。これまで通り，うつ病や不安神経症の通常臨床で対応できることも少なくないだろう。いっぽうで，硬い思い込みのために治療が困難なこともあるだろう。

これまで述べてきた状況から，この呪縛を解くのはそんなに簡単なことだとは著者は考えていない。

ただ，必要なことは，心の臨床を行う者までが，一方的なメディア情報に振り回されず，なるべく冷静さを失わないようにして，可能な限りの情報や知識を得ることだろう。この手の患者さんを相手にする場合，治療者も不安におびえているようでは，やはり普段通りの臨床能力は発揮できないように思う。そして，多くの情報を集めることで，無理に説得するのでなくても，このような可能性があるよと提示できるだけでも，多少なりと患者の硬さが緩和されるかもしれない。少なくとも，高齢者以外に関しては，死の不安のリアリティはかなり遠いものになった。

また未知の得体の知れない病気だったものが，ある程度，病態がわかり，いろいろな情報が集められるようになった。自粛の副作用についても，「少しは外に出た方がいいですよ」「ある程度，他の人との距離が取れるなら，歩いてくださいね」くらいなことは自信をもって言えるようになった気がする。

このようなメリットを活かし，来談した患者さんが帰り際に「少し気持ちが楽になりまし

た」と言ってもらえる機会が増えていけば，多少なりと，心の臨床が役に立てたと思えるのではないだろうか？

文　献

Freeman A, Fleming B, Pretzer J et al. (1990) Clinical Applications of Cognitive Therapy. Plenum Press. (高橋祥友訳 (1993) 認知療法臨床ハンドブック. 金剛出版)

厚生労働省 (2022) 第75回厚生科学審議会予防接種・ワクチン分科会副反応検討部会，令和3年度第26回薬事・食品衛生審議会薬事分科会医薬品等安全対策部会安全対策調査会2022 (令和4) 年1月21日「新型コロナワクチン接種後の死亡として報告された事例の概要 (コミナティ筋注)」 (https://www.mhlw.go.jp/content/10601000/000928692.pdf [2022年5月9日閲覧])

岡本卓・和田秀樹 (2016) 依存症の科学―いちばん身近なこころの病. 化学同人.

世界保健機構，樋口進監訳 (2010) アルコールの有害な使用を低減するための世界戦略 (http://alhonet.jp/pdf/who2010.pdf [2022年5月7日閲覧])

和田秀樹 (2020) こんなに怖いコロナウィルス心の病. かや書房.

こころの臨床現場と，その外の現場から

Gainen（Shunya）Hoshino

星野　概念（俊弥）＊

Ⅰ　はじめに

　私は，大学病院に勤務する精神科医である。勤務先では，主に精神科外来診療，救命救急病棟でのコンサルテーション・リエゾン業務，精神科訪問診療に従事している。勤務時間外には，文芸誌，カルチャー誌など，主に医学専門誌ではない雑誌や，ウェブ媒体への執筆を行ったり，今は細々とではあるが 10 代から続けている音楽活動に勤しんでいる。現在の私にとって，このような勤務時間外での活動が余暇の時間かというと，それは違う。もちろん，勤務先での精神科臨床業務と比べると使う時間や労力はかなり少ない。しかし，以前音楽家を志し，医療者という自己像をなるべくなくしたいと考えていた時期の自分と比べてみると，今の自分は朝起きてから夜に寝るまで，精神医療に従事する者であるという自覚が減ることがない。文章を書く時も，音楽をつくる時も，ラジオで話す時もそれは確かなものとして感じる。つまり，医師として定型外のような時間の使い方をしているように見えるであろう現在の自分が発信する物事は，全てにおいて，こころの臨床現場から切り離せないものとなっているのである。

　これは恐らくなかなか理解していただくこと

が難しい感覚ではないかと思う。私は，精神医療の中で，何かしらの分野に特別に精通しているというわけではないし，決まったテーマを保持して研究しているわけでもない。しかし，大学病院での臨床に従事しながら，メディア活動も行う者として，それぞれの現場で感じることをごく個人的にではあるが述べてみることは，もしかしたらこれまでになかった角度からの臨床的な気づきにつながるかもしれない。今回は，私の携わる現場で感じることを少しずつご紹介しながら，着地点のまだ見えない考察をしていきたいと考えている。

Ⅱ　大学病院での精神科臨床現場にて

1．精神科外来診療

　精神科外来診療をするにあたり，常に心に留めておきたいと思える言葉をいただける機会が近年あった。『山中康裕の臨床作法』（2020）という書籍での特別対談「平凡なる非凡，非凡なる平凡—成田善弘，山中康裕，高宜良」の中で，精神療法の研鑽に興味を持ちながら，その糸口を掴めず試行錯誤しているという，あまりにも初歩的な自分の悩みを，対談者の先生方に手紙でお伝えできる機会をいただいた時のことである。私の手紙に対して，「毎週三〇分でも一五分でもいいから決まった枠の中で，患者の言いたいこと，そしていずれは本当に言いたいこと

＊北里大学病院精神神経科
　〒252-0375　相模原市南区北里 1-15-1

を聴くように練習してください」（成田, 2020）
「医者の聞きたいことではなくて，患者の言い
たいことを聴く。ただし患者の言いたいことを
聴いても，患者自身が自分にとって一番大事な
ことだとわかっていないんです。ところが喋っ
ているうちに，本人が，ああ，こういうことだ
ったんだと気づいて行く。それが精神療法なん
です」（山中, 2020）といった言葉をいただい
た。この対談記事を読んで以来，外来診療の中
で常にこれらのことを意識するようになった。

　それまでも，全ての人に対して行えるわけで
はないものの，比較的時間をかけて話を聴くと
いうことを実行していたと思う。しかし，面接
における枠という意識をしっかり持って，時間
や頻度の約束をするという習慣は私にはなかっ
た。枠を設定することについては，いろいろな
文献で学んできたはずだったのに実践していな
かったのは，自分の中に無意識的に抵抗が生じ
る何らかの要因があるのだと思う。今回の機会
は，それを是正できる大きな出来事だった。誌
面上ではあったものの，その道の達人から貴重
な助言を直接的にいただける機会は，得難い体
験であることを実感した。

　また，患者自身が本当に言いたいこと，自分
にとって一番大事なことを充分わかっていない
ことがある，という助言も本当に大切なものと
して受け取れた。この助言を一読した際，私は
そのことをすでに理解できているような気がし
ていた。しかし，それまでの自分の診療を振り
返ってみると，話はしっかりと聴こうという気
持ちはあったものの，助言にあったことを意識
して聴くことはまったくできていなかった。い
ずれは本当に言いたいことを聴く，ということ
を意識しながらかかわり続けると，恐らく漫然
と聴く場合と比較して，こちらの姿勢や受け答
えの一つひとつに小さな違いが生じ，それが重
なっていくのだと思う。その違いを明確に言葉
にすることは，未熟な私にはできないが，精神
療法を行う者としての技と呼べる大切なものが
内包されているのだろう。対談の中でも「次第

に患者がそういうことを話すようになる」（成
田, 2020）「こちらがわかるようになって行く
と，むこうで自分の言葉が出て来るようになっ
て来る」（山中, 2020）と述べられている。そ
うなんだよなぁ，と自分の体験を重ねるにはま
だまだ研鑽を要すると感じている。

　これらの意識を明確に持って外来診療にあた
るようになってから程なくして，私は同僚二人
とともにグループスーパーヴィジョンを受ける
ようになった。この1年間で，私の外来診療は
これまでになかった変化をしていると思う。前
述したような誌面上の助言に加え，自分の外来
診療について，スーパーヴァイザーや同僚と議
論をさせていただける時間があるというのは贅
沢で幸せなものだと実感している。とはいえ，
まだたかが1年なので，その変化は治療に大き
な影響を及ぼす程度ではないとも思う。そんな
私の外来診療でも，長くかかわっていると時折，
「これまでいろいろと話をしてきたが自分はこ
ういったことが言いたかったのかもしれない」
という内容が語られることがある。

　この1年でそのような話をしてくれた人は二
人いて，一人はかかわり始めてから9年，毎週
平均40分の面接を行ってきた。もう一人はか
かわりが3年で，毎週15〜30分の面接を行っ
ている。普段の面接内容は，生活場面での混乱，
人間関係の悩みや，時事問題に対する怒りや不
安だったりもしてさまざまである。新型コロナ
ウイルス感染症流行後は，感染症について語ら
れることも少なくなかった。しかし，ある日こ
れが話したかったことかもしれないと語られた
内容は，そのような具体的な困りごとそのもの
ではなく，自分の内面に潜む不安や恐怖，怒り
についてであった。目の前の生活の困りごとや，
感染症を含めた安定しない社会情勢が大きくな
る中，それらに対して生じる気持ちや感情のも
っと奥や根底にあるのかもしれない，本当に言
いたいことを少しでも見つけられるというのは，
診察室という空間の特殊性や，枠を設定するこ
とで保たれる恒常性がもたらすものではないか

と思う。私は，訪問診療も行うが，訪問診療の現場では自分の拙い精神療法的な連想が働くことはとても少なく，より現実的な生活支援に対する発想が湧きやすいと感じている。「精神療法という道具の機能性は，非日常として単純化された構造の中で効力を発揮するが，日常生活場面の複雑な要因が交錯するところでは，そのような構造は成立しにくい」（高木，2010）ということであろう。

2．救命救急病棟でのリエゾン業務

三次救急を行う救命救急センターでのリエゾン業務で圧倒的に多いのは，自殺企図者とのかかわりである。この業務は，外来診療との違いはもちろん，他の病棟でのリエゾン業務と比べても特殊性が大きいように感じる。救急医が身体的加療を終えた際，その人が退院した場合の再企図の危険性について判断するのが主な役割であるが，その判断の難しさに加え，与えられる時間の少なさは非常に特徴的だと思う。入院期間がある程度あれば，他の病棟のリエゾン業務と同様に時間と頻度を決めた面接が可能であるが，最も遭遇する頻度の多い急性薬物中毒のケースは，面接の機会はおおむね 1 回程度である。

どのような背景があって，いつから余裕が少なくなり，それがついに極まり，自殺企図せざるを得なかったのか。かかわる時点での自殺念慮の切迫性はどうか。本人や，本人を取り巻く支え機能のレジリエンスはどの程度か。これらを 1 回のかかわりで見立てるのである。

背景については，さまざまな階層のシステムからの影響を思い描く必要がある。精神疾患の症状として自殺念慮を呈する人もいるが，その人の属するさまざまなシステムでの不和が複雑に働き，孤立感や絶望感を深めている場合が非常に多いと感じる。家族関係や職場や学校，さらに地域や社会というスープラシステムの影響が垣間見える時も少なくない。例えば，有名人の自殺報道がされた際，いわゆる後追いの理由ではないが報道に触発されて企図をした人は，

私がかかわっただけでも数人いた。その人たちは，もともと大きな絶望感を抱えていたが，新型コロナウイルス感染症の流行が始まった数カ月後に起きた自殺報道が，漠然とした絶望感のだめ押しになったと話していた。また，新型コロナウイルス感染症の関連で言えば，ウイルスに関してさまざまな捉え方をする人が現れたのも特徴的だと思う。自宅生活をする時間が増えるのと並行してインターネットと向き合う時間が多くなり，ソーシャルメディアで多彩な言説に触れる。それをどう理解するかはそれぞれの自由だが，何かしらの組織や人に陥れられているという言説に傾倒するうちに急性一過性に精神病性の状態を呈して自殺企図に至った人もいた。

これらのケースとの出会いで，私は社会学的な視点をしっかりと持っておくことの重要性を実感するようになった。さまざまな世代の人と話す機会があるならばチャンスとみて積極的にその価値観を教えてもらい，日々の報道を気にかけ，ソーシャルメディアを飛び回って社会の動向と関連するようないろいろな情報に触れておくことは臨床の糧になるであろうと感じる。1 回しか面接の機会がない場合，相手の価値観を少しでも体感できるか否かは，その内容や質の深まりを左右する。

さらに，リエゾン業務全般に言えることだが，多職種との協働は大変重要である。救命救急センターや病棟のスタッフは，主に超急性期の身体的加療にあたるが，救急医以外の職種は，自殺企図者についてはその心理学的視点や社会学的視点にも触れながら退院までかかわることになる。救急の現場でのリエゾン業務では，特にその部分をつなぐ役割として，多職種での協働に積極的に参加することも重要であると実感している。

この現場は，私にとって，人を生物学的視点，心理学的視点，社会学的視点と分割してみるのではなく，その相互性を考えながら統合的に理解して介入するバイオサイコソーシャルモデル（渡辺・小森，2014）を意識しながら，多職種連

携についての工夫も考えさせられる現場である。

３．精神科訪問診療

　訪問診療の対象者は，さまざまな理由で通院することが困難になっている人だ。狭義の医療的支援に加え，生活支援や家族支援，社会資源の利用支援など包括的な支援を行うことで，パーソナルリカバリーに資することが，精神科のアウトリーチ業務で大切なことである。しかし，それ以前に何より大事にしたいのは，自宅に訪問する人間として信頼していただくことであると思う。他人を自宅に上げるというのは，特に不信感を抱いていないとしても，相当緊張するのではないだろうか。しかも，それが医療者となれば，望んでもいない医療行為をされそうな気がして不安になってもおかしくないと思う。

　訪問診療に携わる時，私が特に思い出すのは，「負ける精神医療」（山本，2010）である。「われわれ医療者は勝ち過ぎてきた。これまで，われわれの価値観，われわれの要求，あるべき方向も全て押しつけてきました」「勝とうという人ばかりに囲まれていたら，その人は伸び切らないのではないでしょうか。「負けてくれる可能性がある」という状況のなかで，初めて元気も出てくるのではないかと思います」（山本，2010）と語られた講演録を読んでから，自分の中の一つのキャッチフレーズにしている。

　これはまた，「治療者の側が専門性を脱ぎ捨てて生活者の場所に降りていく」（高木，2010）ということと重なる。病院の中ではなく，かかわる相手の生活の場にお邪魔する形になるので，おのずとそうならざるを得ないと感じるし，そうでなければ信頼感を持った関係性の構築は難しいであろう。とはいえ，専門性を脱ぐということ自体が実は簡単なことではない。医療者ではなく一人の人間，という捉え方をしてもらいたいわけだが，自分の中の医療者ではない側面が垣間見えるやり取りができないと現実的なものにはなっていかないという実感がある。

　私は，医師の資格を取得してから10年程度，かなりの時間と労力を音楽活動に費やした時期があった。私にとってその期間を持ったことは，どちらかというと無駄な時間という認識があった。しかし，訪問診療のある場面で，ほとんど自宅の中だけで暮らしながら，たまにカラオケに行く人と話していた時に，その人の十八番の曲を私も知っていたので，家の中で小さな声でデュエットさせてもらった時があった。そして，「うまいですね！」と褒めてもらった。その頃から，その人に信頼してもらえるようになった感覚がある。「芸は身を助ける」を実感した瞬間だったし，自分の音楽活動の時間は無駄ではなかったのかもしれないと，肯定的に捉えることができるようになった。

　他にも，特に訪問診療において，患者・治療者関係が，人と人，という関係に変化するような深まりを感じるきっかけは，漫画や文学，発酵食品や気功など，私が医師としての研鑽には大して役立たないであろうと思いながら，興味が抑えられずに思わず詳しくなってしまったものによることが多い。私は，自分の拡散傾向の好奇心に悩んでいるが，こう考えてみるとそれは自分の強みなのかもしれないと思えてくる。悩みを持つ人と，それを聴く人という関係性も大切だが，お互いの興味の対象が合致した時は，ともにその対象を眺めながらそれについて話す同志のような雰囲気が生まれる。雑談の効能ともいうべきこのような時間は，人と人，まさに人間関係を耕すのだと思う。

Ⅲ　精神科臨床以外の現場にて

　前述した音楽活動を主体に生きていた時期は，精神医療に携わっていた時間がかなり少なく，メディア活動を含めた音楽活動の中で，医療者としての発想が挟み込まれることはほとんどなかった。一方現在は，これまで書いてきたように，精神科臨床の現場に自分なりに一生懸命向き合っている自覚がある。さまざまなご縁があり，勤務時間外の可能な範囲で，主に医療専門誌以外への執筆や音楽の活動をしているが，勤

務時間外だからといって，1日の多くの時間を費やしている精神科臨床の現場での感性を切り離せるわけはない。切り離す必要性も感じていない。

これらの活動を行うにあたって常に十分に懸念すべき事項としては，メディア活動での表現は，あらゆる人に届く可能性があるということである。もちろんこの中には，診療の現場で会う，患者の立場の人も含まれる。実際に私も，診療の場で「こんなことを書いていましたね」とか，「家でライブビューイングを観ていたらギターを弾いていて驚きました」と言われたことがある。これは，診療における多重関係にやや近い，複雑な関係性を構築してしまう危険性があるかもしれない（星野，2020）。そのことを常に考えながら行うメディア活動とはどのようなものなのか，考えてみたいと思う。

1．自然治癒力について

神田橋（2019）は，眠れない人が毎晩睡眠薬を飲み，うまくいくとそのうちに薬なしで眠れるようになることを例にとって自然治癒力について説明している。「薬なしで眠れるようにする作用」を持たない薬であるが，薬で眠ることで良いコンディションを保っている間に，次第に「自分の力で眠れる脳」の状態に戻ったと考えられ，「生命体は多くの場合，こうした治る力をもっています。これを自然治癒力といいます」（神田橋，2019）と述べている。また，「病気が治るのは実のところ，自然治癒力の働きであり，医師が行う「治療」は，自然治癒力が働きやすいように状況を整えているだけなのです」とも言う。これは，精神科診療で，診断を決めてその人の症状ばかりに着目するのではなく，人としての強みを共有し，活躍できるような環境調整を一緒に考える取り組みなどを連想させる。対人支援を行うにあたって，大切にしたいと思う考え方である。

神田橋は，「養生」と「治療」についても考察している。この二つはまったくの別物ではな

いが，「自然治癒力を応援したり，自然治癒力が働きにくくなっている事情を改善して本来の働きを取り戻させようとあれこれ工夫するのが「養生」の主な仕事」であると述べている。誰が行うかということも，その違いには関係しており，明確には分けられないが，「治療」は治療者のかかわりが大きいだろう。神田橋は，「痛み」を例に，「治療」から「養生」へ順番に並べると，「手術や麻酔」→「注射や鎮痛剤」→「鍼灸」→「整体や指圧」→「食養や温泉」→「気功やラジオ体操」となり，「養生」の方ほど誰でもできる日常的な色合いが強くなると言う。

2．メディア活動の可能性

「治療」は，専門家とともに，時には一時的にではあるが専門家が主導する形で行われるものである。治療者が複数人であったとしても，対象者は個人や家族1単位なのが基本だ。そうでないと，個々で異なる事情に対応することができない。つまり，対象者が不特定多数なのが基本であるメディア活動は「治療」の域には至らない。では，「養生」はどうだろうか。「養生」を行うのはその人本人である。医療者がメディア活動で発信したものを，ある人が受け取ることが「養生」になり得るだろうか。それによって機嫌が良くなるなどの方向に向けば，わずかではあるが自然治癒力を応援することになるかもしれない。これは「養生」の領域に入るものだと考えられる。

先ほどの「痛み」を例にしたものの中で「養生」の領域は，「食養や温泉」「気功やラジオ体操」だと思うが，これらに共通するとても大切な点は，副作用がないか，とても少ないということである。「治療」は専門家とともに行うもので，もちろん副作用が少ないことに越したことはないが，副作用はあるのが常である。だからこそ専門家とともに行うとも言える。「養生」の場合，どこで誰が行うかは自由である。食養のレシピをつくる側や，ラジオ体操を放送する

側は，「養生」を行う人とともに居ることはできない。だから，副作用がないかとても少ないということが基本でなければならない。医療者がメディア活動を行うことを「養生」の領域と考えるならば，留意すべきことの肝はここにあるのではないかと思う。

前述の通り，私はメディア活動をする際も，臨床現場で大切にしたいと考えている感性を大切にしたまま発信しているつもりである。辛さが少しでも緩まるといいと考えたり，自然治癒力を応援したいという常にある気持ちが，発信にうまく乗れば，きっと少しだけ「養生」の雰囲気を帯びるであろう。しかし，そのような効能よりも，受け取る対象への副作用がないということを基本にすることが大切だと思う。

3．メディア活動の副作用の可能性

メディア活動の副作用として，2種類の可能性があると感じる。一つは，その発信を受け取る人全般に及ぼす可能性があるもので，もう一つは，臨床現場で会う人との関係性の問題だ。

前者については，発信の主な対象をどのような層と考えるかによって生じる可能性がある。例えば比較的専門家に近い層を想定するのであれば，専門用語を多用しても良さそうだが，一般層と言われる非専門家層を主体とした対象を想定するのであれば，ごく平易な言葉で終始するのが当然である。発信の内容が難解だという理由で見向きもされないのはまったく問題ないと思うが，誤解させてしまいそれが定着することがあるとすれば，それは受け取る側でなく発信する側が要因の良くない影響である。また，当然だが発信が過激にならないように留意する必要もあるだろう。過激さや極端さのある発信は，人の印象に残りやすい一方で，人を不安にさせる可能性が低くない。医療者のメディア活動において，それが生じることは大きく矛盾することである。しかし，「いいね！」の数など他者評価に晒される運命にあるのがメディア活動だ。私が音楽活動をしていた経験から考える

と，他者評価に晒されることは，発信する人の自己顕示欲や不安を強く刺激して活動の軸を不安定にさせる力がある。そのことをあらかじめ心得ておくことは重要だ。

次に，臨床現場で会う患者の立場の人との関係性についてである。私は前提として，自分が発信したものは届くものと考えて発信するようにしている。もちろん臨床現場で宣伝行為は一切しない。しかし発信する以上，届くことを想定しておかないといけない。

診察室以外での治療者の声が届くことが，設定された枠などの構造に影響を及ぼすことが考えられたり，発信の内容によっては治療者の自己開示の要素を含むことが懸念事項として考えられる。一方で，前述した訪問診療の現場のように，治療者の治療者的ではない側面を共有することが関係性を深める一要素となる可能性もある。メディア活動での発信が臨床現場でどのように影響するかは読みきれないと言えるが，「養生」の領域をはみ出ない意識が重要であると考えている。

私が心がけていることは，臨床現場でも話そうと思えば話せる内容のことだけを発信するということと，多くのことは言い切らず，余白を残しておくということだ。臨床現場で仮に発信の内容について問われたとしても，それを話題に関係性を膨らますことができるような内容でありたい。例えば自己開示的な内容になるにしても，臨床現場の雑談として話せる内容の度を越したり，自分自身のキャラクターを脚色しすぎて診療場面と連続性を失うようになると，不安を感じる人が多くなるはずだ。また，物事を言い切るということは，ある可能性を切り落とすということになる。発信を受け取る側が，内容を吟味したりそれぞれなりの解釈をしたりできる余白を残しておくことは，万が一マイナスの方向の影響が生じたとしても緩衝させる働きがあるのではないかと思う。効能があるとしても，じんわり，曖昧である程度を意識しておきたい。

Ⅳ　おわりに

　現在自分が携わっている，こころの臨床現場と，その外であるメディア活動の現場で，自分が何を考え，どんな意識を持って現場にいるのかを書いてきた。項目を進めるごとに，個人のこころから，その周りを取り囲む生活，家族，社会，院内業務での多職種などさまざまな規模や階層のものが視界に入っている感覚があった。そして，メディア活動の現場になると，その対象が不特定多数となる。異なるそれぞれの現場ではあるが，面白いことに通底した感性が流れていた。それは，どの現場でも，かかわる対象のこころを何より尊重するということであったと思う。では一体，こころとは何なのか。今回の考察を経て，これまでよりさらにわからなくなった感覚があり，混乱している。その人の心身，メディアを含めた環境，社会……。どこまでがこころと言うべき姿なのか。八百万の神の思想のように，こころはここにある，と言えば，どこにでもそれを見出せるものなのかもしれな

い。このさらに深まった疑問は，今後の自分の興味と課題を生むだろう。これからも，こころの臨床を行う者として，臨床現場の外も含めたさまざまな現場で，柔軟に，真摯に，かかわりを実践していきながら，感じ，考えていきたい。

文　献

星野概念（2020）「表現する」ことと「表現活動する」こと．精神科治療学，35（7）；743-747.

神田橋條治（2019）心身養生のコツ．岩崎学術出版社.

高木俊介（2010）地域精神医療・チーム精神医療時代の精神療法を求めて．臨床精神医学，39（12）；1595-1599.

統合失調症のひろば編集部編，高宜良編集協力（2020）山中康裕の臨床作法．日本評論社.

山本昌知（2010）岡山の精神保健医療はどう変化してきたか―これまでとこれから．病院・地域精神医学，53（2）；195-201.

渡辺俊之・小森康永（2014）バイサイコソーシャルアプローチ―生物・心理・社会的医療とは何か？　金剛出版.

疾患啓発か疾患喧伝か，そのぬかるみに足を取られて

Rika Kayama

香山　リカ*

　長く精神科臨床の仕事を続けてきた私だが，この3月でひと区切りをつけることになった。4月から「へき地」に指定されている北海道の国保診療所に就職し，総合診療医として働き始めたのだ。

　精神科医がいきなり総合診療医などになれるのか，と訝しむ声もあるが，ここ5年ほど，いつかこんな日もあろうかと大学病院総合診療科外来で研修を続け，オンラインの総合医育成プログラムにも参加してきた。私のようにシニアになってから「へき地で地域医療にかかわりたい」と思い立つ医者はめずらしくないようで，そのための再トレーニングの仕組みはいろいろ用意されている。そういったことを案内するサイトには，基礎の分野で長く研究生活を続けたあと，再研修を受けてへき地医療へ進んだ医師のインタビューなども載っているが，「もう一度聴診器を」というそのタイトルの"あざとさ"には思わず笑ってしまった。しかし私自身，まんまとそれに釣られてしまったのである。

　総合診療科の外来そして，へき地の診療所に足を踏み入れて抱いた印象は，意外なことに「精神科とあまり変わらないな」ということだった。精神科でもからだの不調を訴える患者は少なくなく，身体疾患を除外するために血液検

査や画像診断なども行う。長く外来に通っている患者が，定期受診の際にカゼ症状，花粉症，便秘などを訴えれば，たいていの精神科医は「それは耳鼻科で言ってください」などとは言わずに常識的な処方をするだろう。このように，精神科にはもともと総合診療科的な側面があるのだ。

　とくに，へき地の診療所ではその患者の人生にまるごとかかわることになるので，高血圧症や糖尿病の患者が「先生，こないだ息子が失業しちゃって眠れないんだよ」などと語り出せば，「え，それは心配ですね」と内科がいきなり精神科に早変わりだ。以前からその診療所にいる総合診療医に「先生，こういう仕事あってるね」と言われた。「私，話を聴くことしかできないんで」と答えると，「お年寄りと話し込めるような能力が大事なんだよ，ここでは」とのことだった。「精神科医はけっこう"つかえる"んだな」とひそかに自負の念を抱いた。

　とはいえ，着任が迫ってきた時は，今さらながら「『精神科』と標榜していないところで働けるんだろうか」という不安もわいてきた。ときどき「まわりからは精神科医をやめたと思われるだろうな。どうしてそんなことしようとしてるのだろう？」と自分がわからなくなった。まったく間抜けな話なのであるが，この決断をするにあたっては何か決定的な理由があったわ

＊むかわ町国民健康保険穂別診療所
　〒054-0211　勇払郡むかわ町穂別81番地8

けではないのだ。知人に「なぜ？」ときかれても，「なんとなく」「衝動的に」と答えるしかない。

ただ，自覚的には「理由なんてない」というのにうそはないのだが，深層心理では違うのかもしれない。だとしたら，それはなんだろう。

いろいろ考えて浮かび上がってくるのは，自分の中にある「罪の意識」だ。

私はもともと希望して医学部に入ったのではなく，受験で国立大学理学部に不合格になり，親に勧められて受験した私立医大に進むしかなかった"不本意入学組"だ。医学部の授業にも雰囲気にもまったく適応できず，そこから逃避するためにサブカルチャー雑誌の編集プロダクションで手伝いを始め，成り行きで原稿も執筆することになった。

受験の失敗で「私の人生は閉ざされた」とあきらめていたので，臨床実習が始まって各診療科の指導医が自信に満ちあふれた態度で「この科はいかに重要か」といった話をするのを見れば見るほど，「私は医者に向いてない」という思いが強まった。

精神科を選んだのは，趣味で読んでいた人文学系の哲学書で精神分析学の理論や用語になじみがあったことと，精神科の臨床実習の指導医の態度がほかの科と明らかに違っていたことがきっかけだった。その指導医は実習で訪れた私たちのグループに，「どうせあなたたちは精神科医になんかならないんでしょ？　まあ，自由に適当にやって」といった話をしたのだ。グループの同級生は「なにあの先生？　まじめに教えてほしい」と憤慨していたが，私はその自嘲的な雰囲気になんともいえない親しみを感じ，「こういうところなら私でも働けるかもしれない」と思ったのだ。

もちろん，いまの精神科はそんなところではなく，どこも覇気があふれ学生実習も研修医の指導もしっかり行われていることは知っている。ただ，もし私がいま学生だったら，「私が専攻できる診療科はどこにもない」と確実にドロップアウトしただろう。

ともかく，そんないきさつで私はやむを得ず医学部に進み，「ここしかない」と駆け込み寺に滑り込むようにして精神科医になった。このようにすべてが成り行きまかせであったため，研修医生活が始まってからも学生バイトの延長で原稿を書くことも続けた。それさえも何の使命感も目的もなく，「依頼があるから応じる」というただそれだけのことであった。

それから35年もの時間がたった。「早くも」「あっという間に」と言うにはあまりに長い歳月だ。結局，精神科医も執筆活動も途中，一度も中断することなく続けている。いま改めて「それだけ続けてきて何を残せたか」ときかれたとすると，もっとも妥当な答えは「ナッシング」だろう。

それどころか最近は，本を出しても新聞にコラムを書いても，「あなたの言っていることはおかしい」「あなたの書いたことで傷つけられた」「こんな文章を書くヒマがあったら診療に専念しろ」といった批判が，手紙でメールで電話で毎日のように寄せられる。とくに今年の3月まで所属していた大学には，「受験生の親ですがこんなおかしな教員のいる学校には行かせられません」「これから行って校門の前で糾弾の演説をする」などの電話がしょっちゅうあり，職員に恐ろしい思いをさせてしまうこともあった。たまに自治体や民間のカルチャーセンターから講演を依頼されることもあるが，告知が行われるとすぐにこういった批判が殺到し，何度も依頼は取り消しとなった。友人や家族は「そんなことを言ってくる人がおかしい」と慰めてくれたが，「あなたの本で励まされた」といった評価が一とすると批判はその百倍かそれ以上なので，「これはやはり自分にも問題があるのかも」と鈍感な私も気づかざるを得なくなった。

その「自分自身の咎」をここで分析し，反省するのが本稿の目的ではないのでそれは別の機会にゆずりたいが，そこに個人を越えて「精神医療そのものが内包する問題」もかかわってい

るのではないだろうか。

　自分を棚に上げるようでいささか気が引けるが，その問題の一つが「疾患啓発（disease awareness）と疾患喧伝（disease mongering）の線引きのむずかしさ」である。

　私が精神科医になった1980年代半ばには，乱暴な言い方にはなるが，まだまだ精神疾患や精神医療に対する偏見や社会からの風当りが強かった。大学病院から研修医として派遣された市中病院には700名を越える長期入院患者がいたが，その中には精神症状は落ち着いており，入院の必要性がない人も多くいるように見えた。経験も浅いのに血気だけは盛んだった私は，ソーシャルワーカーや作業療法士とチームを作って，その人たちの外出訓練，生活訓練を行って病院そばのアパートへの退院を促すことにした。就労にはすぐに結びつきそうにない人のために，デイケアも立ち上げた。そのプロジェクトはとても楽しかったが，途中で近隣住民の反対にあったり，予想していなかったことに当事者からも「一生，入院していていいと言われたのに，どうして今さら追い出そうとするのか」と抵抗にあったり，という難局もあり，精神医療の社会的側面をイヤというほど体験させられたのである。

　それからしばらくは，マスコミから執筆の注文があると，なるべく精神医療や精神疾患への偏見を取り除く内容を心がけた。顔写真の撮影のときにはカジュアルな服装で笑顔を作ったが，それもある編集者から「こんな楽しそうな人が精神科医なんだ，とアピールするのは受診のハードルを下げますよ」と言われたことが心に残ったからだ。

　90年代になると，一般の人たちの精神医療や精神疾患への関心は大きく高まった。92年に翻訳が出た解離性同一障害の男性を取り上げたノンフィクション『24人のビリー・ミリガン―ある多重人格者の記録』（ダニエル・キイス著，早川書房）はベストセラーとなった。また，精神医療そのものがテーマではないが，

94年に出たノンフィクション『FBI心理分析官―異常殺人者たちの素顔に迫る衝撃の手記』（ロバート・レスラー著，早川書房）も大ヒットし，「快楽殺人」「サイコパス」といった単語がメディアで取り上げられるようになった。

　その頃になると作家や芸能人で，自分のうつ病，パニック障害，アルコール依存症の体験をメディアで語る人も出てきた。外来の診察室には，「テレビであのタレントが『うつ病で治療を受けていた』と話すのを見たのですが，その症状が自分と同じだと思って」と受診する人も現れ始めた。まさに疾患啓発の効果と言えよう。

　しかし，「過ぎたるは猶及ばざるが如し」という言葉は，疾患啓発にも当てはまるようだ。日本では1999年に最初のSSRIが販売され，それを製造販売する製薬会社が「うつの症状が出たら迷わずお医者さんへ」というキャンペーンを展開したと言われているが，その"効果"だけではないだろう。2000年代に入ると，ネットの普及とともに「プチうつ」「ボダ（ボーダーラインパーソナリティ障害）」「メンヘラ（メンタルヘルス不全の人）」「ヒッキー（ひきこもり）」などさまざまなメンタルヘルス関連の問題が通称やネットスラングで呼ばれ，若い世代を中心に人口に膾炙していった。そのあたりは，斎藤環の『心理学化する社会―なぜトラウマと癒しが求められるのか』（2003，PHP研究所）や寺田拓晃らの「『メンヘラ』の歴史と使用に関する一考察」（2021，北海道大学臨床心理発達相談室紀要）などに詳しい。

　もちろん，その一方で相変わらず精神医療や精神疾患に偏見を持っていたり，それを恐れて受診を躊躇したりする人もいたのだが，同時に診察室で初診の人に「その気分の不安定は，病気によるものではなくて正常の心理生活の範疇ですよ」と治療の必要がないことを説明しなければならないケースも，次第に増えていった。

　また，やや話が散漫になるが，世界的には経済のグローバル化とともにアメリカ由来の「積極思考（ポジティブ・シンキング）」がビジネ

スや教育，スポーツの分野でのスタンダードとなり，1937 年に出版された自己啓発ライターのナポレオン・ヒル『思考は現実化する』の日本版のような自己啓発本が大量に出版された。これも数字の裏付けのない印象論になってしまうのだが，診察室にはいまだにときどき「自己啓発本を読んでも気持ちが前向きにならない。私はうつ病ではないか」と真顔で訴える若いビジネスパーソンがやって来る。当のアメリカでは，88 年に発売された SSRI プロザックを「ハッピー・ドラック」と称して強いうつ症状がないのに服用する人が増えて有害事象が問題になっている，と日本でも繰り返し報道された。そういった報道があると，診察室では「SSRI って怖いんですね」という声と同じくらい，「あの薬，ここでは出してもらえないですか」という声が聴かれた。「少しでも落ち込むのはいけない，いつも明るく前向きにがんばらなければならない」という“積極思考強迫”とでも呼べる状態に陥っている人が少なくなかったのだ。

そういう状況を受けて，私は 2010 年頃から「精神医療の問題は，いまや『疾患啓発の必要性』から『疾患喧伝への警鐘』に移りつつあるのではないか」と考えるようになった。繰り返すようだが，もちろん疾患啓発は必要だ。しかし，それは私などがやらずともすでに多くの人がやってくれている。著名人がメディアや自身の SNS で「私もメンタル科で治療を受けています」と語るのも，もはやごくあたりまえとなった。だとしたら，私が力を入れなければならないのは，「気持ちの浮き沈みやあせり，どうしてもやる気がわかない，集中力がないというのを，すぐに『治療を受けなければならない病気』と考える必要はない」と「なんでもメンタル疾患」ととらえる風潮に警告を発することではないか。そう考えたのだ。

「疾患喧伝」の問題は井原裕や宮岡等が詳しく論じているが，ここで井原のやや辛らつな定義を紹介しておこう。

「疾患喧伝とは，生理的な範囲の身体の不調を指して，『病気だ，病気だ』と騒ぎ立てて，やれ『医者にかかれ』だの『治療しないとまずい』だのとかまびすしく説いてまわることをいう」（井原，2011）

さらに井原は，「医学全体を見渡しても，およそ精神医学ぐらい疾患喧伝にもろい分野はない」とまで言い切るのである。

それから私は，「状況依存性が強すぎるうつ病（端的に言えば仕事には行けないがその他の活動はできる）」や「多少の落ち着きのなさを拾い上げて診断される発達障害」などの問題を取り上げ，その人たちが必要としているのは服薬治療や通院ではなく，環境調整や生活改善ではないか，といった提言をあわせた著作を何冊か出した。

ところが，ある程度予想はできていたこととはいえ，それらの本にはたいへんな批判，苦情が寄せられた。「苦しんでいる患者を仮病だとする悪魔のような本」「受診しようとしたら上司にこの本をわたされ病院に行けなくなった。責任を取れ」などの激しいクレームに，編集者の一人は「長年，この仕事をしているがこんな経験ははじめてだ」と疲弊していた。

とはいえ，いつまでも「あなたのその不調はうつ病や PTSD かもしれません。あなた自身の責任でも努力不足でもないのです。メンタル科に来てくれれば，きっとラクにしてあげられますよ」とだけ言い続けてよいのだろうか。もちろん，対象者に適切な医療を提供するのは医師の責務ではあるが，そうでないと思われる人まで医療のレールに乗せてしまうことにはやはり良心の呵責を感じる。最近は健康医学やポジティブ心理学など，病気を治すのではなくて，その人の人生の質をさらに高める医療や心理療法などもあるようだが，古い世代に属する私にはそれは向いていない。

そんなことを経験し，いろいろ考える中で私が出した結論が，「精神科臨床やメンタルヘル

スの啓発とも喧伝への警鐘ともつかない文章を書き続けることから少し離れて，医療を切実に必要としている人に医療を届けるというシンプルな医者生活をしよう」というものであったのだ。

では，これですっかりメディアでの発信はやめるのかと言われると，そこまでの覚悟がまだできていない。いくつかの新聞連載などは今後も続ける予定であるし，へき地への赴任を知った編集者から「そこでの日々を書いてみませんか」と言われると心が傾く。前半にも書いたようになにせ成り行きで医者になり成り行きで執筆活動も続けてきたので，確固たる決意というものができないのだ。ただ，「何を書いても批判が殺到」という状況にいささか疲れたのも事実なので，これからもそういう事態が続くようなら「潔く筆を擱く」という日も来るのかもしれない。いまは多くの精神科医がマスメディア

で，あるいはYouTubeなどの個人メディアで，さまざまな有益な発信をしている。それを見ていても，私自身の役割は——もしあったとしたなら，ではあるが——終わったのかな，とも思うのである。これからは，尊敬する中村哲医師が終生，大事にした言葉「一隅を照らす」を心の糧とし，日本のごくごく一部で地に足をしっかりつけて暮らす人たちの健康を守り，必要な医療を提供する仕事を自分なりにしていきたいと思っている。同時に，今後は一読者，一視聴者として，若い精神科医たちのメディアでの発信を楽しみ，そこから多くを学ばせてもらいたいとも考えているのである。

文　献

井原裕（2011）双極性障害と疾患喧伝（disease mongering）．精神神経学雑誌，113（12）；1218-1225.

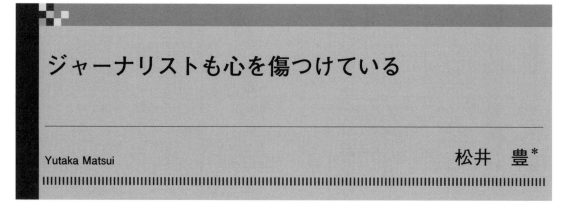

ジャーナリストも心を傷つけている

Yutaka Matsui　　　　　　　　　　　　　　　松井　豊*

「事故があったのはその日の夕方なんです。自宅は町中からは遠かったんですが，真夜中にドンドンと玄関の戸が叩かれて，『事故で亡くなった〇〇さんの写真を下さい』って。マスコミの方が。事故のことも知らなかったし，亡くなったっていう連絡もなかったんです」

ある事故に遭われた遺族の方の調査面接をしている時に，伺ったエピソードである。

以前は，大事件や大災害があると，翌日の紙面やテレビ画面に，犠牲者・被害者の写真が掲載された。記者たちは，被害者の顔写真を掲載するために，遺族や家族の家に「夜討ち」をかけるという慣習があった。上記の家族は，警察から事故の発生も聞いておらず，家族が犠牲になったことも知らないで，深夜に突然，記者たちの「夜討ち」に遭っていた。

I　報道姿勢の変化

災害遺族にかかわる仕事をしていると，遺族からこうしたメディアの横暴な振る舞いに対するいらだちや怒りを聞くことが多かった。たとえば，慰霊祭の時にカメラマンが，慰霊碑に登って参加者の写真を撮影していた。自宅に大勢の報道関係者が押し寄せ（メディア・スクラ

ム），ご近所に迷惑をかけていた。こうした「報道被害」に関しては，板村ら（2007）が研究動向をレビューしている。

しかし，2016年の相模原障害者殺人事件や2019年の京都アニメーション放火殺人事件では，被害者の実名は伏せられて報道されていた。事故や事件の現場に大勢のメディアに駆けつけるメディア・スクラムも，自粛する方向になっているという。新聞やテレビなどのメディアが，被害者や被災者の取材や報道において，対象者の人権に配慮する傾向が徐々に浸透している。この変化の背景には，犯罪被害者とジャーナリストが協力して，報道のあり方を問い続けてきた活動が寄与している（高橋・河原，2005）。

災害や事故や犯罪報道に関するこうした変化に気がついている方は少なくないであろう。しかし，最近では報道に関してもう一つの変化が起きていることはご存じだろうか。

II　ジャーナリスト自身のストレス

その変化とは，災害・事故・犯罪報道におけるジャーナリスト自身の心の傷への対応である。

東日本大震災では，発災から1週間ぐらいたった頃に，津波の映像を見続けていた放送局員にストレスが見られた。

＊筑波大学働く人への心理支援開発研究センター
　〒112-0012　文京区大塚 3-29-1

「実はテレビ局内でも PTSD が問題視されているんですよ……。

取材した映像素材の中には，多数のご遺体など悲惨さを極めた映像もあります。東京で編集するスタッフの間に体調不良を訴える者が出てます。大きなモニターでよく確認すると津波に流された方が映っている。車の中から助けを求めている人が映っていても，どうすることもできなかった思いにショックを受け，編集業務から外れた女性スタッフも」

（MNS. 産経ニュース 2011.3.28）

この反応は，急性ストレス障害の「活動の回避」症状と理解される。

Ⅲ　ジャーナリストの惨事ストレス

ジャーナリストのこれらの反応は，惨事ストレス（Critical Incident Stress）の枠組みの中で理解することができる。惨事ストレスは通常「災害救援者が，惨事で活動したり目撃したときやその後に生じる外傷性ストレス反応」と定義される。災害救援者とは，消防職員，自衛隊員，警察官，海上保安官などを指す。しかし，筆者らは，災害救援者以外の人々，たとえば被災した一般公務員，医師，看護師，教員などにも，惨事ストレスが見られることを実証してきた（松井，2019 など）。これらの知見を踏まえて，筆者は上記の定義から「災害救援者が」という制限を外して，惨事ストレスを捉えている。

災害や事故を報道するジャーナリストも，惨事ストレスを体験していることが明らかになっている。たとえば，筆者が属していたグループ[注1]は 2008 年に報道局と新聞社で，報道にかかわっている現職の記者・カメラマンと報道経験のある管理職者を対象に調査を行った（報道人ス

トレス研究会，2011）。回答者は，非管理職者計 502 名，管理職者計 251 名であった。

図1は，「衝撃を受けた取材・報道から2～3カ月後に見られた症状」を尋ねた結果である（畑中，2011）。図の一番下にあるように，「ストレス症状は全くなかった」は，28.6％～48.8％で，放送管理職や放送非管理職に多い。逆に言えば，新聞管理職は約7割，非管理職は約6割が，惨事の2～3カ月後にストレス症状を経験していた。経験していたストレス反応は放送・新聞，管理職・非管理職で異なっており，放送管理職では「何かのきっかけで現場の光景や音がよみがえることがあった」（27.1％）が多かった。この反応は外傷後ストレス障害の再体験症状に対応している。新聞非管理職では「憂鬱になった・気が滅入るようになった」（20.9％）や「強い無力感や悔しさを覚えた」（20.0％）が多く，うつや陰性気分がみられた。

表1には，東日本大震災後に，さまざまな職種の方に行った調査結果をまとめている（松井，2019）。表中の数値は，改訂版出来事インパクト尺度日本語版（IES-R-J）で測定した外傷後ストレス障害のリスク率を示している。表冒頭の報道関係者のリスク率は，被災地外では 12.7％と，南関東住民（軽微被害を受けた地域の一般市民）とほぼ同率である。しかし，被災地内の報道関係者は 22.4％と高率になっており，被災地の消防職員と比べても高くなっていた。

実際に，東日本大震災の被災地での取材後に強いストレス反応を示した，通信社記者の手記を紹介する。

（被災地から戻ってから）些細なことがきっかけで，よく涙が出るようになった。妻や同僚とのふとした会話の途中や，震災関連の短いエッセイを読んだだけで，突然涙が出てくる。東京に戻った1週間後に参加した，長女の小学校の入学式では，自分でも抑えが効かないほど涙が出て止まらなかった。……（入学式の）言葉を聞きながら，石巻市の大

注1）本稿で論じている内容の多くは，報道人ストレス研究会による研究活動や論文によるところが大きい。同研究会は（以下敬称略），安藤清志（東洋大学）福岡欣治（川崎医療福祉大学）畑中美穂（名城大学）板村英典，結城裕也（仙台白百合大学），小城英子（聖心女子大学），井上果子（横浜国立大学），筆者などが参加していた。

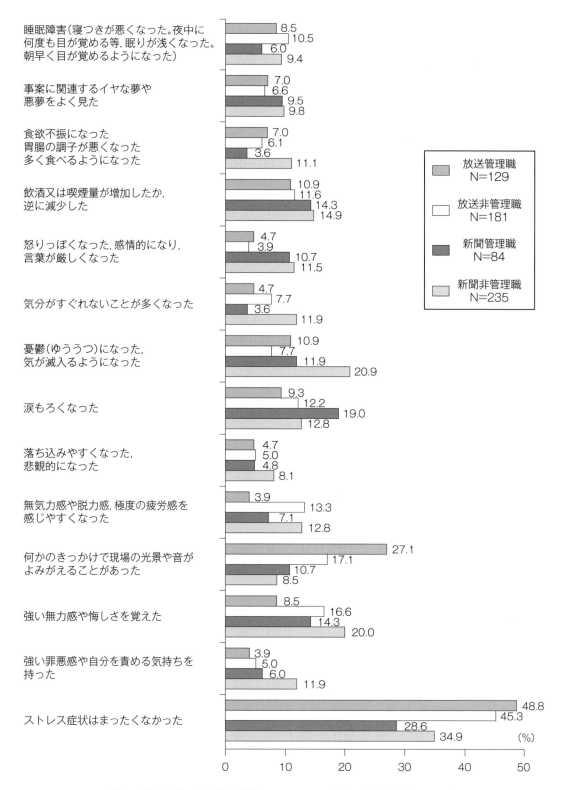

睡眠障害(寝つきが悪くなった。夜中に
何度も目が覚める等,眠りが浅くなった。
朝早く目が覚めるようになった)
- 8.5
- 10.5
- 6.0
- 9.4

事案に関連するイヤな夢や
悪夢をよく見た
- 7.0
- 6.6
- 9.5
- 9.8

食欲不振になった
胃腸の調子が悪くなった
多く食べるようになった
- 7.0
- 6.1
- 3.6
- 11.1

飲酒又は喫煙量が増加したか,
逆に減少した
- 10.9
- 11.6
- 14.3
- 14.9

怒りっぽくなった,感情的になり,
言葉が厳しくなった
- 4.7
- 3.9
- 10.7
- 11.5

気分がすぐれないことが多くなった
- 4.7
- 7.7
- 3.6
- 11.9

憂鬱(ゆううつ)になった,
気が滅入るようになった
- 10.9
- 7.7
- 11.9
- 20.9

涙もろくなった
- 9.3
- 12.2
- 19.0
- 12.8

落ち込みやすくなった,
悲観的になった
- 4.7
- 5.0
- 4.8
- 8.1

無気力感や脱力感,極度の疲労感を
感じやすくなった
- 3.9
- 13.3
- 7.1
- 12.8

何かのきっかけで現場の光景や音が
よみがえることがあった
- 27.1
- 17.1
- 10.7
- 8.5

強い無力感や悔しさを覚えた
- 8.5
- 16.6
- 14.3
- 20.0

強い罪悪感や自分を責める気持ちを
持った
- 3.9
- 5.0
- 6.0
- 11.9

ストレス症状はまったくなかった
- 48.8
- 45.3
- 28.6
- 34.9

放送管理職
N=129

放送非管理職
N=181

新聞管理職
N=84

新聞非管理職
N=235

(%)

0　　　10　　　20　　　30　　　40　　　50

図1　衝撃を受けた取材・報道から 2 〜 3 カ月後の症状 (畑中, 2011)

表1　東日本大震災後の各職種の IES-R-J のリスク率
（松井，2019）

職種	被災状況	調査時期	リスク率 (%)
報道関係者	被災地内	12 年 2 ～ 3 月	22.4
	被災地外	12 年 6 ～ 8 月	12.7
看護	宮城・岩手	11 年 8 ～ 9 月	33.7
	福島	12 年 10 月	38.4
消防	応援派遣	11 年 6 ～ 7 月	5.1
	応援派遣	12 年 9 ～ 10 月	3.6
	被災地	12 年 9 ～ 10 月	15.4
南関東住民	被災地外	11 年 9 月	13.0
	被災地外	12 年 3 月	14.0
公務員	宮城	12 年 8 月	26.8
	宮城	13 年 8 月	21.1
一般企業	被災地	12 年 8 月	20.7

川小で，路上に並べられたランドセルと，子どもを捜し続ける母親たちの姿が，思い出されて仕方がなかった。（多比良，2011）

この手記からは，覚醒症状や再体験症状を読み取ることができる。ジャーナリストも惨事ストレスを経験していることが理解されよう。

Ⅳ　命の危険と役割葛藤

以下では，これまでの研究やジャーナリスト自身の手記などを参考にして，ジャーナリストの惨事ストレスの特徴をいくつか紹介する。

災害発生直後に被災地で報道するジャーナリストが体験しやすいストレスは，自身の生死にかかわる危険と役割葛藤である。

以下は，東日本大震災で津波が起こっている海岸に出ていた記者の体験である。

　ぐぉーという身の毛もよだつ音とともに，巨大な渦が木々を楯に巻き込むように上がってきたのである。そのとき，必死の形相でこっちに向かって走ってくる老人がいることに気づいた。腕には，孫らしい小さな子どもを抱いている。そのうしろには，おばあさんら

しい女性が走ってくる。彼らの後方にある樹々が大きく揺れていた。津波だ！　撮ろうとしていた目的のものが「そこ」にあった。記者（原文は名字，以下同）は，反射的にカメラに手を伸ばした。それは記者としての本能だっただろう。だが，津波は記者に迫っていた。（中略）実際にカメラを手に取ることはできなかったが，この反射的な行動が，後に記者を苦しめることになった。（門田，2014）

災害直後には，自身が被災し，命を失うような体験をしたジャーナリストがいた。実際に前記の記者が勤務していた新聞社では 1 名の記者が亡くなっている。こうした体験は外傷性ストレスとなる。同僚を亡くした場合には，強い悲嘆が生じやすい。

このストレスに加え，多くのジャーナリストが，写真や映像を撮るか救援をすべきかという葛藤に苦しむ。阪神・淡路大震災におけるジャーナリストの体験を分析した小城（1997）は，こうした葛藤を，記者としての意識（役割スキーマ），状況判断，役割判断という意思決定過程にまとめている。取材をするか，救援をするかという葛藤は，体験したジャーナリストに深いストレスを残しやすい。

Ⅴ　取材対象者への共感

取材対象への共感も，ストレス体験となることがある。以下は，東日本大震災において，避難している女性の取材をした女性記者の体験である。

　愛する人を突然失った悲しみや女手 1 つでこれから 2 人の娘を育てていく苦難を思うと，涙がこみあげてきた。気丈に振る舞う（被災者名）さんを前に泣くわけにはいかない。話を聞き終えるやいなや，堰を切ったように涙がこぼれる。トイレに駆け込むと嗚咽するほど号泣した。（中略）掲載された「夫最後の

**表2　ジャーナリストの
惨事ストレスの主なストレッサー**

被災時・現場
　　自身の生命の危険
　　救助活動との役割葛藤
　　悲惨・凄惨な現場，緊張を強いられる現場
　　不条理な事由による被害
取材対象者
　　身近な人を思い出させる死傷。とくに，子どもの死
　　（被災地の報道組織では）懇意な被災者
　　取材対象者の強い情動との接触（強い悲しみ）
　　取材対象者からの怒り
活動状況
　　活動資源の制限
　　連続出勤による疲労
　　他社との競争

贈り物　娘と強く」は泣きながら書き上げた記事だ。（読売新聞社，2011）

　心理臨床家が外傷的な体験をしたクライエントに対して共感し，臨床家自身が外傷性ストレスを受けてしまう「二次的外傷性ストレス」は広く知られている（Stamm, 2003 など）。ジャーナリストも，取材対象者に共感し，対象者の外傷経験の二次受傷をしてしまうことがある。

　これらのストレッサーを含め，ジャーナリストが惨事ストレスを受けやすい刺激（ストレッサー）を表2 にまとめた。

　なお，惨事ストレスには含まれないが，最近，新聞や放送のジャーナリストと接していると，SNS などのネット上の評判を気にする人が多いことに驚かされる。マスコミを敵視し，報道内容や報道の仕方を批判し，「マスゴミ」などの言葉で侮蔑する人々がいる。こうした批判を恐れるジャーナリストが増えているようである。

VI　ダートセンターの活動

　こうしたジャーナリストの惨事ストレスに関して，啓発活動を行っている組織が，ダートセンター（Dart Center For Jounalism & Trauma）である。ダートセンターは，外傷経験や紛争や惨事に関する取材・報道活動のために創設された組織で，アメリカコロンビア大学に本拠地を

置いている。ジャーナリストやジャーナリズムの教育者，健康の専門家による世界的なネットワークである。同センターでは，顕彰，トレーニング（研修），広報活動などを通して，取材対象への丁寧な接し方や，正確かつ礼儀正しい記事の書き方，ジャーナリストのストレスケアのあり方などを，啓発している（福岡，2011）。

　同センターの活動は，ホームページ（https://dartcenter.org/）に詳細に掲示されている。また同センターが発行している「トラウマとジャーナリズム―ジャーナリスト，編集者，管理職のためのガイド」はわれわれが同センターの許可を得て，日本語訳を発表している（福岡・他, 2008）ので，興味のある方は参照されたい。

VII　研修を通した啓発活動

　ダートセンターの活動に刺激を受けて，筆者はジャーナリストに向けた啓発活動を始めている。日本記者クラブの記者研修会，NHK 職員研修や災害報道リーダー育成研修会などの機会に，数時間ではあるが，講演とロールプレイなどを通して，災害報道において取材対象者やジャーナリスト自身を守ることの啓発を行っている。同研修では，ダートセンターの主張点の中から，「ジャーナリスト自身の惨事ストレスの理解とケア」と「取材対象を傷つけない取材・報道のあり方」の 2 点に焦点を当て，講義とロールプレイを行っている。

　「ジャーナリスト自身の惨事ストレスの理解とケア」では，惨事ストレスの定義，惨事ストレスの主な反応とストレッサー，個人でできるストレスケアと組織的な対応などを説明している。消防職員や看護職員への研修と同様に，同職者が経験した惨事ストレスのエピソードを紹介すると，参加者の参加意欲が高まる。

　「取材対象を傷つけない取材・報道のあり方」に関しては，講義の後にロールプレイを行っている。講義ではどのような声かけが被災者を傷つけないかを，ダートセンターのマニュアルや井上（2013）などを参考にして，説明している。

ロールプレイはベテランのジャーナリストの協力を得ながら，「震災の避難所で家族を失った人への取材」の場面を設定して行っている。

　講義もロールプレイも進め方を模索中で，充分な成果を得ている段階ではないが，参加者やロールプレイを手伝ってくれたベテランが，自身の惨事ストレス体験を振り返る機会にはなっているようである。

　同研修の基本的な前提は，ダートセンターで強調されている「被災者や被害者を傷つけない取材のためには，ジャーナリスト自身の心身の健康が必要である」という認識である。こうした認識がマスメディアの中に，広く浸透することを願っている。

文　献

福岡欣治（2011）海外の取り組み：ダートセンター．（報道人ストレス研究会編著）ジャーナリストの惨事ストレス．pp.30-37，現代人文社．

福岡欣治・井上果子・安藤清志，他（2008）トラウマとジャーナリズム―ジャーナリスト，編集者，管理職のためのガイド．横浜国立大学大学教育相談・支援総合センター研究論集，8；45-90．

畑中美穂（2011）日本のジャーナリストにおける惨事ストレスの実態．（報道人ストレス研究会編著）ジャーナリストの惨事ストレス．pp.50-89，現代人文社．

報道人ストレス研究会編著（2011）ジャーナリストの惨事ストレス．現代人文社．

井上裕之（2013）「被災者」ではなく「被災した人」．放送研究と調査，2013年9月号；80-96．

板村英典・松井豊・安藤清志，他（2007）ジャーナリストのストレスをめぐる研究状況―日本におけるマス・メディア論及びジャーナリズム研究を中心に．筑波大学心理学研究，33；29-41．

門田隆将（2014）記者たちは海に向かった―津波と放射能と福島民友新聞．角川書店．

小城英子（1997）阪神大震災とマスコミ報道の功罪―記者たちの見た大震災．明石書店．

松井豊（2019）惨事ストレスとは何か―救援者の心を守るために．河出書房新社．

MNS. 産経ニュース（2011）「報道映像がトラウマ　テレビ局スタッフもPTSDに」より引用．（2011. 3.28 21:05）

Stamm RH（Ed.）（1995）Secondary Traumatic Stress: Self-Care issues for clinicians, researchers, and educators. The Sidran Press.（小西聖子・金田ユリ子訳（2003）二次的外傷性ストレス―臨床家，研究者，教育者のためのセルフケアの問題．誠信書房）

多比良孝司（2011）宙ぶらりんで書く．精神看護，14（4）；9-14．

高橋シズヱ・河原理子編（2005）〈犯罪被害者〉が報道を変える．岩波書店．

読売新聞社（2011）記者は何を見たのか―3.11東日本大震災．中央公論新社．

好評既刊

Ψ金剛出版　〒112-0005　東京都文京区水道1-5-16　Tel. 03-3815-6661　Fax. 03-3818-6848
e-mail eigyo@kongoshuppan.co.jp　URL https://www.kongoshuppan.co.jp/

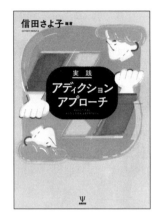

実践アディクションアプローチ

[編著] 信田さよ子

1970年代からの依存症臨床は，当事者と専門家の開かれた対話を展開しながら脱医療モデルを志向し，マージナルな「異端の実践」ゆえに独自に進化してきた。アディクションからの回復における自助と共助の可能性の探索が今，専門家と当事者の交差域で新たな実践知を起動する。回復の遺産を継承してきた自助グループカルチャー，専門家・当事者の関係を転換する当事者研究，社会変動と新潮流をとらえようとする理論的考察，そして多彩な臨床現場から創発された援助実践——パラダイムシフトの熱量に突き動かされた専門家と当事者が織り成す「アディクションアプローチ」を総展望する。

定価3,520円

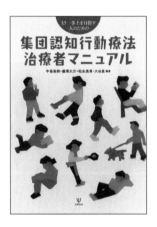

もう一歩上を目指す人のための
集団認知行動療法
治療者マニュアル

[編著] 中島美鈴　藤澤大介　松永美希　大谷 真

当初うつ病患者を対象にした集団認知行動療法の普及を目指し定期的に治療者の基本的なスキル提供のために研修会が開かれていた。その際に他の疾患を持った患者にも対応できるようにとの声が数多く寄せられ，治療に際して必要最低限の技能習得と治療者の質向上のための評価尺度を作ろうという目的で編まれたのが本書である。治療者の職種を限定せずどのような立場の方でも活用することができる。

定価3,520円

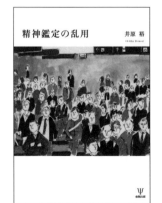

精神鑑定の乱用

[著] 井原 裕

「心神喪失者の行為はこれを罰せず，心神耗弱者の行為はその刑を減軽す」（刑法39条）。凶悪事件の場合，被害者感情としては犯人を許せないという気持ちは無視できないが，責任能力のないものを罰しないのは，刑法の基本といえる。このように刑法39条は「乱心者免責」の精神を基底に持っている。しかし，重大事件が起こるたびに犯罪者の責任能力は大きな争点となる。本書は，重大事件の精神鑑定を手がけてきた著者による司法臨床現場からの緊急報告である。近年注目を集める広汎性発達障害患者の責任能力にまで論及。裁判員制度の時代における精神鑑定の問題点を明らかにした画期的論考。

定価3,520円

価格は10%税込です。

第3部

座談会

こころの臨床現場からの発信
"いま"をとらえ，精神療法の可能性を探る

Natsuko Hirashima
Hiroshi Ihara
Sayoko Nobuta
Daisuke Fujisawa

司会：平島奈津子[*1]，井原　裕[*2]，
信田さよ子[*3]，藤澤　大介[*4]

I　はじめに——先生方の自己紹介

平島（司会）　改めまして，司会の平島です。

　本日は，お忙しい中，本誌の座談会のためにお集まりいただきまして，誠にありがとうございます。今回は，コロナ禍ということで，対面ではなく，オンラインで行うことになりました。よろしくお願いいたします。

　この座談会の趣旨からお話ししたいと思います。医療は専門化が進んで，どんどん細分化しています。それは精神医療や精神療法も同様です。自分の専門領域のことを深めていく代わりに，一人の時間や能力は限られていますから，その他の領域の情報には疎くなってしまっているような気がしています。特に，コロナ禍になって学会などで自分とは別の分野の話題を聴く機会が減ってしまってからは，余計にそう感じています。

　そこで，この座談会は，こころの臨床の異なる現場に携わる三人の先生方にお集まりいただき，それらの現場の"いま"を語り合っ

ていただくことによって，読者の方々のよい刺激になることを期待して企画しました。

　今朝，通勤途中，学校や会社の門に半旗が掲げられているのを見て，ああ，今日は震災があった日なんだ，と（収録日：2022 年 3 月 11 日）。朝からいろいろ想い出していました。

　さて，話を戻すと，座談会が始まる前に，「人選」について訊かれましたが，それはもう「直感」としか言いようがなくて。その結果，お集まりいただいた先生方は皆さん，ほぼ初対面ということになりました。

　そういうわけで，いま携わっている臨床現場の様子も含めて，少し長めの自己紹介から始めたいと思います。

　まず，司会の平島の自己紹介を手短かにいたしますと，私は現在，無床の総合病院精神科に勤務している精神科医です。週 1 回，企業の診療所にも勤務しています。病院では一般外来の傍ら，コロナ禍でも対面で精神分析的精神療法を続けています。

　司会の自己紹介はこれくらいにしまして，先生方の自己紹介に移りたいと思います。

　では，藤澤先生からお願いできますか。

藤澤　大学病院に勤務する精神科医です。専門は大きく分けて二つです。一つは認知行動療法です。もう一つは，身体疾患の方のメンタルケアです。前職は国立がんセンターで，が

＊1　国際医療福祉大学三田病院精神科
　　〒108-8329　港区三田 1-4-3
＊2　獨協医科大学埼玉医療センターこころの心療科
　　〒343-8555　越谷市南越谷 2-1-50
＊3　原宿カウンセリングセンター
　　〒151-0051　渋谷区千駄ヶ谷 3-32-2　北参道ウイングビル 3F
＊4　慶應義塾大学医学部
　　〒160-8582　新宿区信濃町 35

表1　主訴別（2021年1月〜11月末）

	対面	OL	計		対面	OL	計		対面	OL	計
夫婦関係	77	13	90	家庭内暴力被害者	3	0	3	ギャンブル	3	3	6
親子関係	98	28	126	家庭内暴力加害者	0	0	0	借金・浪費	2	1	3
その他の家族関係	14	4	18	家庭内暴力心配者	0	0	0	PTSD	12	4	16
職場の人間関係	13	5	18	虐待被害者	15	1	16	性被害	7	3	10
学校人間関係	2	0	2	虐待加害者	5	0	5	性加害	2	0	2
恋人関係	17	4	21	虐待心配者	2	0	2	性加害被害心配者	1	0	1
その他の人間関係	1	0	1	子育ての悩み	8	13	21	生き方	21	5	26
ED	8	1	9	不登校	3	3	6	ハラスメント	4	1	5
AC	52	16	68	引きこもり	5	4	9	統合失調症	2	0	2
共依存	3	0	3	うつ	11	6	17	統合失調症以外の精神病	4	2	6
DV被害者	26	17	43	自傷	2	0	2	盗癖	2	0	2
DV加害者	22	5	27	AL	5	6	11	その他	26	11	37
DV心配者	2	1	3	Drug	7	3	10	不明	1	1	2
								計	488	161	649

んと緩和ケア領域の患者さんのケアに時間を割いてきました。

認知症の外来もやってきました。認知症患者さんの介護者を対象とした精神療法，特にグループ療法を足掛け20年ぐらい続けています。

また，現在，AMEDと厚労科研（厚生労働科学研究）で精神療法の研究に携わっています。AMEDでは，先ほど平島先生も触れていらっしゃったように，認知行動療法も非常に細分化しているのですが，その細分化された認知行動療法を学ぶ前の基礎がしっかりできていないと，セラピストがうまく治療を使いこなせないため，そういった基盤となるスキルを抽出したり，テキストを作ったりという仕事をしています。

厚労科研では集団精神療法の研究班をまとめています。集団精神療法はわが国でも長年使用されていますが，「集団精神療法」とくくられるものの中には，さまざまなものが入っています。中身も質もバラバラで診療報酬を算定していて本当に効果があるのか，意味のあるものができているのか，という問題意識を厚労省は持っているようで，そこを標準化するという仕事をしています。

平島　なるほど。信田先生よろしいですか。

信田　はい。私は，1995年から臨床心理士として開業して，今は受付事務も含めるとスタッフが14名います。相談にあたるのは全員女性で，臨床心理士と公認心理師のダブルホルダーです。私は昨年6月から所長を引退し顧問となりました。

上の表1を見ていただくとおわかりになると思いますが，私たちは「精神療法」とか「こころ」という言葉を，ほとんど使用しないでやってきました。もともとアディクション，アルコール依存症が出発点だったので，相談内容は，ご家族から「うちへ帰ったら酔った夫に殴られる」とか，「娘が摂食障害でオーバードーズしちゃって手首も切ってるわ」とか，「息子が引きこもりで暴れている」とかです。

本誌の原稿を読んでいただければわかりますが，実に騒々しい問題ばかりに関わってきたのです。

これはまたのちほどお話ししますが，主訴はDV，虐待，性加害，ハラスメント。子どもから親への暴力，ギャンブル，借金。それからもちろんアルコール，ドラッグ，リストカット，引きこもりといった，いわゆる精神

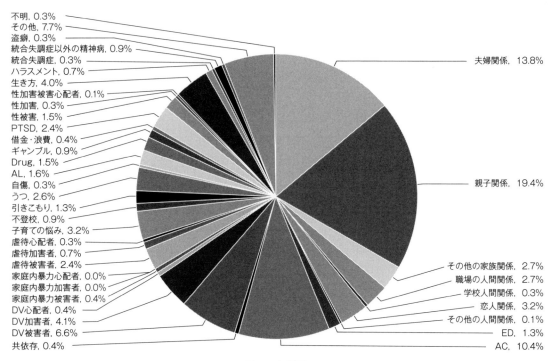

不明, 0.3%
その他, 7.7%
盗癖, 0.3%
統合失調症以外の精神病, 0.9%
統合失調症, 0.3%
ハラスメント, 0.7%
生き方, 4.0%
性加害被害心配者, 0.1%
性加害, 0.3%
性被害, 1.5%
PTSD, 2.4%
借金・浪費, 0.4%
ギャンブル, 0.9%
Drug, 1.5%
AL, 1.6%
自傷, 0.3%
うつ, 2.6%
引きこもり, 1.3%
不登校, 0.9%
子育ての悩み, 3.2%
虐待心配者, 0.3%
虐待加害者, 0.7%
虐待被害者, 2.4%
家庭内暴力心配者, 0.0%
家庭内暴力加害者, 0.0%
家庭内暴力被害者, 0.4%
DV心配者, 0.4%
DV加害者, 4.1%
DV被害者, 6.6%
共依存, 0.4%

夫婦関係, 13.8%
親子関係, 19.4%
その他の家族関係, 2.7%
職場の人間関係, 2.7%
学校人間関係, 0.3%
恋人関係, 3.2%
その他の人間関係, 0.1%
ED, 1.3%
AC, 10.4%

図 1　主訴別

科医療で診療しない，というのでしょうか，ちょっと言いにくいですが，今の保険診療の中では対象外となるような問題を，私が意図的に扱ってきた結果だと思います。

　図 1 で，夫婦の関係とあるのは，ほとんどが DV ケースです。親子の問題も AC（アダルト・チルドレン）というか，親との関係がとても大変だというような方ですね。全体の 3 分の 1 がいわゆる家族関係で困っている方たちです。虐待といっても，今起きているのではなくて，トラウマ記憶の中にある虐待みたいな問題。あとは弁護士紹介の性加害者，それからもちろん DV 加害者。私たちの大きなターゲットの一つは加害者です。被害者支援も加害者支援も両方やりますよというのが私たちのポリシーということになります。

　紹介経路ですが，表 2 を見ていただくとわかるように，今インターネット経由が最大の割合になっています。ここ 10 年の変化です。それまではほとんどマスコミ経由が多かった

んです。私が本を書いたり，いろんなところでお話しをしたり，それを読んでやってくる人が 90 年代はほとんどだったのですが，私はそれを見て危ないなと思ったのです。こんなことはいつか終わると。だから私は医療ではないところで，なぜ有料でも相談をやっていけるのかという根拠づくりを，理論的にも，実践的にも，技法的にもやってきたと思っています。

　その甲斐がありまして，今では多くの精神科医の方からご紹介いただく場合が多いです。私たちはもともと，精神科に通っている方は主治医の同意を得てくださいというのが条件だったので，その繋がりが築けていると思っています。とにかく総合病院も含めて医療機関からのご紹介も年々増えています。

　次に注目すべきは対面とオンラインの部分です。メディア経由の人はオンライン希望が多い，あとインターネット経由の人もです。その人たちは遠方に住んでいるからです。交

表2　紹介経路

	対面	OL	合計
医療機関	76	9	85
HC・センター	7	1	8
自助グループ	5	7	12
マスコミ（新聞・本等）	88	33	121
家族	70	26	96
知人・友人	54	23	77
福祉事務所	0	0	0
講演会	6	8	14
相談機関・専門家	53	4	57
弁護士	2	0	2
インターネット	109	44	153
中間施設	0	0	0
市民団体	0	0	0
学校	6	0	6
その他	6	8	14
不明	4	0	4
計	486	163	649

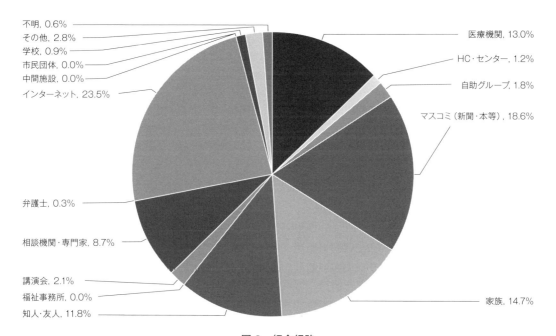

不明, 0.6%
その他, 2.8%
学校, 0.9%
市民団体, 0.0%
中間施設, 0.0%
インターネット, 23.5%
弁護士, 0.3%
相談機関・専門家, 8.7%
講演会, 2.1%
福祉事務所, 0.0%
知人・友人, 11.8%
医療機関, 13.0%
HC・センター, 1.2%
自助グループ, 1.8%
マスコミ（新聞・本等）, 18.6%
家族, 14.7%

図2　紹介経路

通機関を使うと高額な費用がかかる人が，コ
ロナ禍によって九州でも，沖縄でも北海道で
も，オンラインでカウンセリングができるよ
うになったんですね。今は全体の約3割がオ
ンラインカウンセリングです。

これはコロナ禍が終わったとしても収まら
ないと思っているので，Wi-Fi環境を整備す
る工事も先日完了したばかりです。
　もともと私たちはアディクションをやって
いた関係で，自助グループ紹介が多かったん

ですね。私たちの仕事はどこを見てやっているかにつながります。同業者の中にはスーパーバイザーを見ている人も多いのです。スーパーバイザーに何を言われるか，と。私は，もともとスーパーバイザー制度の外でやってきた人間なので，正直申し上げてスーパーバイザーはいないんです。それから藤澤先生もおっしゃっていたグループ主体だったので。顧問になった今でも，グループカウンセリングを四つオンラインで実施しています。

　対面とオンラインの違いについてよく聞かれるのですが，正直言って私はあまり変わりはないと思っているんです。むしろ私はグループが実施できないよりできたほうがいいと思っているので，感染状況が厳しい中でも日々家族の問題が続くわけですから，週1回のグループに出ることで何とか1週間を生きているような人もいるわけです。引きこもった子どもから責め続けられている親たちにとって，グループは何とか酸素を補給してくれる場なんです。どんな方法であろうと実施してくれるほうがいいと思って，私はオンラインでやってきましたし，これからもオンラインが続くとしたら，それでもいいかなとは思っています。以上が私の自己紹介です。

平島　ありがとうございます。では井原先生よろしいでしょうか。

井原　私は獨協医大埼玉医療センターという東武スカイツリーライン沿線の大学病院に勤務しています。もともとは人間学派の宮本忠雄教授（自治医大）を師匠とし，先生の弟子としては最後の世代です。当時の人間学派は統合失調症を主たるテーマとしていましたが，今の私は，都市近郊の大学病院勤務ということもあり，うつ，不安，不眠，働く人，高齢者の方が中心です。児童思春期も多く，外来受診者の半分以上は20歳未満です。一方，プラダー・ウィリー症候群という遺伝疾患を専門にしているせいもあって，知的障害を児童・成人例ともに多数診ています。

　今日は偶然3.11ですが，私は岩手の病院の勤務歴があり，震災以降，花巻で被災地医療支援の名目で，月に1回，農村の外来をやっていました。それと対照的にお江戸の真ん中でも臨床を行っています。外勤先が虎ノ門と神田で，都会人たちを診ています。場所がら外国人も受診します。英語で診療している精神科医は，東京でもそう多くはないでしょう。私は細々とですが英語臨床を行っています。ともかく幅広く診ているのが私の特徴です。

Ⅱ　多種多様の患者さんにどう対応していくか？

平島　ありがとうございます。今の自己紹介で，それぞれの先生方，ほかの先生方にお聞きになりたいことや質問はありますか。

井原　まずは藤澤先生にお尋ねしたいと思います。慶應の精神療法というと，私の新人時代は精神分析の小此木啓吾先生がスター教授でした。その流れから，大野裕先生の認知行動療法が台頭してきた。いずれにせよ，慶應の伝統といえば，構造化された精神療法技法であったように思います。

　一方で，現場のニーズは多種多様です。慶應病院，国際医療福祉大三田病院，あるいは私のところの獨協埼玉もそうですが，都市部にあっては患者は十人十色です。伝統的な精神療法の推進者の立場としては，精神療法技法をニーズの多様性とどうマッチングさせていくのでしょうか。慶應グループは精神療法の保守本流であるとともに，福沢諭吉以来の実学の伝統をも受け継いでいます。今後慶應の俊秀の先生方は，精神療法をどうカスタマイズしていくのでしょうか。

藤澤　先生のお話を伺って，本当に個々の患者さんを丁寧に診ていらっしゃるからこそのご質問だと思いました。おっしゃるように，一人一人の患者さんの特性に合わせたカスタマイズは非常に重要と思いますけれども，それ以前に，医療においては患者さんの診断，病

態を評価して，そこに見合ったアプローチを
ちゃんと届けるというのが最初にあることが
大事だと思います。通りいっぺんの言葉で言
えば，エビデンスのある治療をきちんと提供
するということだと思います。当院の最近の
流れは，認知行動療法やマインドフルネスが
中心になっています。

　個別性への配慮は，定型化された精神療法
の中で実現するものという気がします。当院
は確かにご指摘いただいたように精神分析の
歴史的な流れを有しておりますが，精神分析
を直接実施するというより，上記の精神療法
を実施する上での土台となる知識であるよう
に思います。

平島　井原先生自身はどうされているんですか。

井原　保険診療は「初診30分，再診5ないし
10分」です。この時間の制約の中で最良の
面接を行う。私としては，一見平凡で小さな
アドバイスや助言でも，それらをおろそかに
しないで患者に応じて丁寧に行うように心が
けています。特に私の場合，生活習慣病とし
てうつ，不安，不眠を診ていくということを
意識していますので，睡眠時間，睡眠相，一
日の歩数，アルコール，食事，そういったも
のはかなり丁寧に見ています。修正の余地は
いくらでも見出せます。

　特に，今は高齢者の方が多いです。高齢者
に抗うつ薬，睡眠薬，抗精神病薬を次々に重
ねていく治療は非常に危険です。一方で，生
活習慣には改善の余地が極めて大きい。睡眠，
運動，アルコールなどです。

　例えば不眠の治療とは，眠らせることでは
なく，起こすことです。高齢者なら6〜7時
間眠れば十分であり，残りの17時間をどう
起こすかが課題です。日中離床，朝夕の散歩，
夜の就床を遅らせるなど，方法はいろいろあ
ります。睡眠薬は睡眠の質を改善しません。
それができるのは，適度の肉体疲労だけです。

　高齢者は早く寝すぎますが，若年者は遅く
まで寝すぎです。人間は16〜17時間連続覚

醒したら，力尽きて眠るものです。だから，
就寝したい時刻の16〜17時間前，例えば午
後11時に眠りたければ，朝6〜7時に起き
ればいい。完全な昼夜逆転の場合，まずは
「午前7時から正午までの5時間だけは起き
ていて，あとはいつ寝てもいい」という感じ
で言い，そこからリズムを再建します。要は
24時間のなかで覚醒している17時間を適切
に設定して，そのための方法を考えればいい
のです。

　さらに言えば，私は言葉が使えない重度の
知的障害で高度行動障害を伴う人も診ていま
す。この人たちは家族，養育者を介して，生
活習慣を変えることを促します。昼間動いて，
飛んだり跳ねたり走ったりしてもらって，力
尽きて夜寝るという生活をさせることです。
そうすれば，自傷，暴力など問題行動は減り
ます。知的障害者は，児童であれ成人であれ，
過剰処方の最大の犠牲者であり，精神療法の
喫緊の課題がここにあります。

　知的障害にせよ，認知症にせよ，言葉がで
きない人に対してこそ，非薬物療法が必要で
す。その場合，言葉を介した狭義の精神療法
ではなく，運動，睡眠といった生活習慣への
コミットメントを個々に応じて行うことにな
ります。

平島　ありがとうございます。若い精神科医と
か，精神分析を勉強している人たちも先生の
本や講演を聞いて，「睡眠」「運動」「生活習
慣」に焦点を当てていくということが結構浸
透しているように私は思っています。

井原　ありがとうございます。

Ⅲ　治療法をカスタマイズする前の
精神療法的基盤

平島　先生の講演はすごく笑いが多いので，ス
ッと入ってくるところがありますし，実際私
も先生の影響で，臨床での「睡眠」について
はそういう指導をしています。

　でも先生，若い人が例えば認知行動療法的

なところから入っていったり，森田療法的なところから入っていったり，いきなりカスタマイズするというところから入っていくと，精神療法的と言ってしまいましたけど，何かこころのやりとりの中での指導がなかなかできないのではないかと思います。

そこら辺，井原先生と信田先生はあまり精神療法，信田先生は特にこころとか精神療法と呼んでこなかったとおっしゃるんですけれども，でも私，信田先生のお話を伺っていて，精神療法の治療者だなと思ったんです。

なので，井原先生にしても何かやはり基礎がおありになるのだろうと思います。その基礎がないところで，いきなりカスタマイズしてしまっている人たち，表面だけ真似してしまっている人たちが結構いるように思うんです。先ほど藤澤先生がおっしゃった「基盤」のように，先生たちにもそういう基盤が当たり前のようにある中でカスタマイズとおっしゃっているような気がするので，ちょっとそこら辺が精神療法を勉強する人たちに誤解されないかなという心配があります。信田先生，井原先生いかがでしょう。

信田　私の基盤はサイコドラマ（心理劇）です。ヤコブ・レヴィ・モレノはフロイトに対抗して，暗い面接室じゃなくて，太陽の元で僕はセラピーをやりますよと啖呵を切ったのです。彼に影響を受けた数少ない日本人の一人が私の恩師なので，最初は心理劇でトレーニングを受けてきたんです。

状況を読み，関係をどういうふうに動かし，もしくはどうやって関係責任をとるのか。関係操作，関係責任，関係洞察が基本になっているので，平島先生がおっしゃる通りそれを精神療法と呼べば，まさに私は大学院時代，そういう形で精神療法的なものを身に付けたと思っています。

平島　井原先生も先ほど宮本忠雄先生のお名前を挙げていらっしゃったように，やはりそこの基盤があっての今に合わせて，という感じ

なのかなと思います。

井原　おっしゃるとおりです。人間学的精神医学は，現存在分析（Daseinanalyse）という哲学的な言い方もしますが，現存在（Dasein）とは要は患者をある状況（Da）のなかの存在（Sein）として見る。状況に放り込まれて，さまざまなしがらみから逃れられない存在として見ます（ハイデガーの「被投性」Geworfenheit）。

人間学は精神分析の影響も受けていますが，対異性，親子などの狭義の精神力動に限定せず，労働，介護，貧困，孤独，災害など，すべての逆境が状況（Da）を構成すると考えます。したがって，その人の置かれた状況を包括的に理解し，そこから援助のヒントを考えることになります。

ただ，人間学は現存在の静態的な分析に終始して，解決策を出さない弱点はあります。もちろん「技術はあくまでも治療的人間観に従属すべき」という実存心理学者ロロ・メイの発言には一理あります。人間学も技術主導型ではなく，患者中心であることはリスペクトに値しますが，だからといって具体的なソリューションを出せないようでは，やはり治療とは言えないと私は思います。

人間学ないし精神病理学が後進の支持を失いつつある理由は明白です。治療に消極的だったからです。人間学に基づいて臨床を行うのならば，患者の状況の分析に基づいて，個々に応じたカスタマイズドな解決策を提案できなければならないのです。

Ⅳ　生活習慣を変えるという生物学的治療

私が生活習慣医学（Lifestyle Medicine）に関心を持つようになったのは，ひとえにそれが具体的な提案につながるからです。この生活習慣医学は，アメリカのハーバードなどを中心にしてすでにトレンドになっています。従来は，睡眠，運動，食事を，高血圧，糖尿病，高脂血症といったような成人病に適応す

ることが多かったのですけれども，徐々に精神疾患にも適用されつつあります。その基底には，慢性疾患を生活習慣不整に起因した低グレード炎症とみなす病因論があります。実際，うつ，不安，不眠などはかなりの部分Lifestyle Diseaseといったところがありますので，睡眠，運動，食事などにコミットすれば，具体的なソリューションにつなげることができます。

　生活習慣の修正は，非薬物療法即ち精神療法であるとともに，同時に生物学的治療でもあります。

　例えば月経前緊張症です。月経前，黄体期の女性は，REM睡眠が減っており（Shechter et al., 2010）*，睡眠が浅くなっていると思われます。とすると睡眠の質を量で補うべく，普段よりも睡眠時間を30分長くとる。あるいは積極的に昼寝させる。これだけでかなりの部分，月経前のいらだちが減ります。ですから，睡眠日誌をつけて，睡眠覚醒リズムを記録させるとともに，もし次の月経が来月上旬頃にくるのだったら，今月下旬から普段よりも多めに寝てはどうかとか，昼食後昼寝しましょうなどとアドバイスをします。

　ですから，生活習慣に目を向ければ，とかくバイオロジーと対比されがちな精神療法を根本から変える可能性があります。

平島　いまのお話でちょっと質問です。井原先生，私のところには私が女性であるいうこともあって，PMDD（月経前不快気分障害）の患者さんがたくさんいらっしゃるのですけれども，月経前に過眠の方がいらっしゃるんです。黄体期って眠くなるじゃないですか。過眠，過食が結構出るのですが，こういう人たちにも30分早く寝ろと言いますか。

井原　過眠は病理現象ではなく，その時期限定で身体が長い睡眠を要求しているのだと思い

---

* Shechter A, Varin F & Boivin DB (2010) Circadian variation of sleep during the follicular and luteal phases of the menstrual cycle. SLEEP, 33(5); 647-656.

ます。したがって，過眠を治すことよりも，むしろ，積極的に睡眠をとっていただくほうがいい。といっても，社会生活と折り合いをつけなければいけません。

　職場に理解があれば，昼休みに20分，30分の仮眠。机の上で卓上枕を使って眠る程度でもいいと思います。それだけでも随分違うはずです。

平島　そうですね。そういう意味で，体内時計の感覚とか，そういうバイオロジカルな要素を取り入れて精神療法をしていらっしゃる先生方は多いんじゃないかと思いますし，それは変わってきているなと思います。

　いま流行っている「マインドフルネス」も，割とそういうバイオロジカルな部分に触れている精神療法のような気がしているんですけど。

V　体とこころは一体である

藤澤　こころと体というものが一体なものであって，そこを分けるのではなくて，両方から感じるし，両方からアプローチするという意味で，今おっしゃったとおりだと思いますね。

平島　藤澤先生は，体の病気の方，もしくは認知症の家族の方や認知症患者さんも診ていると思いますが，いまの井原先生のお話からお考えになること，ございますか？

藤澤　井原先生のお話を伺いながら考えていましたのは，私たちは精神療法というと，「精神」であり，「療法」であるという，非常に深淵で固くて難しい，頭で考えるような感覚をどうしても直感的に持ってしまいますが，そうではなくて，人間というのは，頭は体の上に乗っかっていて二つはつながっているものです。そこに行動があり，生活習慣があるものですので，やはり全体を見る，頭でっかちにならずに，そういった基礎的なところからきちんと整えていくということは大切だと思いました。

　今回の座談会のテーマである「いま」という観点から考えますと，そういう問題はもし

かすると，一昔前はもうちょっと家族が大きくて密で，家族以外のネットワークもあって，当たり前のように周りにそういうことを実践している人もいたし，治療者じゃなくても，教えてくれたり叱ったりする人がいたのではないかと思うのですが，現代の社会ではそういうのが自然と身に付く機会が失われているので，むしろ一昔前の近所のおばちゃんとか，おせっかいなおじさんとかがやってくれていたことを，セラピストが担うような形になっている。そんなイメージが近いかなと感じていました。

信田　よろしいですか。さっき井原先生がおっしゃっていた，10 分足らずの保険診療の時間の間に，いろいろなソリューションを提示して，具体的にその方に介入していかなきゃいけないという話を伺っていろいろ考えさせられました。クライエントから精神科を受診した体験を聞くこともあって，精神科医の方は保険診療の枠の中で満足感を得られるのかな，と思うんです。病院の収益もあげなければいけないし，一人の患者さんに 30 分も時間をかけられないという中で，どうやって治療技術を研ぎ澄すのかということを，今の井原先生のお話しからすごくご苦労を感じました。

　私たちは 50 分のカウンセリングが 12,000 円，消費税込みで 13,200 円，30 分だと 6,600 円。それだけの金額を払って来る人たちがクライエントです。これは同業者の情報ですが，心理の開業はどこも満杯なんですよ。そうなると藤澤先生が対象としていらっしゃる層，それから井原先生が対象としていらっしゃる層，もちろん平島先生のような外来でいらっしゃる方と，私たちに来る方と，層と言っていいのかどうかはわかりませんが，同じ今を生きていても，やはり少し違う層なのかなと思いますね。

　特に私たちは暴力被害者が多いので，トラウマ治療が必須なんです。オンラインになることによってトラウマ治療の最先端の研修を世界中で受けることができるので，スタッフがそれを身に付けて，例えばブレインスポッティングだとか EMDR などをやっていく。トラウマ治療を実施することで，今まで体調不良だったり原因不明の痛みがある方が，楽になっていきます。私たちは医療ではないけれど，やはり被害とかトラウマという視点で見ると，これまで掬い上げられなかった層を掬い上げているのかなというような気もしています。中でも性被害。この深刻さはちょっと言うに言えないですね。私も驚いています。

平島　どんなふうにびっくりしましたか。

Ⅵ　性被害の深刻さ

信田　とにかく，言葉にならないことですね。しかも，被害という言葉を与えられるのに何年もかかる。例えば職場で尊敬する男性から，そこで自分はできるだけいい仕事をしようと思っていた女性たちが，それを性被害と思わずにそういう体験をしてしまう。それを性被害と言えるのに 2 年ぐらいかかるんですよね。で，言ったとたんに加害者やその信奉者からバッシングされて，二次被害が起こります。その被害を訴えて受診すると更年期障害だと言われたりもする。だから性被害という目で捉えてくれる医療者，それから専門家というのが本当に必要かなと思います。

平島　確かに性被害と言えるまでに時間がかかるというか，最初は「眠れないです」というふうに来て，何か隠してるんだろうなと思いながらも，そこを掘ると，それこそ二次被害になってしまうので，10 分，15 分の診察の中でできることからやりながら，打ち明けてくれるまで待つみたいな，本当に遅いあゆみの中での臨床をやっているなと思います。

　そういう意味では，信田先生のところにはそれがご自身でわかって話しにこられているのかなという気はするのですけれども。

信田　それがそうでもないんですよね。やはりお話ししながら，それこそ想起が起こる。そ

れから藤澤先生がおっしゃったグループですね。グループって他の人の話を聞きながら，想起されるというケースがものすごく多いんですね。私が実施しているグループでも，やはり自分が父や兄からの性被害を受けたとは全然思っていなくて，ただ虐待的な環境だったというような人が，ほかの人の体験を聞いていて思い出してしまう。それはそうじゃないと思う人から見たら，嘘を言っているだろうとか，それこそ本当にフォールスメモリーになりかねないことが想起されることもある。だから私は，隠しているとか，ふたを閉めているとも言えないんですよ。それくらいトラウマティックメモリーというのは非常に複雑なものがあると思います。岡野憲一郎先生あたりがその辺についてはお詳しいですけれども。

平島　そうですね。

信田　何か性被害の話になると，だいたい場がシーンとするんですよ。

井原　被害者の心理を想像することが難しいからでしょうね。私は，ある裁判で被害者女性の側に立って証言する機会がありました。第一審で被害者の証言の信憑性に疑問ありとされた事件で，控訴審で私が証言して信憑性を認めてもらいました。裁判はまだ続いています。今回被害者の側に立ってみて，性被害者が何を言ってもまともに取り合ってもらえない現状もよくわかりました。

　それから被害者を擁護する側に立ったときの加害者側からのバッシングがすさまじいということは，自分の経験で実感しました。被害者を擁護しただけでこれですから，逆に言えば，被害者女性本人は，それこそ誹謗中傷の雨あられで，公開処刑状態です。

　私も驚きましたけれども，男というものは女が敵に回ったら，突然一致団結します。私は鈍感な男ですから女だってつらいらしいということは噂では聞いていましたが，「こういうことだったのか！」と初めてわかりました。声を上げた瞬間，男全員が結束して，集団で攻め込んできます。こんな恐ろしいことになるとは，私も全然知らなかったです。これが男社会というものだったのです。

　もっとも，私は刑事事件の法廷という特殊な状況で関与しましたが，では通常の外来診療はどうかと言えば，性犯罪被害者が私のところを受診することはないように思います。それはひとえに，私が加害者側ジェンダーに属するからです。当科には女性医師がかなりいますので，女性医師は女性の患者さんたちから性被害をカミングアウトされるケースがたくさんあります。

　私は，治療者として性被害者女性を診ていくことは難しいかもしれません。でも今回の裁判で私は実に多くを学びましたので，性犯罪被害者の置かれている状況は理解できるようになりました。今後も，加害者側ジェンダーに属するとはいえ，被害者の方々のために何らかの形でお役に立てればと思っています。

信田　心強いお言葉をありがとうございます。

　平島先生の今日のテーマとも関わると思いますが，私のポジショナリティ，立場性は中立とは呼ばないというのははっきりしています。また，カウンセリングセンターを95年に立ち上げたときから，申し訳ないですけどスタッフは女性だけで，男性は雇用していません。

　アディクションに関わっていて，80年代から多くの性虐待や性暴力の話をいっぱい聞かされて，男性を雇用することは危ないなと思ったんです。あの密室の中で何が起こるかわからないということがありました。だから立ち上げたときからポジショナリティは被害者側に，と思ってやってきたら，今，井原先生がおっしゃったように敵は本当に多いですが，すごく味方も多くなりました。「頑張って」と言われるんですね。「信田さんそんな，後期高齢者なんて言わないで頑張ってください」と応援してくれる方がいっぱいいることが，私はうれしかったです。

　でも，私は合わせて加害者の相談も受けて

います。2000年代の初めにDV加害者プログラムを始めたときは，井原先生ではないですけど，被害者支援の側からバッシングを受けたんです。何でそんなことやるんだと。「信田さん，そんな余力があるなら，DV防止法ができて今スタートしたばかりなのに，もっと被害者を見て」と言われました。

　私は，「変わるべきは加害者である，だから，DV加害者プログラムはやるべきだ」と主張しました。カナダの加害者プログラムは国を挙げて認知行動療法です。そのおかげで認知行動療法をすごく勉強させていただきました。こうして敵と味方に分かれてしまいがちなことを，どうやって乗り越えていくのかも，精神療法の一つの意味じゃないかと思うんですよ。

　なので，母と娘の本を書いたときも，お母さんを毒親とは絶対に呼ばなかった。それをやったらいけないと思ったんです。母に対しても中立ということではなくて，娘の立場に立ちながら，あのどうしようもない母たちをどうやって乗り越えるかということをやっていかなければいけないし，DV被害者にとっても，実はDV加害といわれる男性を知ることってすごく大事だと思っていて。今まで，精神療法とかこころとか，中立という言葉を私は捨てたと思っていたんですが，実は私，加害，被害と二極化することにすごく恐れがあるんです。だから今日，この座談会に来て，これは精神療法的だったのかなと新たな発見をした思いです。

井原　そうですね。特に性犯罪の加害者の場合，根本からの異常性格者というより，むしろ普段は善良な市民として，地域社会でしかるべき役割を担っている。それなのに，痴漢だの，盗撮だのの，愚かなことをして，人生を棒に振ってしまいます。人間とはいかに愚かな存在なのか。私は人間学の徒であり，人間に関することなら，愚かであろうが，滑稽であろうが，悪辣であろうが，まずはその自然な状態にとどめて，それを受け入れなければいけないと思います。人間とは，本質的に過ちを犯す存在であり，何人もこの宿命を逃れることはできません。この自覚の上で，しかし大きな逸脱をせず，どうやって地域社会と調和していくのか。そこに精神療法の課題があるという気がします。

　人間が愚かでなくなることはない。程度の差こそあれ，人は皆愚か者で，他人の愚行はすべて「他山の石」です。愚か者をいかにファールラインの内側に留めさせるかが課題だと思います。

平島　藤澤先生，この話題についてどう思いますか。

Ⅶ　保険診療と開業心理相談，自由診療の違い

藤澤　大事な問題だと思います。病院臨床がいかに限られた世界でクライアントと接しているかというのを強く感じました。井原先生は10分で，とおっしゃって，信田先生もそのことを話題にされていましたけれども，病院臨床は本当に短い時間しか接点がなく，医療者向けの顔から始まっているという点が，信田先生の実践と環境的に違うところが大きいと思います。

　私が信田先生の話を伺っていて浮かんできたキーワードが，「秘するものが開かれている場所」でした。最初に統計を出していただきましたけれども，夫婦関係と親子関係とDVが三大コンサルテーションの要件になっていて，それらはみんなごくプライベートな空間で起きている，ドロドロしてとても外では話すことができない，そういった，外には出せないものを患者さんが持って来られて，信田先生のところでようやく打ち明けられる。

　そういった現場と比べると，医療機関というのは患者さんがよそ行きの顔を見せる場であり，患者さんにとっても，治療者にとっても，保険診療という決められた枠から始まってやっていることなので，自ずからそういう

対応になっている。その差というのは非常に大きいと思いました。

性被害の話というのはその最たる例なのだろうなと。

井原 よく「保険診療は時間が短いから精神療法ができない」といいますが，とんでもない。時間は短くても，回数は無限だということを忘れてはなりません。期間だって，その気になれば10年でも20年でも続けられます。これは大きなアドバンテージになりえます。私は患者さんにも言います。「5分，10分しか取れません。でも回数制限はありませんから，何回でも，何年でも来れますよ。だから今日すべての問題を解決しなくていい。この話の続きはまた次にしましょう」と言います。私自身は保険診療という治療構造の中でずっと精神療法を行ってきました。「時間制限あり，回数制限なし」が通精（通院精神療法）の最大の特徴です。この条件を，マイナスととらえる必要はありません。プラスに転じればいいだけです。

そのためには面接を単発ドラマではなく，連続ドラマにすることです。毎回の診察の終わりに次回までのテーマを共有して，次回はその進捗を尋ねます。これを延々と繰り返す。こうすれば連続ドラマができあがります。NHKの朝の連ドラは15分，通精はその半分の時間です。この点は患者さんにも意識してもらいます。セッションのたびに，次回までの課題を確認して「ドラマは続く」ということを言外に伝えるのです。

平島 かえって10分，15分だからそこで枠ができて，ここは長く話さない。長く話してしまうと，そこから先にまた退行が起こってしまったりするような患者さんで，退行が抑制的に働いて，ゆっくり熟成していく関係というのがあるような気がしますよね。

私は，50分の治療もやっているので，どういうふうに違うかというと，やはりその15分の短い中で，ある程度自分を保つこと

を覚えられた人たちを，50分の治療でもう少し深めようと意図することもあります。たぶん信田先生の患者さん方とはそういう意味で少し違うのかもしれないとも思いますが，いかがでしょうか。

信田 私の感じですが，やっぱり医療って非日常なんですよね。病院の入り口から入って，匂いとか，場とか。さらに10分診療。先生も急いでいるし，私も10分で，とこれは入ったときからそういう構造ができますよね。

だけど私たちは日常生活伴走型みたいな感じで。50分あると平島先生もおわかりのように，本当に導入部から一番肝心なこと，最後に終わるときまでという，50分の使い方ってありますよね。部屋を出てから会計窓口まで一緒に歩きながら「今日の洋服いいじゃない？」とか言って，日常に戻って帰っていただくみたいな，そういう現場からすると井原先生のおっしゃる10分という構造の中で言葉を研ぎ澄ませて介入していくというのは，お話を聞いていてもよくわかります。

Ⅷ　患者さんの性差，世代間の違い

あと，加害者の話になりますが，私はSDGsの中にあるジェンダーというものを考えると，やはり圧倒的に男性のほうがあらゆるところで優位な世の中で，女性の被害が中心になると思っているので，これからも私は女性の味方でいたいと思っています。

そして，加害者の人たちの言葉のなさ。これは，恐るべき言葉のなさですね。男の子たちがどうやって男になっているのか，自分の性的なことに対して言葉がないという。そこの部分に関しては圧倒的にジェンダー非対称。女性って語りすぎるぐらい語っているじゃないですか。でも男性は何で語らないのかなと思ったりして，それは精神療法的にはどうなんですか，平島先生。性的なことというのは，男性はどういうふうに精神療法の中で語られるのでしょうか。

平島　これは私にですか？　井原先生とか藤澤先生じゃなくて。

信田　女性だから話してもらえないのかと思っていたので，彼らにとって異性である女性の治療者として平島先生に伺ってみたいと思ったのですが。

平島　男性は異性には本当に語りにくいのだろうなと思います。性的なものだけでなくても，本音を言うまでに異性に対してはすごく時間がかかる気がします。男性同士もそうなのかなという気はするんですけど。その辺については私はあまり一般化できないです。

信田　どうですか？　藤澤先生。

藤澤　私自身も男性の一員であるわけですが，男性の方が精神療法が苦手な比率が高いと思います。

信田　それには世代間の違いってありませんか。

藤澤　世代間の違いもあると思います。上の世代の方が語ることに慣れていない印象です。一方で若い世代は，語る「場」自体には違和感がないかもしれないけれども，語る「言葉」を持っていないような印象がありますね。

信田　私たちも来談者の男女別の比率は毎年集計しているのですが，この 5 年ぐらい，30 代以下はほぼ男女半々ですね。若い人がカウンセリングという場を利用できるようになっています。ほぼ男女同数になってきたのはすごいなと思います。

平島　そうです。私の外来でもカウンセリングを希望してくる男性は本当に多くなったなと思います。

　でも，男の人はあまり語らない，これは一般化できないと思います。井原先生はすごく語るので。ただそれで思い出すのが，患者さんの話を聴いていると，祖父母の世代まで遡る，いわゆる「三代話」になることがよくあります。例えば第二次世界大戦で戦争から帰ってきたおじいさんたちが突然語らなくなる。沈黙ですよね。戦争体験だけ語らないというトラウマの在り方。すごく飛躍した考え方で

わからないですが，私はそれが今の女性に向かっている性暴力とか，それを語る女性に対する，もしくはそれを代弁する男性に対するバッシングに，どこかでつながっている気がします。沈黙しているトラウマこそ何とかしないといけないという気が。

信田　さすが直感の平島先生ですね。

平島　10 分や 15 分で，沈黙なんかはほとんどできないですが，でもその 10 分，15 分以外のほとんどの時間を沈黙と考えれば，それを大事にしているというか，待っているのが私の外来治療という気がして，沈黙があるならば，トラウマが沈黙として表現されているということもあるのかなと思っただけです。

信田　よくわかりますよ。私は 1946 年生まれで団塊世代の入り口ですが，やはり 60 年代末から 70 年代のあの闘争。

井原　私は，常に上司が団塊世代で，この世代に怒られながら育ちました。

　団塊世代は学生運動の主役であり，新左翼的価値観の影響を程度の差こそあれ受けています。運動自体は挫折しましたが，一定の意義はあって，その後「赤から緑へ」といわれた通り，環境問題，消費者運動，ジェンダーなどに拡散していきました。反精神医学だってそこから派生した運動で，すでに原理主義者は絶滅しましたが，一方で，地域生活支援，訪問医療・オープンダイアローグ，非薬物療法，薬物依存者の救済，ホームレス救済等に移行しました。私も，反精神医学には大きな影響を受けています。その意味で団塊世代が行った異議申し立てを，現状に応じてカスタマイズしているところだといえます。

　それと，性犯罪被害で忘れてはならないのが，男が被害者になる場合です。児童福祉施設関係者は実態を把握していますが，男児から男児への性暴力は，男児から女児への性暴力より頻度が高い。しかも，犠牲になるのは幼いころであり，成長すれば今度は加害者に転じることもあります。施設育ちの男児が受

診する場合，過去に性的被害も加害もあり得ると想定して臨まなければなりません。でも，ほとんどは診察室で語られません。

それから，男児が年長女性から性被害を受けることも少なくないはずです。松本俊彦さんが指摘するように，太宰治には『人間失格』に「その頃，すでに自分は，女中や下男から，哀しい事を教えられ，犯されていました」との記載があって，彼自身に性被害があった可能性もあります。私は先ほど「自分は加害者側ジェンダー」と申し上げましたが，実のところそうは言い切れない。被害者になりえた可能性もあったわけですから。

一方で，信田先生ご指摘の医療イコール非日常という点は，私も危惧を感じます。

本来は，医療は日常でなければなりません。プライマリケアの対象は，コモン・ディジーズであり，慢性疾患であり，いずれも地域生活との調和が課題です。大学病院ですら，心臓外科，脳外科，救急などの一部の科を除けば，大半は慢性疾患の継続治療を担います。そうなると治療と生活の両立，治療と就業の両立が求められます。

精神科だって同じです。今日の課題は，「入院から地域へ」のはずです。そうなると，入院期間は短いほどいい，入院よりは外来のほうがいい，ということになります。就業だって，無条件に休職させるより，条件付きで就業継続にして，履歴に連続性を持たせてあげたほうがいい。それなのに，復職支援の方法も技術も持ち合わせていない稚拙な精神科医が，よく考えないで「要休職」の診断書を書いてしまう。日常から遊離させることが治療的であるはずがありません。

信田 そんな大それたことを言ったつもりはないんですけど，やはり日本の精神保健医療には，保険制度，それも医師である限りそこから逃れられないと思いますが，そこを作るヒエラルキーとかシステムの煩雑さとか，そういう個人の努力ではどうしようもない部分も

おありかなと思います。だから私たちは，お金は高いですけど本当に好きなことができるんです。グループ一つやろうと思えばすぐできる。そういう意味では，苦労はしましたけど，臨床的にはとても恵まれた場を作ってきたかなという自負はあります。

さきほど私が団塊の世代を話に出したのは，団塊世代を中心としたあの闘争が結局連合赤軍で収束したじゃないですか。ああいうことに関して，語れない人が膨大にいるということを知っていただきたい。つまり自らの加害性，それから内ゲバとかで障害者になった人も何人もいて，そういうことは全然表面に出てこないんです。それが少し戦争体験に似ているかなと思って。だから，男の人たちが言葉を失うということにはいろいろな背景があるなと思って聞いておりました。

IX　生活と治療の両立支援と患者の準備性

平島 そういう意味で保険診療の中でも，先ほど井原先生が言われた両立支援というのはこれからの課題として，ちょうど今年の春の診療報酬改訂で重点が置かれていると思いますが，両立支援については藤澤先生が一番関わっているところではないかと思います。

藤澤 そうですね。両立支援に象徴されるように，今回の診療保険の改定は，これまでの医師をヒエラルキーのトップとした医療モデルから，多職種で多極的に支えていくという転換を表現していると思います。

今日の座談会のテーマにも共通すると思いますが，精神療法について言えば，精神療法が何か特殊な言葉を使ってやりとりをする限局したものではなくて，もっと生活に根差していて，診療室内で行われるだけではなく，さまざまなオプションがあっていいと思うのです。精神療法というのを神格化せずに，患者さんのニーズと準備性，そして，環境に合わせて，いろいろな人が対応できるようにする。そういったことの重要性というのが，医

療の中でも認識されてきているのではないか
と思いました。

平島　先生の言っている準備性というのはどう
いう意味ですか。

藤澤　私は，信田先生の臨床の場面と，大学病
院の場面を対極として捉えたのですが，信田
先生は，先ほど「治療者の側からすれば，お
金はかかるけれども自由なことができる」と
いう言い方をされましたけれども，それは患
者さんにとっても同じだと思うんです。自分
が強くコミットしたいと思えば，コストをか
けてでもそういった密な関わりが得られると
いうことです。片や大学病院をはじめとした
医療の中だと，患者さんは最小限のコミット
です。金銭的・時間的な問題は，こころの構
えも象徴していると思いますが，自分が適度
に距離を取りながら治療者と関わることを選
べます。患者さんが自分の問題とどのくらい
向き合う構えができているかという準備性の
問題という意味です。

平島　わかりました。

　残り時間が少なくなりました。そろそろま
とめというか，言い足りなかったことについ
て少しお話をしたり質問をしたりしていきた
いなと思っているのですが，いかがでしょうか。

信田　井原先生の生活習慣病という話ですが，
80 年代末に聖路加の日野原先生がはじめに
生活習慣病とおっしゃったんですよね。あの
とき私はちょうどアルコール依存症の専門病
棟に毎週末に行って教育プログラムをやって
いたのですが，その言葉がすごくうれしかっ
たんです。アルコール依存症の入院患者さん
たちが「俺らなんて，どうせアル中だ」と思
っているときに，私は「いや，皆さんは生活
習慣病なんですよ，だから糖尿もいとこです
よ」と。そうしたら皆さんが「そうなのか」
という感じでモチベーションが上がるという
経験をしました。だから生活習慣病モデルっ
て画期的だったんだなと，今の話を聞いてい
て思い出しました。

X　治療と共にあるアドボケイトという視点

井原　全くその通りです。

　実は依存臨床と生活習慣臨床は，密接な関
わりがあります。どちらにも共通するのは，
患者の主体的治療参加が不可欠だという点で
す。「先生にお任せ」の医療ではなく，患者
さんと医師の共同作業が必要になります。

　それと信田先生のお仕事と関わるところで
は，結局私たちこころの健康専門職の仕事に
は，クライエントに対するアドボケイトとい
う側面があるように思います。自ら声をあげ
ることができない患者に代わって，意見を申
し述べることは，私どもの務めです。アドボ
ケイトは強制入院治療中の患者に限定して語
られがちですが，そうではなく，性被害，い
じめ被害で不登校にあっている生徒，パワハ
ラ被害にあっている会社員など，すべてが対
象のはずです。

　例えばいじめ被害で不登校になっている生
徒の場合，診断書に一言「学校側でいじめ防
止対策推進法にのっとった対応をしてくださ
い」と書くだけで状況は変わります。

　パワーハラスメントも同じです。診断書に
「職場の安全配慮義務の一環として，厚生労
働省パワーハラスメントに関するガイドライ
ンに則った対応をしてください」と一言書く
だけで抑止力になります。そんなふうに，精
神科医なり，心理臨床家なりが，アドボケイ
ト役を果たすということは，精神療法，心理
臨床の極めて重要な一面ではないかと私は考
えています。

信田　勉強になりました。

井原　ありがとうございます。

信田　もう 1 点いいですか。

　さっきの立場性というのでしょうか。やは
り中立，客観を超えるというのが開業して以
来の私のテーマだったのですが，カナダでの
DV 加害者プログラムをたくさん見ていると，
今の話にも出てきたようにアドボケーターと

いうのが職種として成り立っているんです。それはすごく印象的でした。皆さん，例えばDV被害で裁判を受けるときに，アドボケーターが全部やるとか，が普通です。日本でも今DV被害者支援でアドボケーターと言われることがありますが，それは持ち出しでやっている。私たちはもちろんお金をもらってやっていますが，せいぜい私は味方という言葉を使って on your side，つまりあなたの側に立ちますよという姿勢を，特に初回は崩さないというのを心掛けています。

平島 信田先生は司法関係者の方とも関わりがありますか？

信田 加害者プログラムを始めると，やはり法務省や家裁関係者の方とのつながりは深くなります。そうなると，精神科医療とか心理臨床ではなく，政治学の本や家族法の問題の方が参考になるという経験をしています。

だから，民間の私たちのような立場が加害者プログラムを10年以上続けてきたのは，認知行動療法的なプログラム以外にもたくさん勉強することがありました。

平島 藤澤先生はいかがですか？

藤澤 雄弁なお二人に圧倒されているばかりです。感想としては，精神療法という何か特殊技術のような幻想があったように思いますけれども，井原先生からは，精神療法が教育とか啓発とつながっているという視点をいただいたと思います。それが発展すると，信田先生がおっしゃったような法制度などとの接点につながります。精神療法家というのは，幅広いチャンネルを持って対応することが必要なのだ，と改めて感じましたし，逆の目から見ると，精神科医や心理士だけが精神療法家ということなのではなくて，社会のいろいろな立場の方が精神療法的な関わりを持ちうるのだと思います。私は精神療法家でございます，という思いが，患者さんにとって垣根や障壁にならないようにしていくことが患者さんを助けるために重要と感じました。

XI　先生方のメンタルヘルスの保ち方

平島 ありがとうございました。最後の質問をしていいですか？

今までの先生方のお話を聞いているとすごくパワフルで，どうやってご自分のメンタルヘルスを保っていらっしゃるのでしょうか？お一人お一人にお聞きしたいです。

井原 これは私自身に対しても言えるし，私の部下たち，医局員全員に対して言っていますが，マイメンタルヘルス・ファーストです。つまり，患者さんのこころの健康のために，自分のこころの健康を犠牲にしてはならないと若い人には伝えています。

第一に，マイメンタルヘルス。自分がはつらつとしていないと，患者さんが外来にやってきたときに，目の前に病気っぽい精神科医がいることになります。一見して暗い雰囲気で，重い口調で，今にも自殺しそうな人が白衣を着てそこにいたら，患者さんもドン引きです。別にいつもカラ元気でいろとは言いませんが，少なくともしっかり寝て，体調を整えて外来に出てきなさい，と言っています。夜十分寝ること，外来の前日は酒を飲まないとか，その程度の節制はしてもらわないと困ります。その代わり外来が終わった後には昼寝しても構わないので，生活習慣を患者さんに説くと同時に，同じことを自分に対しても行うということ。睡眠，運動，節酒・断酒，これらを「まず隗より始めよ」ということです。

平島 ありがとうございます。藤澤先生いかがでしょうか？

藤澤 自分がいかにちっぽけということとか，いかに力がないかということを折々に思い出すということでしょうか。自分が治療者として特別な存在であると思っていると，自分の限界を超えてがんばってしまう気がするんです。

治療者自身がちゃんと仲間にSOSを出せるのか？　それができる人とできない人がいて，治療者の中にもバーンアウトしてしまう

人がいますが，そこの核になっている要素の一つは，自分自身のことをちゃんと気付けているかということのような気がします。

そういう意味で，私自身は，マインドフルネスを実践していることが自分自身の手助けになっていると思っています。マインドフルネスによって，自分がどういう状況にあるかということを俯瞰して見られるようになった。自分にスピードメーターみたいなものが付いたような感覚を持っています。それが自分のメンタルヘルスを保つ意味では役立っている気がします。

平島　ありがとうございます。信田先生はいかがでしょうか？

XII　「共感しない」ということ

信田　この質問は，よく受けるんです。

どうやって自分のメンタルを保っているんですか？　と。いつも私は共感しません，と答えます。共感という言葉を特に心理は使うのですが，私は共感と言っても，つい最近気が付いたんですけど感情ではなくて，たぶん知性の回路で全部情報処理しているので，自分が代理受傷するということが全くないんです。どんな悲惨な話を聞いても，もちろん泣いたりはしません。

これは私が長年特殊な聞き方をしてきたのかなと思うのですが，むしろ風邪気味でもカウンセリングするとすごく元気になったりする。クライエントから私がエネルギーをもらってしまったりするんです。私も何か奪われている気がしなくて，グループを 2 時間やるとすごく元気になったりするんです。あれは何だかわからないですけど，エネルギーの交換のような，非言語的な何かが起こっているのかな。

だから私と会うことで向こうが元気になるのであれば，私が何かエネルギーを与えているのでしょうけれども，私ももらっている。そこはイーブンですね。すごく等価的な関係

になるように，私は生活を整えているんです。もちろんよく寝るようにして。

井原　最後にいいですか？

今，信田先生が「共感しない」とおっしゃったのは重要なポイントだと思います。私は，精神療法，心理療法の指導者たちが，技術を教えないで，傾聴，支持，共感ばかりを強調してきた点は，反省すべきだと思います。この仕事は，奉仕感情だけで行ってはいけないはずです。傾聴，支持，共感など，こんな技術の名に値しないことを押し付けるのではなく，知的合理的に考えることを教えなければいけない。患者さんの言うことを全部真に受けて聴いていたら身が持たないですから，取捨選択，優先順位ということは重要になってきます。そこにこそ技術が必要になります。そういうことを精神療法，心理療法の指導者と称する人たちは，教えていかなければなりません。技術のない傾聴は，早晩燃え尽きに終わるでしょう。

実際，ベテランの中で奉仕感情だけで仕事をしている人はいますか？　いるはずがない。そこにベテランの持っている技術がある。それをこそ，教えていかなければいけないでしょう。

平島　ありがとうございます。「共感しない」ということについては，本心がなかなか読者の方たちに伝わりにくいと思うので，もう少し話していただいてもよろしいですか？

信田　私は，いつも挑発的な表現をする癖があるので。本当に井原先生が今おっしゃったことです。それをやったら私たちはプロとしてやっていけないと思います。だから，共感しないわけではないけど，共感ということを強調しすぎてしまう，つまりカウンセラーというと共感ですねと言われることが問題だと思います。

藤澤　同感です。それはシンパシーとエンパシーの違いとか，マインドフルネスの延長にあるコンパッション，これはなかなか日本語に

訳しにくい概念なのですが，要するに相手の立場を理解することと同調することはイコールではないということです。相手のことを思いながらも，自分と相手の境界をちゃんと引けているかどうか。それは自分の状態に気付き，相手の状態に気付き，その違いに気付けているかということであり，それも技術だと思うんです。信田先生は決して共感していないわけではなくて，治療的な共感の部分と，ご自分の心情の中に入らないようにしていくマネジメントの区別ができていらっしゃるのだと思います。

信田 DV の加害者プログラムでコンパッションモデルがあります。まさに DV 加害者と関わるときは本当に同調しないということと，そこで何かを共有するということが同時に成立しないといけないですよね。

藤澤 そうですね。

平島 私も学生時代は患者さんとの距離の取り方がうまくできずに悩んだ時期があります。いま先生方のお話を聞いていて，患者さんと接するときには，そういう線引きをして客観性を持たないと患者さんを駄目にしてしまうなとすごく感じました。それは次の世代の方やこの座談会の読者の方にも伝えていくべきだと思います。

　先生方，本日はお集まりいただきましてありがとうございました。

座談会を終えて

平島奈津子（司会）

　三人の出席者は全員初対面だったにもかかわらず，コロナ禍のリスクを避けるためとはいえ，オンラインでの開催となった座談会は，冷静に考えれば，実験的だった。

　今回の特集に寄稿してくださった執筆者の中から，なぜ，井原先生，信田先生，藤澤先生にお願いしようと思ったのかは，「直感で」としか言いようがない。おそらく，予定調和的ではない，何か創造的な対話が期待できると感じたのではないかと思う。結果として，ウォーミングアップもそこそこに始まった対話はヴィヴィッドで，刺激的で，期待以上のものだった。読者にも，あの対話の熱気が少しでも伝われば，と願っている。

井原　裕

　精神科医にとっての精神療法は，外科医の手術に相当し，職業アイデンティティの中核である。患者が精神科医に第一に求めるのは，精神療法であって，薬物療法ではない。薬物療法だけで精神療法ができない精神科医とは，手術のできない外科医のようなものである。とはいえ，精神療法には苦労も多いし，いつも報われるとは限らない。今回の出席者は，この仕事の苦楽を知るベテランばかりであり，戦友同士の友情があったように思う。

信田さよ子

　始まる前はかなり緊張していたが，司会の平島先生の状況を包む雰囲気づくりがすごかった。ソフトでふんわりとした語調が座談会の幕をはらりと開けてくださった。藤澤先生も井原先生もまったくの初対面だったけれど，目の前のクライエント（医療における患者さん）が臨床の原点であるという共通の視点が蝶つがいとなり，具体的な話が展開できたと思う。特に保険診療のご苦労を聞き深く感銘を受けた。

　開業してきた苦労はあったが，今を生きる人たちを援助するのが「精神療法」という共通の視点を感じさせられた。

　何かが開かれた思いがする座談会だった。

藤澤大介

　「精神療法」と一口に言っても，個人開業～大学病院，自費診療～保険診療，10 分診療～60 分診療，男性治療者～女性治療者と，治療者の状況が変われば患者さんのコミットメントも変わる。そもそも訪れる患者さんが違う。自分に見えている世界がいかに部分的なものであるか，患者を見る前にまずは治療者自身がかけているレンズを眺め直す必要があるということを再認識した座談会であった。

編集室から

編集部に本特集の原稿が届き始めたちょうどその頃，ロシア軍によるウクライナ侵攻が始まった。編集子の脳裏には，ぽんやりと「窮鼠（きゅうそ），猫を噛む」という言葉が浮かんだ。旧ソビエト連邦が崩壊する直前，東西冷戦の象徴的な軍事同盟だったワルシャワ条約機構が解散した。しかし，未だに，NATO（北大西洋条約機構）は，プーチン大統領の「なぜ，NATOは解散しないのか？」という問いかけに応えていない。その結果が「侵攻」ではないのか。いまや，彼の心の中で妄想的に膨れあがった「恐怖」の風船は割れ，世界中に「恐怖」が飛び散ったかのような有様である。彼の振りかざした拳をおろせるのは，威嚇や制裁ではなく，お互いの「恐怖」を認め合うような対話だというのは，正論すぎるだろうか。本号が刊行される頃，世界はどうなっているのだろう。

さて，本号に寄せられた論考を読み進めながら，世の中の変化や在りようは，こころの臨床に色濃く投影されていると感じた。そして，著者たちの優れた視点や見識に，あるいは患者（クライアント）とのかかわりの生き生きとした描写に，幾度となく，息をのんだ。気づけば，一人の読者としての自分がいた。今回，寄稿してくださった著者の方々に心からの御礼を申し上げたい。

(聊)

精神療法　増刊第9号 2022
2022年6月5日発行

定価3,080円（10％税込）
年間購読料 16,280円（10％税込／増刊含／送料不要）
購読ご希望の方は電話・葉書にてお申し込み下さい。
全国の書店からも注文できます。

発行所　株式会社　金剛出版
発行人　立石正信
〒112-0005　東京都文京区水道1-5-16　升本ビル
Tel. 03-3815-6661　Fax. 03-3818-6848
振替口座　00120-6-34848
e-mail　kongo@kongoshuppan.co.jp
URL　http://kongoshuppan.co.jp/

表紙レイアウト　臼井新太郎装釘室／表紙装画　高山裕子／印刷・製本　音羽印刷

臨床心理学

ISSN 1345-6171
臨床心理学 129 第22巻第3号
Japanese Journal of Clinical Psychology 岩壁 茂[編]

はじめてみよう臨床心理学研究——たのしく学ぶ・ただしく実践

Vol.22 No.3 はじめてみよう臨床心理学研究——たのしく学ぶ・ただしく実践

● B5判・平均160頁 ●隔月刊（奇数月10日発売）●一部1,760円／年間定期購読料13,200円・含増刊（10%税込）年間定期購読のお申し込みに限り送料弊社負担 ●バックナンバーの詳細はお問合せ下さい。

◆「富士山マガジンサービス」（雑誌のオンライン書店）にて新たに雑誌の月額払いサービスを開始いたしました。月額払いサービスは，雑誌を定期的にお届けし，配送した冊数分をその月ごとに請求するサービスです。月々のご精算のため支払負担が軽く，いつでも解約可能です。

好評発売中！

Ψ 金剛出版　〒112-0005　東京都文京区水道1-5-16　URL https://www.kongoshuppan.co.jp/
Tel. 03-3815-6661　Fax. 03-3818-6848　e-mail　eigyo@kongoshuppan.co.jp

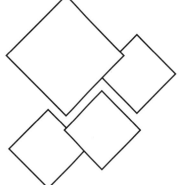

金剛出版オンラインイベント

アーカイブ動画レンタル配信

金剛出版主催の過去のオンラインイベント（一部）のレンタル配信サービスをスタートいたしました。Vimeo（動画配信サイト）よりお申込み・視聴頂けますのでぜひご利用ください。

縦書き見出し：充実の講師陣でお届けする、オンラインイベントの熱気を再び！

◆配信イベント

Ψ金剛出版

東京都文京区水道1-5-16　電話 03-3815-6661　FAX 03-3818-6848
https://www.kongoshuppan.co.jp/

QRコードから
Vimeo金剛出版
オンデマンドページに
アクセスできます。